INHALT

Kapitel 1 Circuit-Training

Kapitel 2 Abbildungskatalog

Anhang

Vorwort zur 4. Auflage

Das Circuit-Training erfreut sich immer noch sehr großer Beliebtheit – wie der Verkauf der dritten Auflage und eine Übersetzung ins Ungarische (Mozgáskoncepciók Köredzés) belegen. Bei der vorliegenden vierten Auflage wurde vor allem ein Kapitel ergänzt (Kap. 12: CT an Krafttrainingsgeräten).

Andreas Klee, September 2008

Vorwort zur 5. Auflage

Dass sich das Circuit-Training mittlerweile auch im Bereich der Fitness-Studios als feste Größe etabliert hat (Kap. 12), belegt, dass diese Trainingsmethode einen hohen Aufforderungscharakter haben muss. Das verbreitete Vorurteil, dass CT nur in der Schule betrieben wird (von Schülern betrieben werden muss) und eher unbeliebt ist, ist demnach unberechtigt, das Gegenteil ist offensichtlich der Fall.

Bei der vorliegenden fünften Auflage wurde vor allem ein Kapitel ergänzt (Kap. 13: CT im Kraftraum), in dem beschrieben wird, wie man einen Kraftraum entweder mit hydraulischen Krafttrainingsgeräten ausstatten kann oder mit festen Stationen des traditionellen CTs, die man dann aufwändiger gestalten kann und die man nicht abbauen muss.

Auf der CD wurde ein PDF-Dokument mit einer PowerPoint-Präsentation ergänzt, eine Abbildung mit einer anatomischen Abbildung (Abb. 37) und eine Datei mit Stationsnummern, die Sie ausdrucken und z. B. mit Tesafilm auf die Stationsblätter kleben können. Diese drei Dateien können nur über den Explorer geöffnet werden.

Andreas Klee, Mai 2011

Vorwort zur 3. Auflage

Vorliegende Neuauflage gründlich überarbeitet: 100 neue Stationen

Die zweite Auflage des Circuit-Trainings ist nun vergriffen, d. h., es sind mittlerweile ca. 6000 Exemplare verkauft worden. Während die zweite Auflage unverändert erschien, ist die vorliegende Neuauflage gründlich überarbeitet und erweitert worden, die bestehenden 112 Stationen sind durch *ca. 100 neue Stationen* ergänzt worden. Diese dritte Auflage zeichnet sich darüber hinaus durch zwei Innovationen aus.

Übungen der CD durch eigene Übungen ergänzen

1. Wie bei dem vor kurzem erschienenen Band 17 der Reihe PRAXISideen „Beweglichkeit/Dehnfähigkeit" (Klee & Wiemann, 2005) bietet das neue Programm auf der CD im Gegensatz zur CD der ersten beiden Auflagen die Möglichkeit, die Sammlung der Übungen durch *eigene Übungen* zu *ergänzen*, die z. B. mit einer Digitalkamera aufgenommen wurden, aus dem Internet stammen oder aus Büchern gescannt wurden (Achtung: Rechte beachten!).

Nicht nur Circuits, sondern auch Programme einer Fitness-Gymnastik

2. Durch die neue CD kann man die Übungen nicht nur zu Circuits zusammenstellen, sondern auch zu *Programmen einer Fitness-Gymnastik*, die gleichzeitig mit der gesamten Gruppe durchgeführt werden. Für diese Programme können viele der Übungen des Circuit-Trainings genutzt werden. Darüber hinaus wurden über 100 Übungen fotografiert, die sich speziell für Gruppenprogramme eignen.

Übungen in der richtigen Reihenfolge am PC zusammenstellen und dann ausdrucken

Die Idee zu der zweiten Innovation entstand aus der Erfahrung, dass es bei der Zusammenstellung eines Trainingsprogramms zur Kräftigung und Dehnung, bei dem die gesamte Gruppe die Übungen gleichzeitig durchführt, ähnlich wie beim Circuit-Training hilfreich ist, wenn man die Übungen in der richtigen Reihenfolge am PC zusammenstellen und dann ausdrucken kann. Da man die Übungen nach der Auswahl verschieben, löschen und durch weitere Übungen ergänzen kann und man die Übungen im wahrsten Sinne des Wortes die ganze Zeit vor den Augen hat, können die Schwierigkeiten, die sich bei der Durchführung eines Trainingsprogramms ergeben können, besser erkannt und beseitigt werden. Die ausgedruckten Trainingsprogramme kann man bei der Durchführung als Gedächtnisstütze nutzen oder man kann sie in höheren Schulklassen auch Schüler/innen an die Hand geben. Zuletzt besteht auch die Möglichkeit, dass die Schüler/innen selbstständig entsprechende Programme zusammenstellen.

Bei den *neuen Stationen/Übungen* des Circuit-Trainings wird auf einige Erfahrungen zurückgegriffen, die mit der CD der ersten beiden Auflagen gemacht wurden.

Im praktischen Einsatz in der Schule hat sich gezeigt, dass der Aufbau eines Circuits, dann wenn man Partnerübungen absolvieren will, doch problematisch werden kann, da es dann 12–14 Stationen sein müssen. Um dies zu bewerkstelligen, sollte es sich um Stationen handeln, die relativ *leicht aufzubauen* sind. Oder man entscheidet sich für Stationen, die *von mehr als zwei Schüler/innen* gleichzeitig durchgeführt werden können. Die neuen Übungen tragen diesen Erkenntnissen Rechnung. Vor allem die Übungen, die auch als Gruppengymnastik absolviert werden können, bieten sich hier an. Dabei sollte man allerdings auch darauf achten, dass der Circuit nicht ausschließlich aus Übungen besteht, die auch als Gruppengymnastik durchgeführt werden können, d. h. bei einem Circuit sollten immer *auch Geräte* eingesetzt werden, da dies *motivierender* ist.

Mehr Stationen, die von mehr als zwei Schüler/innen gleichzeitig durchgeführt werden können

Einige der Übungen sind sowohl als Partnerübung als auch in Einzelarbeit möglich. Um beide Varianten zu ermöglichen, wurden beide fotografiert. Bei den *Beispiel-Circuits* wurden nun einige ergänzt, bei denen die Übungen *von mehreren Schüler/innen gleichzeitig durchgeführt* werden können. Diese sind als PDF-Datei auf der CD abgelegt und darüber hinaus als CIR-Datei, die beim Menüpunkt „eigene Circuits“ geladen und verändert werden können.

Die neue CD enthält viele *neue Dehnungsübungen*, die vor allem bei der Zusammenstellung einer Gruppengymnastik genutzt werden sollen, aber auch beim Circuit-Training eingesetzt werden können. Ansonsten sind viele Kapitel der ersten beiden Auflagen unverändert geblieben.

Viele neue Dehnungsübungen

Im praktischen Einsatz in der Schule hat sich auch gezeigt, dass die Verwendung von Prospekthüllen für die Stationsblätter den Nachteil hat, dass man auf diesen ausrutschen kann, wenn sie auf dem Boden liegen und dass ihr Aussehen nach einigen Einsätzen leidet. Hier bietet sich an, die *Stationsblätter zu laminieren* und in einem Ordner abzuheften. Um die Stationsblätter, die für einen Circuit benötigt werden, schnell finden zu können, sind die Übungen auf den *Fotos durchnummeriert.*

Wie bei der CD zum Band „Beweglichkeit/Dehnfähigkeit“, so ist auf der vorliegenden CD unter dem Menüpunkt „Hilfe“ ein *Liesmich*-Text abgelegt, der die Bedienung des Programms erläutert.

Kapitel

1

Circuit-Training

1 Einführung

1.1 Die Ziele des Circuit-Trainings (CTs) früher und heute

Ziel des CTs früher: Optimierung der physiologischen Funktionen

Betrachtet man die Anfänge des CTs in England zu Beginn der 50er-Jahre und die ersten Veröffentlichungen zu diesem Thema in Deutschland in den 50er und 60er-Jahren aus dem Blickwinkel aktueller sportpädagogischer und sportdidaktischer Positionen, so zeigt sich in ihnen ein Überwiegen von Trainingsinhalten, die auf die Optimierung der physiologischen Funktionen des Körpers und insbesondere der Kraft und der Ausdauer abzielten, während kognitive, psychische, emotionale und soziale Lernziele weder bewusst noch unbewusst berücksichtigt wurden.

Heute im Rahmen der Gesundheitserziehung: andere Ziele

Diese unterschiedlichen Lernziele werden durch die Abgrenzung der Gesundheits*förderung* von der Gesundheits*erziehung* deutlich. „Statt einer präventiv oder therapeutisch gemeinten Gesundheits*förderung* im Sinne eines Trainings als kurzfristig angelegte Produktion kraftstrotzender und ausdauernder Kinder- und Jugendkörper“, so eine – überspitzte – Formulierung Brodtmanns (1991, S. 17), intendiert die Gesundheits*erziehung* unter anderem „die Anbahnung langfristig wirksamer Lernprozesse“, d. h. etwa „die Vermittlung von gesundheitsrelevanten Einsichten und Kenntnissen“ (ebd., S. 20).

Ursache einer zunehmend stärkeren Fokussierung auf Ziele der Gesundheitserziehung ist neben anderen Gründen die Einsicht, dass ein Training im Sinne einer systematischen, auf erhöhte Belastbarkeit zielenden Einwirkung auf den Organismus unter den Rahmenbedingungen von Schule (Ferien, Unterrichtsausfall) kaum möglich erscheint, und dass die knappe Zeit ohnehin nicht ausreicht, die vielfältigen Aufgaben des Schulsports zu erfüllen und somit eine für ein systematisches Training notwendige Konzentration auf dieses Ziel auch nicht wünschenswert ist.

In ganz ähnlicher Weise zeigen sich die verschiedenen Lernziele auch bei der Unterscheidung der Fitness*förderung* von der Fitness*erziehung* (Brehm, 1991). So ist z. B. ein Ziel der Fitnesserziehung, dass die Sportler bereits während der Ausführung positive emotionale Erfahrungen machen (‘Spaß’) sowie sich wohl fühlen und Sport auch über den Unterricht hinaus betreiben (ebd., S. 89). Zudem sollen im Rahmen der Fitness*förderung* neben den Zugang über die Ziele Kraft und Ausdauer stärker die Bereiche Dehnung, Entspannung und Lockerung treten.

Entspannung, Wohlbefinden, Spaß, kognitive Lernziele

Erweitert man die ursprünglichen Absichten des CTs um diese Ziele, so sollte das CT die (1) Kraft und (2) Dehnbarkeit der Muskeln und die (3) Ausdauer verbessern, (4) man sollte sich entspannt und (5) wohlfühlen, (6) man sollte Spaß haben und (7) durch diese Erfahrungen sollte man auch langfristig zu einem weiteren Sporttreiben (z. B. CT) motiviert werden und (8) während der Ausführung sollte man etwas lernen. Im außerschulischen Sport müssen im Vergleich zum schulischen Sport lediglich die kognitiven Lernziele weniger berücksichtigt werden.

Im vorliegenden Band soll der Versuch unternommen werden aufzuzeigen, wie sich einige dieser Lernziele verwirklichen lassen. Die Entscheidung darüber, welche Ziele zu realisieren sind und mit welchen Zielen das CT überfordert ist, obliegt dem Leser. Während in den Kap. 1-7 die Entwicklung des CTs und einige aktuelle relevante Fragestellungen zur Theorie der Trainingslehre aufgezeigt werden, werden im Praxisteil zunächst Übungen und Circuits (Cts) vorgestellt (Kap. 8 und 9), bei deren Auswahl und Zusammenstellung die ersten sieben Lernzielbereiche im Vordergrund standen, während bei den Unterrichtsbeispielen im Kap. 11 vor allem das achte Ziel verfolgt wird.

1.2 Die Entwicklung des CTs

1952/53: Die 24 Übungen des CTs der Engländer Morgan & Adamson

Das CT wurde in den Jahren 1952 und 1953 durch die Engländer Morgan und Adamson an der Universität von Leeds entwickelt und 1957 erstmals veröffentlicht. Es umfasste 24 genau festgelegte Übungen (vgl. Jonath, 1977, 54 f.), die normalerweise zu Cts mit 9 Stationen zusammengestellt wurden. Als Alternative wurde ein kurzer Ct mit 6 Stationen und ein langer Ct mit 12 Stationen empfohlen (Morgan & Adamson 1961, S. 64). Einige dieser Übungen sind auch heute noch in entsprechenden Übungssammlungen enthalten (Klimmziehen, Liegestütz, Armbeugen – bzw. Durchstützeln am Barren, Aufsteigen auf eine Bank, Strecksprünge). Andere Übungen sind jedoch aus dem Kanon der Circuitübungen verschwunden oder wurden abgewandelt, da Geräte benötigt werden, die in deutschen Sporthallen nicht vorhanden sind (Klettern an der Strickleiter, Gewichts-Zugübung am Wandapparat). Kaum noch anzutreffen sind die fünf Übungen, die mit einer Scheibenhantel durchgeführt wurden, während die drei Übungen mit Kurzhanteln und die Übung mit dem Handroller auch heute noch gelegentlich vorgeschlagen werden. Auffällig ist, dass bei den 24 Übungen nur eine Bauchmuskelübung enthalten war, die aus heutiger Sicht so nicht mehr durchgeführt werden sollte: „Aufrichten bis zum Sitz aus der Rückenlage“ (Jonath, 1977, S. 57). Jedoch bereits in der 2. Auflage wurde diese eine unfunktionelle Übung mit Verweis auf die Vermeidung der Mitarbeit der Hüftbeuger um eine weitere Bauchmuskelübung erweitert, bei der man sich nur soweit aufrichten sollte, wie dies möglich ist, ohne dass der untere Teil des Rückens angehoben wird.

Jonath (1961), Dassel und Haag (1969), Scholich (1972)

In Deutschland fand das CT durch die Standardwerke von Jonath (1961), von Dassel und Haag (1969) und von Scholich (1972) weite Verbreitung. Zuvor war es 1958 an der Sporthochschule Köln im Rahmen einer Vorführung vorgestellt worden (Jonath, 1977, S. 175). Sowohl Jonath als auch Dassel und Haag entschieden sich dafür, die englische Bezeichnung *Circuit-Training* zu übernehmen, während Scholich die Bezeichnungen *Kreistraining bzw. -betrieb* wählte. Neben der Bezeichnung Circuit-Training (Bauer, 1997; Gerisch, 1990; Lechmann, 1991; Stemper & Wastl, 1994) findet man in der Literatur auch den Begriff *Zirkeltraining* (Brockmann, 1998; Heldt, 1998; Langhoff, 1996; Preusse & Horn, 1999; Rühl, 1996; Schneider, 1993), obwohl die Sprachwissenschaftler gegen die Übersetzung des englischen 'circuit' mit dem deutschen Begriff 'Zirkel' Bedenken anmeldeten (Jonath, 1977, S. 43). Die Bezeichnung 'Kreistraining bzw. -betrieb' ist hingegen in neueren Veröffentlichungen nur noch selten anzutreffen (z. B. bei Steinmann & Haupt, 1995), der Titel von Scholichs aktuellster Veröffentlichung lautet 'Circle-Training' (1991).

Erweiterung des Übungskanons, Zusammenstellung einer Vielzahl von Cts

Die augenfälligsten Veränderungen des ursprünglichen CTs von Morgan & Adamson in den drei Standardwerken von Jonath (1961), von Dassel und Haag (1969) und von Scholich (1972) bestanden in einer starken Erweiterung des Übungskanons und in einer Zusammenstellung der Übungen zu einer Vielzahl von Cts. Dabei bildete die Orientierung an den Sportarten den Schwerpunkt, aber es wurden auch Cts für Jugendliche, für Frauen, für das Schulsonderturnen und für die Bundeswehr zusammengestellt (Jonath, 1977). Dassel und Haag erkannten ausgehend von der Definition, dass das „Circuit-Training durch das Nacheinander verschiedener, in einem oder mehreren Rundgängen angeordneter Übungsstationen gekennzeichnet *[ist]*, deren Zusammenstellung das Erreichen eines ganz bestimmten Trainingsziels ermöglichen soll" (1973, S. 13) im CT eine Organisationsform, die sich auch für das Üben und Trainieren von Bewegungsfertigkeiten anbot und stellten Cts zur Schulung der balltechnischen Grundfertigkeiten für die Sportarten Fußball, Handball, Volleyball und Basketball zusammen. Dabei ist allen Cts gemeinsam und dies ist m.E. der entscheidende Vorteil des CTs als Organisationsform, dass „eine große Anzahl von Sportlern auf relativ kleinem Raum bei rationeller Nutzung der vorhandenen Trainingsmittel

Auch Schulung balltechnischer Grundfertigkeiten

und -bedingungen ([...] Übungsgeräte [...]) [....] in schnellem Wechsel hintereinander üben bzw. trainieren" (Scholich, 1991, S. 9 f.) kann.

1.3 Aktuelle Tendenzen

Zwei Entwicklungen:

1. Unfunktionelle Übungen nach Knebel (1985)

Die Veröffentlichungen zum CT, die nach diesen drei Standardwerken erschienen, waren vor allem durch zwei Entwicklungen gekennzeichnet. Zum einen wurde durch das Buch Funktionsgymnastik (1985) von Knebel die Diskussion über unfunktionelle Übungen ausgelöst und ein Blick in ältere Publikationen zum CT zeigt, dass diese eine Vielzahl der kritisierten Übungen enthalten (vgl. Abb. 1 – Abb. 8). In neueren Veröffentlichungen wird dieses Problem explizit genannt (Heil, 1994; Rühl, 1996; Starke & Kühnel, 1992) und es werden funktionelle CTs vorgestellt. Dass das Problem der unfunktionellen Übungen damit noch nicht gelöst ist, wird am Beispiel des Buchs Circle-Training von Scholich (1991) deutlich, das eine Vielzahl solcher Übungen beinhaltet. Aber auch in anderen neueren Publikationen fallen entsprechende Abbildungen auf (Günzel, 1989, S. 53, Station 4: „Im Strecksitz Beine über Medizinball heben"; S. 57, Station 6: Sit-ups mit gestreckten, fixierten Beinen, vgl. Abb. 8; Langhoff, 1996, S. 26, Station 11: Aufrollen an der Sprossenwand, S. 27: Anheben von jeweils einem Medizinball mit den gestreckten Armen und Beinen in Bauchlage).

2. Andere Schwerpunkte: Selbständigkeit, Körpererfahrung, soziale Lernziele, Wohlbefinden ...

Wie bereits dargestellt, bestand zum anderen das Trainingsziel anfangs in der Verbesserung der konditionellen Grundeigenschaften, insbesondere der Kraftausdauer. In den letzten Jahren gerieten zunehmend andere Schwerpunkte in den Blickpunkt (Selbständigkeit: Hecht, 1986; Körpererfahrung: Günzel, 1989; soziale Lernziele: Ungerer-Roehrich, Singer, Hartmann & Kreitner, 1990; Wohlbefinden: Balz, 1991; Dehnung: Starke & Kühnel, 1992; Abenteuer: Schmidt, 1994; Vorbeugung von Haltungsschwächen: Rühl, 1996; Spiel: Heldt, 1998). Durch diese beiden Entwicklungen ergaben sich für das CT eine Reihe von Problemen.

1.4 Probleme bei der Planung eines CTs

Welche Probleme können bei der Planung und beim Aufbau eines CTs auftreten? Erfahrene Sportlehrer ('die alten Hasen') werden sagen 'Keine'. Meist haben diese Sportlehrer 'ihren' Ct, den sie 'schon immer' durchführen lassen und haben somit mit der Planung keine – und mit dem Aufbau des Cts wenig Probleme, da sie genau wissen, wo welches Gerät hinkommt.

Cts aus der Literatur oft unbrauchbar

Ist man weniger er- bzw. eingefahren und entschließt sich zur Durchführung eines CTs und begibt man sich auf die Suche nach geeigneten Übungen, so fallen in den entsprechenden Veröffentlichungen Abbildungen auf, auf denen alle Übungen auf einer Seite übersichtlich angeordnet sind (vgl. Abb. 1 und Abb. 2), und man ist geneigt, solche Cts zu übernehmen, da dies eine weitere Planung erspart und den Aufbau eines Cts nach Verteilen von Kopien an die Teilnehmer erleichtert. Meist ergibt diese Suche dann jedoch auch, dass es kaum möglich ist, einen Ct aus einer dieser Veröffentlichungen zu übernehmen. Die Gründe hierfür hängen z. T. mit den beiden genannten Entwicklungen zusammen:

Probleme: Unfunktionelle Übungen, andere Trainingsziele, Geräte, Gruppengröße

Einerseits besteht bei einer Vielzahl der Übungen allgemeiner Konsens darüber, dass sie unfunktionell sind (Klappmesser, tiefe Kniebeugen, Adlerschwünge); andererseits ist der Übungskanon im Rahmen der Suche nach unfunktionellen Übungen sehr stark zusammengeschrumpft und es fragt sich bei einigen der funktionellen Übungsvarianten, ob diese effektiv und vor allem motivierend sind. Außerdem trifft nicht bei allen Übungen die Kritik an ihrer Funktionalität auf die Zustimmung eines jeden Sportlehrers. Dass die Kritik an manchen Übungen überzogen ist, zeigt sich etwa am Beispiel des dynamischen Dehnens, das im Rahmen der Diskussion über unfunktionelle Übungen als Zerrgymnastik abqualifiziert und mittlerweile wieder rehabilitiert wurde (vgl. Kap. 2.5). Dieser mangelnde Konsens führt entweder wie bereits beschrieben dazu, dass der jeweilige Sportlehrer Cts vorfindet, die Übungen enthalten, die er für unfunktionell hält, oder aber dazu, dass er Cts vorfindet, die zwar ausschließlich aus funktionellen Übungen bestehen, die er jedoch aus Gründen der Effektivität und/oder Motivation z. T. lieber durch andere Übungen ersetzen bzw. ergänzen würde.

Weiterhin hat sich aufgrund der Vielzahl und der Verschiedenheit der Trainingsziele, nach denen Cts zusammengestellt werden, die Zahl derer verringert, die für die jeweilige Sportstunde in Frage kommen. Zudem werden bei den verschiedenen Cts häufig Geräte benötigt, die nicht in jeder Sporthalle zur Verfügung stehen (Ringe, Seile, Sprossenwände, Mini-Trampoline, Rollbretter, Gummibänder, Fit-Bälle, Hanteln, Teppichfliesen) und zuletzt passt die Anzahl der Stationen selten zur Klassen- oder Gruppengröße.

1.5 Eine arbeitsintensive Alternative

Zusammenstellung eines eigenen Cts

Die genannten Gründe führen dazu, dass der Sportlehrer oftmals nicht umhin kommt, einen eigenen Ct zusammenzustellen. Verfügt man nicht gerade über gute zeichnerische Fähigkeiten, werden meist alle möglichen Veröffentlichungen zum CT und andere Sammlungen von Übungen als Kopiervorlage genutzt. Positiv fallen hier die jeweils 52 Bildtafeln zu den motorischen Grundeigenschaften und zu den balltechnischen Fertigkeiten von Dassel und Haag (1978) auf, die ein mühseliges Kopieren ersparen. Die Bildtafeln oder die Kopien können beim Aufbau an die Teilnehmer verteilt werden. Vorteil dieser Vorgehensweise ist, dass man z. B. auf unterschiedliche Gruppengrößen sehr schnell reagieren kann, indem man Übungen ergänzt oder weglässt. Nachteil ist, dass auch mit diesen Darstellungen der einzelnen Stationen der Aufbau nicht immer reibungslos abläuft, da die Teilnehmer nicht exakt wissen, an welcher Stelle in der Halle und vor bzw. hinter welcher Station die eigene Station aufgebaut werden soll.

Eine lästige Kopier- und Klebearbeit

Will man dies vermeiden, kann man die einzelnen Übungen in einem weiteren Schritt zu einer Abbildung zusammenstellen, auf der alle Stationen auf einer Seite übersichtlich angeordnet sind. Dies ist relativ arbeitsintensiv und passt immer nur für eine Gruppe und eine Sporthalle und sieht, wenn man nicht alle Übungen aus einer Veröffentlichung entnehmen konnte, nicht sehr attraktiv aus. Will man aber für verschiedene Hallen und/oder für verschiedene Gruppen unterschiedliche Cts zusammenstellen, oder will man aus Gründen der Abwechslung nicht immer nur auf einen Ct zurückgreifen, so potenziert sich die Kopier- und Klebearbeit.

1.6 Ein Lösungsvorschlag

Die Übungen der CD-ROM: kein Kopieren, Ausschneiden und Zusammenkleben mehr

Im Praxisteil werden zunächst ca. 200 Stationen für das CT vorgeschlagen, die sich auf ca. 120 Übungen reduzieren, wenn man Übungsvarianten abzieht, die sich nur wenig unterscheiden, und Übungen, bei denen beide Partner –, bzw. bei denen die Sportler die rechte und linke Körperseite nacheinander trainieren. Diese Übungssammlung enthält zunächst einmal eine Vielzahl der ‘klassischen’ Übungen des CTs zur *Muskelkräftigung*. Dabei wird der Entwicklung der Trainingslehre (Funktionsgymnastik) Rechnung getragen und Übungen zum Training der Rumpfmuskulatur und insbesondere der Bauchmuskeln ein breiterer Raum gewidmet. Ergänzt werden diese Übungen durch *Dehnungs- und Lockerungsübungen, Gleichgewichtsübungen und spielerische Übungen*, bei denen die Motivation, die Entspannung, der Spaß und das Wohlbefinden im Vordergrund stehen. Auf der beiliegenden CD-ROM sind die einzelnen Übungen sowie einige Beispiel-Cts als Grafik abgelegt. Mit dieser CD-ROM können die einzelnen Übungen je nach Gruppengröße, Trainingsziel, räumlichen Bedingungen und vorhandenen Materialien zusammengestellt werden, so dass lästiges Kopieren, Ausschneiden und Zusammenkleben entfällt. Dies erleichtert sowohl die Planung als auch die Durchführung des Cts.

Zuvor werden auf den folgenden Seiten aber zunächst die wichtigsten Informationen zum theoretischen Hintergrund des CTs dargestellt und einige Vorschläge zur Behandlung des Themas im Sportunterricht gemacht.

2 Zur Funktionalität von Kräftigungsübungen

Funktionsgymnastik (1985) von Knebel

Die Problematik „funktionelle und unfunktionelle Übungen" ist eng mit dem Namen Karl-Peter Knebel verbunden, da dieses Thema durch seine Veröffentlichung 'Funktionsgymnastik' (1985) eine weite Verbreitung fand. Knebel stellt im letzten Teil seines Buches 13 Übungen „aus dem Standard-Übungsgut des Sports" dar, von denen bestimmte Trainingswirkungen erwartet werden, „die allerdings meistens nicht eintreten, weil die Struktur und die Ausführung unspezifisch bzw. unfunktionell sind" (S. 189). Diese Liste, die Parallelen zu einer früheren Auflistung bei Sölveborn (1983) zeigt, enthält neben fünf Kräftigungsübungen (Liegestütz, Klimmzüge, Leg Curls, Klappmesser, Situps) acht Übungen zur Dehnung und Mobilisation (Kopfkreisen, Rollbewegungen rückwärts, Schwunghaftes Armkreisen, Rumpfvorbeuge im Strecksitz mit Partnerhilfe, Holzhackerübung, Bauchwippe mit und ohne Partner, Hürdensitz).

Ein Kommentar Knebels lautet: „Die Liste der unfunktionellen Übungen könnte beliebig fortgeschrieben werden, so dass die sarkastische Bemerkung eines bekannten Sportmediziners nachhaltig unterstrichen würde, der Mensch sei für sportliche Betätigungen nicht geeignet" (S. 189). Genau dies geschah in den folgenden Jahren, denn kaum ein anderes Thema fand in der sportwissenschaftlichen und populär-sportwissenschaftlichen Literatur mehr Beachtung. Es erschien eine Vielzahl von Auflistungen unfunktioneller Übungen (z. B. Beigel, Gruner & Gehrke, 1993), und z. T. hatte man den Eindruck, die bereits von Knebel angekündigte Beliebigkeit sei Auswahlkriterium, und dass dem bekannten Sportmediziner (s. o.) zuzustimmen sei. Folge war in jedem Fall, dass sich „die Gymnastik auf ein schmales Spektrum garantiert ungefährlicher und gesunder, weil funktioneller Übungen" (Wydra, 2000, S. 128) reduzierte.

Alle Übungen unfunktionell?

Auch Übungen des CTs unfunktionell

Ein Blick in ältere – aber auch in neuere – Sportbücher zeigt, dass diese eine große Anzahl von unfunktionellen Übungen im Sinne Knebels enthalten. So findet man sowohl in den Standardwerken des CTs, aber auch in Veröffentlichungen jüngeren Datums entsprechende *Beispiele unfunktioneller Übungen* (vgl. Abb. 1 – Abb. 8).

2.1 Unfunktionell – für wen und für was?

Die Suche nach unfunktionellen Übungen hat auch dazu geführt, dass – überspitzt formuliert – kaum noch eine Sportstunde oder vor allem eine Lehrerfortbildung vergeht, bei der nicht irgendein Teilnehmer ruft: „Das darf man nicht mehr, das ist unfunktionell." Spätestens dann stellt sich aber auch die Frage, ob denn alle Übungen, die jemals in irgendeinem Buch, Zeitschriftenaufsatz oder einem Faltblättchen einer Krankenkasse als unfunktionell bezeichnet wurden, endgültig aus dem Übungskanon zu streichen sind oder ob es hier nicht doch einer differenzierteren Beurteilung bedarf, wie es Wydra (2000) vorschlägt.

Differenziertere Beurteilung von Wydra: Wer macht welche Übung mit welchem Ziel?

Mit 'differenzierterer Beurteilung' ist gemeint, dass entscheidend ist, wer die Übung ausführt, d. h. „ob eine Übung funktionell ist oder nicht, hängt nicht von der Übung ab, sondern vor allem von den Eigenschaften, Fähigkeiten und Fertigkeiten der Person, die die entsprechende Übung ausführen soll oder will und von den Anforderungen an diese Person in Alltag, Beruf oder Sport" (Wydra, 2000, S. 131). Dabei akzeptiert Wydra die aus der Krankengymnastik stammende Kritik an unfunktionellen Übungen für die vier Bereiche Therapie, Frührehabilitation, Anfängertraining und Alterssport ohne Einschränkungen, schließt damit aber „Sit-ups, Beinhebungen und sogar Klappmesser" (ebd. S. 132) für andere Personengruppen nicht aus.

Mit dieser differenzierteren Betrachtung soll auch auf den *Praxisteil* im vorliegenden Band vorbereitet werden, denn auch diese Sammlung enthält z. B. Übungen, die für die vier von Wydra genannten Bereiche als *unfunktionell* einzuordnen sind (alle Übungen im Schwebesitz, z. B. S. 75, Übung 77–81); für gut trainierte und gesunde Sportler gibt es jedoch keine vergleichbar effektiven und motivierenden Alternativen. Letztendlich muss dies jedoch jeder Sportlehrer, bzw. Übungsleiter eigenverantwortlich entscheiden. Tidow (1997) spricht hier in einem anderen Zusammenhang – er stellt einige Übungen (u. a. den Hürdensitz) zur Vorbereitung auf den Hürdenlauf vor, obwohl für ihn die Kritik am Hürdensitz aus 'Fitness-Perspektive' nachvollziehbar ist – von einer 'Güterabwägung'. So sind – um ein weiteres Beispiel zu nennen

– sicherlich auch 'Klappmesser' als Vorübung zur Laufkippe unerlässlich, es sei denn, man bezeichnet auch die Laufkippe als unfunktionell und verzichtet darauf (vgl. die PDF-Datei auf der CD, S. 11–16).

2.2 Grundsätze eines funktionellen Krafttrainings

Mit dieser differenzierteren Betrachtung des Kanons der Kräftigungsübungen sollen allerdings nicht die unzweifelhaft positiven Erkenntnisse der Funktionsgymnastik in Frage gestellt werden. Versucht man die Kritik, die an den einzelnen unfunktionellen Übungen geübt wird, zusammenzufassen, so lassen sich die folgenden Grundsätze eines funktionellen Krafttrainings formulieren:

1. Bei der Planung von Kräftigungsübungen müssen die anatomischen Voraussetzungen (Ursprung, Ansatz und vor allem Funktion) der beteiligten Muskulatur beachtet werden. Kräftigungsübungen dürfen ausschließlich eine der Funktion des Muskels entsprechende Bewegung gegen einen äußeren Widerstand beinhalten.

Funktion des Muskels

2. Während der Übungsausführungen darf es nicht zu Fehlbelastungen des passiven Bewegungsapparates (der beteiligten Gelenke) kommen. Diese treten häufig insbesondere bei den Ausgangs- und Endpositionen der Übungen auf.

Belastung der Gelenke

3. Ein weiterer Grundsatz betrifft nicht die Art der Bewegungsausführung, sondern die Geschwindigkeit, mit der die Übungen absolviert werden. Wenn es nicht das Trainingsziel verlangt (z. B. Schnellkrafttraining) sollten die Übungen nicht zu schnell (explosiv, schwunghaft) –, sondern in einer *langsamen, kontrollierten Geschwindigkeit* ausgeführt werden.

Bewegungsgeschwindigkeit

Unfunktionelle Übungen müssen begründet und vor- und nachbereitet werden

Wird gegen diese drei Grundsätze verstoßen, so muss es sich um eine gut begründete Entscheidung handeln; treten bei einer Übung oder einer Durchführungsweise einer Übung hohe Belastungen für den passiven Bewegungsapparat auf, so ist dies nur zu tolerieren, wenn erstens überzeugende Vorteile (höhere Effektivität bez. des Muskelwachstums oder der neuronalen Ansteuerung, Motivationsgehalt, Vorbereitung auf eine Sportart) gegenüber der funktionellen Alternativübung bestehen, d. h. wenn die Vorteile gegenüber den Nachteilen überwiegen, und wenn der Sportler zweitens über eine entsprechende Belastungsverträglichkeit verfügt. Insbesondere bei diesen Übungen ist zu beachten, dass sie durch geeignete Übungen aus dem Repertoire der Ausgleichsgymnastik vor- und nachbereitet werden ('Durchsaftung' der Gelenke, Schmidt, 1985, vgl. Abb. 10, S. 80, Übung 165–176, S. 85, Übung 277–318).

2.3 Training der Bauch- und Rückenmuskeln

Das Thema 'Bauchmuskeltraining' bildet innerhalb der Diskussion über die Funktionalität von Übungen einen Schwerpunkt, denn am Beispiel der Bauchmuskeln zeigen sich am deutlichsten die Nachteile unfunktioneller Übungen (vgl. Abb. 32 und Abb. 33):

Training der Hüftbeuger

1. Bei vielen der gängigen Bauchmuskelübungen werden nicht primär die Muskeln trainiert, die trainiert werden sollen (die Bauchmuskeln), sondern die *Hüftbeuger* (insbesondere der Lendendarmbeinmuskel, der *M. iliopsoas* und der lange Kopf des vorderen Oberschenkelmuskels, der *M. rectus femoris*).

Belastung der Lendenwirbelsäule

2. Da ein Teil des Lendendarmbeinmuskels an der Lendenwirbelsäule entspringt und dort bei einer Kontraktion *hohe Zugspannungen* verursacht (Wirhed, 1984), kommt es schon während der Ausführung zu starken Belastungen in diesem Bereich (z. B. der Bandscheiben).

Fehler durch schwunghaftes Üben

3. Oft werden die unfunktionellen Bauchmuskelübungen *mit Schwung* absolviert (Klappmesser), wodurch die Belastungen für die Gelenke entsprechend zunimmt.

Hohlkreuz

Die unfunktionellen Bauchmuskelübungen unterscheiden sich von den übrigen unfunktionellen Übungen durch einen weiteren Kritikpunkt: Da hierbei primär die Hüftbeuger trainiert werden, kann es langfristig zu einem Vorkippen des Beckens und zu einer Ausbildung eines Hohlkreuzes kommen (vgl. Kap. 3 und Abb. 35).

Übungen für die Rückenstrecker

Aufbäumen bis ins Hohlkreuz

Neben den Übungen zur Kräftigung der Bauchmuskeln bildete das Krafttraining der *Rückenstrecker* innerhalb der Diskussion über unfunktionelle Übungen einen weiteren Schwerpunkt. Auch hier zeigte eine genauere Analyse der entsprechenden Literatur und der Trainingspraxis ein Überwiegen unfunktioneller Übungen, denn viele Rückenstreckerübungen enthalten vor allem ein schwunghaftes Anheben/Aufbäumen des gestreckten Oberkörpers bis in eine Hohlkreuzposition (vgl. Abb. 34). Zwischen den funktionell-anatomischen Voraussetzungen für das Training der Bauchmuskeln und denjenigen für das Training der Rückenstrecker und zwischen den Fehlern, die bei den jeweiligen unfunktionellen Übungen auftreten, bestehen deutliche Parallelen:

1. Bei den unfunktionellen Übungen für die Rückenstrecker werden vor allem die *Hüftgelenksstrecker* (Gesäßmuskulatur und hintere Oberschenkelmuskeln) und nicht die Rückenstrecker trainiert.
   (= 1. Parallele: Bei den unfunktionellen Bauchmuskelübungen werden primär die Hüftbeuger und nicht die Bauchmuskeln trainiert.)
2. Es kommt während dieser Übungen aufgrund der Hohlkreuzposition in der Endposition zu starken *Belastungen für die Wirbelsäule.*
   (= 2. Parallele: Auch bei den unfunktionellen Bauchmuskelübungen kommt es zu starken Belastungen der Wirbelsäule.)
3. Ebenso wie bei den unfunktionellen Bauchmuskelübungen besteht auch bei den unfunktionellen Rückenstreckerübungen ein Fehler in *der zu schnellen Ausführung* mit Schwung (z. B. Adler*schwünge*).
4. Muss bei der funktionellen Bauchmuskelübung 'Bauchpressen' die Wirbelsäule Wirbel für Wirbel eingerollt werden, so muss sie bei der funktionellen Rückenstreckerübung 'Rückenstrecken' Wirbel für Wirbel aufgerollt werden. Bei beiden Übungen darf es sich somit nicht um Bewegungen des gestreckten, isometrisch verspannten Rumpfes im Hüftgelenk handeln.

Welche Muskeln werden trainiert? EMG-Untersuchungen

Eine interessante Studie zur Überprüfung der Funktionalität von Kräftigungsübungen für die Rumpfmuskulatur legen Konrad, Schmitz & Denner (2001) vor, wobei unter dem recht vagen Begriff der Funktionalität die Frage verstanden wird, ob und in welchem Maße bei entsprechenden Übungen die Muskeln, die trainiert werden sollen, auch tatsächlich arbeiten. Zu diesem Zweck ließen die Autoren die Versuchspersonen 12 Übungen durchführen:

- Fünf Übungen für die Bauchmuskeln (unter anderem Bauchpressen am Kasten (S. 75 ff., Übung 62), Bauchpressen links/rechts am Kasten (64), reverse Bauchpressen (100), und sit-ups),
- zwei Übungen für die seitliche Rumpfmuskulatur (Seitstützen (71), seitliches Aufrichten (73)) und
- fünf Übungen für die Rücken- und für die Hüftstrecker (unter anderem Rückenstrecken (110), Hüftstrecken (112), Brücke (176)).

Während der Ausführung wurden die Nervenimpulse, mit denen die beteiligten Muskeln zur Kontraktion gebracht werden, durch Oberflächenelektroden erfasst (EMG, Elektromyographie) und in Prozent zu einem maximalen EMG-Wert berechnet. Konrad et al. stellten fest, dass

Unterschiedliche Beanspruchung der Muskeln

- der gerade Bauchmuskel bei den Übungen Bauchpressen, Bauchpressen links/rechts und reverse Bauchpressen mit ca. 52–56% gleich beansprucht wird, während die schrägen Bauchmuskeln bei den sit-ups (57%) im Vergleich mit den Bauchpressen links/rechts (36%) und den Bauchpressen (29%) intensiver kontrahieren,
- die höchste Beanspruchung für alle Bauchmuskeln bei der Übung reverse Bauchpressen (ca. 70%) auftrat,
- sich die höchste Beanspruchung für die schrägen Bauchmuskeln bei den Übungen seitliches Aufrichten (98%) und Seitstützen (81%) zeigte und auch der gerade Bauchmuskel mit ca. 40–50% noch intensiv arbeiten musste,
- die Hüftbeuger erwartungsgemäß bei den sit-ups (22%) im Gegensatz zu den anderen Bauchübungen (< 5%) angespannt werden,
- sowohl die Rückenstecker als auch die Hüftstrecker beim Hüftstrecken (ca. 60%, ca. 20%) und Rückenstrecken (ca. 53%, ca. 29%) deutlich aktiver als bei der Brücke (37%, ca. 10%) sind.

Neben solchen Untersuchungen sind auch Untersuchungen notwendig, die den Kraftzuwachs, der durch verschiedene Übungen bewirkt wird, prüfen, und Untersuchungen wie von Nachemson & Elfström (1970, vgl. die PDF-Datei auf der CD, S. 31, 32), die die Belastung der Wirbelsäule und der Bandscheiben bei verschiedenen Übungen gemessen haben. Erst Untersuchungen dieser Art werden gesicherte Aussagen über die Funktionalität von Kräftigungsübungen erlauben.

2.4 Belastung der Kniegelenke beim Training der Beinmuskeln

Entengang, Kosakentanz

Außer Übungen für die Bauch- und Rückenmuskeln werden in Auflistungen unfunktioneller Übungen insbesondere einige der gebräuchlichen Übungen für die Beinmuskeln (Entengang, Kosakentanz, Kniebeugen und Strecksprünge aus der tiefen Hocke, vgl. Abb. 4) aufgezählt, bei denen kritisiert wird, dass es bei ihrer Ausführung zu einer hohen Belastung der Kniegelenke kommt, insbesondere des Gelenkknorpels, der Kniescheibenrückfläche, der Menisken und des Bandapparates (Beigel et al., 1993, S. 58 f.; 84 f.; 122 f.). An diesem Beispiel lässt sich aber auch aufzeigen, dass solche Kritikpunkte nicht vorschnell übernommen werden sollten, denn zumindest die zunehmende Belastung der Kniescheibenrückfläche bei starken Kniebeugungen wird von Bandi (1977) widerlegt. Seine Berechnungen und seine Röntgen- und Modellversuche hatten zum Ergebnis, dass der femoropatellare Druck bis zu einem Knieinnenwinkel von 130° linear zunimmt, dann

Umwicklungseffekt

abflacht und ab ca. 90° nicht mehr steigt, da die Druckkräfte zunehmend von der Quadrizepssehne auf die Kondylenrolle abgeleitet werden ('Umwicklungseffekt', S. 25). Würden starke Kniebeugungen immer zu Schädigungen der Kniegelenke führen, wäre es zumindest unverständlich, warum Naturvölker die tiefe Hockstellung als Ruhehaltung bevorzugen.

Trotz dieser Bedenken sollte bis zur weiteren Klärung jedoch beim Training der Beinmuskeln weiterhin ein Knieinnenwinkel von 90–100° die Untergrenze darstellen. Ein weiteres Augenmerk ist auf die Haltung der Wirbelsäule zu richten, diese sollte in sich gerade und so senkrecht wie möglich sein. Hilfreich ist der Hinweis, den Blick nach vorn oben zu richten, da dies aufgrund der Körperstellreflexe zu einer entsprechenden Haltung führt (vgl. Abb. 29). Dabei ist auch hier wie bei den Übungen für die Bauch- und Rückenmuskeln darauf zu achten, dass die Übungen mit einer langsamen, kontrollierten Geschwindigkeit ausgeführt werden.

- Knieinnenwinkel von 90-100°;
- gerade, senkrechte Wirbelsäule;
- langsame, kontrollierte Geschwindigkeit

2.5 Zur Funktionalität von Dehnungsübungen

Neben der Kritik an den unfunktionellen Kräftigungsübungen stellte die Kritik an der Funktionalität der Dehnungsübungen und der dynamischen Dehnungsmethode einen weiteren Schwerpunkt dar. Mit seinen kritischen Darlegungen griff Knebel dabei eine Diskussion auf, die zuvor vor allem von Anderson (1980) und Sölveborn (1983) geführt wurde. Der Teil der Diskussion 'Funktionalität der Dehnungsübungen' ist derjenigen über die Funktionalität der Kräftigungsübungen sehr ähnlich. Dabei werden vor allem die Körperhaltungen bemängelt, die bei einigen Dehnungsübungen eingenommen werden und die starke Belastungen der Gelenke zur Folge haben. So kann es etwa ähnlich wie bei der Kräftigungsübung Adlerschwünge bei der Dehnungsübung Bauchwippe zu einer Schädigung der Lendenwirbelsäule kommen. Während diesem Teil der Kritik weitgehend zuzustimmen ist, erscheint die Kritik an der dynamischen Dehnungsmethode im Nachhinein als vorschnell und überzogen.

Knebel (1985): Zwei Kritikpunkte am dynamischen Dehnen: Gelenkbelastung und …

Nach Knebel (1985, S. 42 f., 95) würde sich bei dieser Dehnmethode – er spricht von 'federnden, wippenden und schwingenden Übungen' die Wirkung von Dehnungsübungen ins Gegenteil verkehren, da der *Dehnreflex auslöst* wird, der zur Kontraktion eines Muskels führt. Um dies zu vermeiden, fordert er funktionsgymnastische Dehnübungen nach dem Prinzip des *sanften gehaltenen Dehnens*. Auch mit diesen Darlegungen schloss sich Knebel, Sölveborn (1983) und insbesondere Anderson (1980, S. 13) an: „Das Halten einer Dehnung an der Grenze des

… Auslösung des Dehnungsreflexes

Möglichen oder das Auf- und Abfedern überanstrengt die Muskeln und aktiviert den Dehnreflex.“ Die häufig anzutreffende Bezeichnung der Methode nach Anderson als *‘sanftes Stretching’* hat ihre Ursache darin, dass auch Anderson seine Methode mit diesem Adjektiv charakterisierte: „Die Methoden sind sanft und leicht und passen sich den individuellen Unterschieden in Muskelspannung und Gelenkigkeit an“ (ebd. S. 10). Neben der statischen Ausführung zeichnet sich das sanfte gehaltene Dehnen nach Anderson, Sölveborn und Knebel dadurch aus, dass *nicht maximal gedehnt* werden soll, eine Durchführungsweise, die sich allerdings im Vergleich mit dem maximalen Dehnen als weniger effektiv erwies (Marschall, 1999).

Die propagierten Alternativen: Das sanfte Stretching nach Anderson (statisch und submaximal)

Drei weitere Methoden:

Außer dem gehaltenen Dehnen wurden von Sölveborn (1983) und später dann von Knebel (1985) drei weitere Dehnungsmethoden propagiert:

AC,

Bei der Methode des Antagonisten-Anspannungs-Stretchings (AC, **A**ntagonist-**C**ontract, vgl. Abb. 9, S. 70, 3) soll durch die *isometrische Kontraktion des Antagonisten* während der Dehnung über die Renshaw-Zellen der Effekt der reziproken Vorwärtshemmung des Zielmuskels ausgelöst werden.

CR,

Wenn vor der Dehnung der *Zielmuskel kontrahiert* wird, handelt es sich um die Methode Anspannen–Entspannen (CR, **C**ontract-**R**elax, vgl. Abb. 9, 4), bei der es zu einer hemmenden Wirkung der Sehnenspindeln (Golgi-Sehnenorgane) auf den Dehnungsreflex, d. h. zur *autogenen Hemmung* kommen soll.

CR-AC

Bei der Methode CR-AC (Abb. 9, 5) sollen die Mechanismen der reziproken Vorwärtshemmung und der autogenen Hemmung zusammenwirken.

Die Kritik am dynamischen Dehnen verbreitete sich schnell und in der Folge wurde bei Hinweisen für die Praxis meist das statische Dehnen empfohlen, das dynamische Dehnen hingegen als unwirksam und kontraproduktiv bezeichnet, und wegen einer befürchteten Verletzungsgefahr häufig übertrieben plakativ angeprangert (‘Zerrgymnastik’). Nur einige wenige Wissenschaftler in Deutschland sahen in der meist englischsprachigen Fachliteratur Hinweise, die die Kritik am dynamischen Dehnen und die Befürwortung des statischen Stretchings nicht stützten, sondern ganz im Gegenteil dieser eher widersprachen. Nur wenige Wissenschaftler unterzogen sich der Mühe, zur Klärung dieser kontroversen Diskussion durch eigene empirische Untersuchungen beizutragen. Als eine der ersten – wenn nicht die erste Veröffentlichung ist hier Wiemann (1991) zu nennen. In diesem Beitrag und in weiteren von Wiemann und – stellvertretend für andere – Wydra

Aber: Auslösung des Dehnungsreflexes wird durch statisches Dehnen

(1997) konnte nachgewiesen werden, *dass weder durch das statische Stretching noch durch die neuronalen Stretching-Methoden die Auslösung des Dehnungsreflexes vermieden wird.* Die mittels Oberflächenelektroden registrierbare elektromyographische Aktivität ist ganz im Gegenteil eher größer als beim dynamischen Dehnen. Auch eine größere Effektivität des gehaltenen Dehnens bez. der Vergrößerung der Bewegungsreichweite zeigt sich weder bei Kurzzeit-Programmen (5–15 Minuten, wie beim Aufwärmen), noch im Rahmen von längerfristigen Programmen (mehrere Wochen); im Gegenteil, es ist den anderen Methoden unterlegen. Lediglich die neuronalen Stretching-Methoden sind hier geringfügig effektiver (vgl. Wiemann et al., 1998; Wiemann & Klee, 1999).

und durch CR- und AC-Stretching nicht vermieden

Bereits 1987 hatte Hoster nach der Aufzählung einiger Vorteile des dynamischen Dehnens (‘Kräftigungsreiz und erhöhte Muskeltemperatur (Durchblutung) für die Antagonisten’, ‘höherer allgemeiner Aufwärmeffekt’, bei der Vorbereitung auf dynamische Belastungen wie z. B. dem Hürdenlauf größere Nähe zur Zielübung) empfohlen, ‘der aktiv-dynamischen Dehnung sowohl im Trainingsprozess als auch in der Wettkampfvorbereitung die notwendige Bedeutung’ (S. 1254) beizumessen und 1994 konstatierte er „ca. 10 Jahre nach der Dehnungswende“ vom konventionellen ‘aktiv-dynamischen’ Dehnen zum ‘funktionelleren Stretching’ eine *‘Renaissance des konventionellen, aktiv-dynamischen Dehnens’* (S. 106).

Vorteile des dynamischen Dehnens

1994: Renaissance des dynamischen Dehnens

2.6 Zusammenfassung

Zusammenfassend ist festzustellen, dass den Veröffentlichungen zur Funktionsgymnastik das Verdienst zukommt, dass ein Nachdenken über die Funktionalität von Übungen angeregt wurde und dass der Übungskanon entrümpelt wurde. Z. T. schoss diese Absicht aber über das Ziel hinaus und es wurde vergessen, dass entscheidend ist, wer die Übung ausführt und mit welchem Ziel. Der Kritik an der dynamischen Dehnungsmethode ist nur für wenige Übungen zuzustimmen (Holzhackerübung, Schwunghaftes Armkreisen), die – wenn sie mit maximalem Schwung durchgeführt werden (aber, wurde das jemals gemacht?) – möglicherweise unwirksam und schädigend sind. An diesen wenigen Beispielen eine generelle Kritik an der dynamischen Dehnungsmethode festzumachen, hatte jedoch zum Ergebnis, dass „das Kind mit dem Bade ausgeschüttet wurde“. Nach dem aktuellen Stand der Wissenschaft können die verschiedenen Dehnmethoden je nach persönlicher Präferierung eingesetzt werden, auch und gerade das dynamische

Diskussion über Funktionsgymnastik: Vor- und Nachteile

Dehnen, wenn es mit moderater Frequenz und Amplitude (mit wenig Schwung) betrieben wird. In der Praxis bewährt hat sich etwa auch eine Verbindung von dynamischer und statischer Ausführung des Dehnens, das 'Federn und Halten'.

Federn und Halten

3 Bedeutung des Krafttrainings für die Körperhaltung – Zum Problem der muskulären Balance

Eng verbunden mit der Frage nach der Funktionalität von Dehn- und Kräftigungsübungen ist der Bereich muskuläre (Dys-)Balance. Sind bei der Frage nach der Funktionalität von Übungen die Belastungen, die *direkt* während der Übungen auftreten, Beurteilungskriterium, so geht es bei dem Problemkomplex muskuläre Balance um die Belastungen, die *später* auftreten. Es wird die folgende zeitlich-kausale Abfolge angenommen:

Verkürzungen und Abschwächungen

1. Durch unfunktionelle Übungen oder/und Bewegungsmangel oder/und Fehlhaltungen und/oder einseitiges Training kommt es einerseits zu einer Zunahme der Ruhespannung und somit einer Verkürzung der beckenvorkippenden Muskelgruppen Hüftbeuger und untere Rückenmuskeln und andererseits zu einer Abschwächung und damit einer Abnahme der Ruhespannung und einer Verlängerung der beckenaufrichtenden Muskelgruppen Hüftstrecker und Bauchmuskeln (vgl. Abb. 35).

Vorkippen des Beckens

2. Diese muskuläre Dysbalance hat ein Vorkippen des Beckens, d. h. eine größere Beckenneigung zur Folge. Beckenneigung bedeutet: die Stellung des Beckens in der Sagittalebene, also von der Seite betrachtet. Bei einer 'normalen' Beckenneigung bildet die Verbindungslinie zwischen dem vorderen und dem hinteren oberen Darmbeinstachels mit der Horizontalen einen Winkel von 12°, bei vorgekippten Becken von bis zu über 25°.

Hohlkreuz

3. Aufgrund der festen Verbindung zwischen Becken und Wirbelsäule durch die straffe Bänderführung des Darmbein-Kreuzbein-Gelenks ist damit eine Hyperlordosierung (ein Hohlkreuz) verbunden.

Gesundheitliche Risiken

4. Diese Überstreckung der Lendenwirbelsäule ist Ursache von erhöhten Belastungen der Bandscheiben, der Wirbelkörper und der kleinen Wirbelgelenke.
5. Durch die höheren Belastungen kommt es langfristig zu einem höheren Verschleiß dieser Strukturen.
6. Am Ende dieser zeitlich-kausalen Abfolge stehen Rückenschmerzen, Arbeitsunfähigkeit, Operationen.

Tab. 1: Die „Theorie der muskulären Balance“– Was stimmt und was nicht?

Annahmen der Theorie der muskulären Balance	**Empirisch nachweisbare Fakten, offene Fragen, Vermutungen**
Ein **Beckenneigungswinkel von 12° ist normal**. Vorgekippte Becken führen zu einer Hyperlordosierung („Hohlkreuz“), zu einer erhöhten Belastung der Bandscheiben (L4/L5), der Wirbelkörper und Wirbelgelenke und somit zu Rückenschmerzen.	Bei dem **„Normalen“** handelt es sich um einen **Bereich um den Mittelwert** (z. B. 8–16°). Nicht jede Abweichung ist behandlungsbedürftig. Extrem vorgekippte Becken bergen ein gesundheitliches Risiko. Eine Beckenaufrichtung durch Training ist möglich (2° in 10 Wochen, Klee, 1995).
Die beckenvorkippenden Muskeln sind tonische Muskeln und **neigen zur Verkürzung**. Die beckenaufrichtenden Muskeln sind phasische Muskeln und **neigen zur Abschwächung** (Verlängerung).	Die Einteilung in tonische und phasische Muskeln aufgrund eines Kriterienkataloges (Haltungs- und Bewegungsfunktion, phylogenetisches Alter, Fasertypverteilung) ist **wissenschaftlich nicht fundiert** (Klee, 1995).
Sowohl durch kurzfristiges (5–15 Minuten) als auch durch langfristiges (mehrere Wochen) **Krafttraining** (Kt) kommt es zu einer **Zunahme der Ruhespannung** (Muskelverkürzung durch den Deltazustand, Ramsey & Street, 1940).	Ein **kurzfristiges** Kt führt **nicht** zu einer Zunahme der Ruhespannung (kein Deltazustand, keine Muskelverkürzung, Wiemann, 1994). Ein **langfristiges** Kt führt zu einer Zunahme der Ruhespannung aufgrund einer Hypertrophie (Klinge et al., 1997; Wiemann, 1995).
Verkürzte Muskeln müssen gedehnt werden, **Dehnungstraining** (Dt) verursacht im Muskel einen Dehnungsrückstand (Ramsey & Street, 1940), so dass die **Ruhespannung** sowohl kurz- als auch langfristig **herabgesetzt** – und die Muskelverkürzung beseitigt wird.	Durch **kurzfristiges** Dt kommt es zu einer Abnahme der Ruhespannung (nicht aufgrund eines Dehnungsrückstandes, sondern aufgrund viskoelastischer Effekte, Klee, 2003); diese nimmt jedoch schon eine Stunde später wieder den Ausgangswert an (Magnusson et al., 1996a). Durch **langfristiges** Dt kommt es **nicht** zu einer Abnahme der Ruhespannung; es zeigt sich eher eine Tendenz zur Zunahme (Magnusson et al., 1996b; Wiemann, 1994).
Infolge der Verkürzung der beckenvorkippenden Muskeln und der Abschwächung der beckenaufrichtenden Muskeln kommt es zu einer Zunahme der Beckenneigung.	Ursachen für Veränderungen der Haltung sind eher in einer **Atrophie** durch Bewegungsmangel und in einer **Hypertrophie** zu sehen (Ab- u. Zunahme von Myosin– und somit **Titinfilamenten**, Wiemann et al., 1998). Vermutlich kommt es durch bestimmte Gewohnheitshaltun Muskelverlängerungen (Veränderungen des Arbeitswinkels; Herring et al., 1984; Wiemann et al., 1998). Entsprechende **Ab- und Zunahmen der Sarkomere in Serie** sind im Tierversuch nachgewiesen (Goldspink, 1994).

Obwohl sich nicht alle Grundannahmen dieser Theorie empirisch nachweisen lassen (vgl. Tab. 1), ist diese Theorie zurzeit die plausibelste Erklärung für das Erscheinungsbild und für die Veränderbarkeit der Körperhaltung. So konnte in einer selbständig durchgeführten Untersuchung nachgewiesen werden, dass ein vorgekipptes Becken durch ein entsprechendes Übungsprogramm aufgerichtet werden kann (vgl. Klee, 1995).

Beckenaufrichtung durch Kräftigung der Bauchmuskeln und der Hüftstrecker

Da extrem aufgerichtete Becken und Flachrücken die Ausnahme bilden und weniger gesundheitsgefährdendes Potenzial bergen, sollte in der Regel ein Übungsprogramm zur Beckenaufrichtung absolviert werden. Dabei ist die Bedeutung von *Kräftigungsübungen* für die beckenaufrichtenden Muskeln (Bauchmuskeln und Hüftstrecker) *höher* einzuschätzen als die Bedeutung für *Dehnungsübungen* für die beckenvorkippenden Muskeln (untere Rückenstecker und Hüftbeuger). Von den Dehnungsübungen ist eher kurzfristig eine Befindlichkeitsverbesserung zu erwarten (Gefühl der Entspannung) als langfristig eine Herabsetzung der Ruhespannung und eine Beseitigung der muskulären Dysbalance; es gibt im Gegenteil auch Hinweise darauf, dass Dehnungsübungen zu einer Zunahme der Ruhespannung führen können.

Kräftige *Bauchmuskeln* haben in jedem Fall eine positive Wirkung auf die Körperhaltung. Aufgrund des hydro-pneumatischen Bauchinnendrucks (der 'Bauchblase') wirken sie bei der Stabilisierung der Wirbelsäule mit. Darüber hinaus tragen sie durch ihre beckenaufrichtende Funktion zu einer Verbesserung der Körperhaltung bei. Die Bauchmuskeln sollten also *gekräftigt* werden.

Die *Hüftstrecker* (Gesäßmuskulatur und hintere Oberschenkelmuskulatur) sollten aufgrund ihrer beckenaufrichtenden Funktion ebenfalls *gekräftigt* werden.

Die Rückenmuskeln erscheinen bez. einer eindeutigen 'Behandlung' durch Kräftigungsübungen am problematischsten. Während sie im Lendenwirbelsäulenbereich zu einer Vertiefung der Krümmung (Hyperlordosierung) und zu einem Vorkippen des Beckens führen, haben sie im Brustwirbelsäulenbereich eine positive, kyphosenaufrichtende Wirkung. Bei einer differenzierten Behandlung müsste also ausschließlich der thorakale Teil gekräftigt werden. Da kräftige Rückenstrecker aber auch zu einer Stabilisierung der Wirbelsäule beitragen, sollte neben dem thorakalen auch der lumbale Bereich der *Rückenstrecker gekräftigt* werden.

Dehnen für das Wohlbefinden

Zusammenfassend kann festgestellt werden, dass ein gesundheitsorientiertes Training Kraftübungen für die Bauchmuskeln, die Hüftstrecker und die Rückenstrecker beinhalten sollte. Aus Gründen einer kurzfristigen Befindlichkeitsverbesserung (Gefühl der Entspannung) können für die Hüftbeuger, die hinteren Oberschenkelmuskeln und die Rückenmuskeln dosiert Dehnungsübungen durchgeführt werden.

4 Methoden des Krafttrainings

Den Schwerpunkt beim CT bilden nach wie vor Kräftigungsübungen, auch wenn diese um eine ganze Reihe von Übungen mit anderer Zielrichtung erweitert werden. Die verschiedenen Ziele, die beim Krafttraining zugrunde liegen (Explosivkraft, Hypertrophie, Kraftausdauer), werden über die unterschiedliche Gestaltung der Belastungsnormative angesteuert. Es werden fünf Belastungsnormative unterschieden:

1. Die Höhe der Belastung in Relation zur Maximalleistung (das Gewicht, das man einmal zu heben in der Lage ist) nennt man *Reizintensität*. Z. B.: Bestleistung: 100 Kg, Trainingsgewicht 60 Kg = Reizintensität 60% (60/100).
2. Reizhäufigkeit bezieht sich auf die Anzahl der Einzelreize pro Serie und zeigt sich in der Anzahl der *Wiederholungen*.
3. Reizdichte ist die zeitliche Aufeinanderfolge einzelner Übungen oder Serien. Eine hohe Reizdichte liegt bei kurzen *Pausen* vor, eine niedrige bei langen Pausen.
4. Unter *Reizumfang* versteht man im Krafttraining die Anzahl der *Serien* (Sätze).
5. Reizdauer ist die Geschwindigkeit, mit der die Bewegungen ausgeführt werden (*Bewegungstempo*).

Zusammenhang Reizintensität und Wiederholungen

Der offensichtlichste Unterschied zwischen den ersten drei Zeilen in Tabelle 2 besteht in der Gestaltung der Belastungsnormative Reizintensität und Reizhäufigkeit (Wiederholungen). Wird die Entwicklung der Explosivkraft angestrebt (1. Zeile), so muss die Reizintensität sehr hoch gewählt werden, so dass – gezwungenermaßen – nur sehr wenig Wiederholungen möglich sind, während beim Kraftausdauertraining viele Wiederholungen mit einer geringeren Reizintensität absolviert werden. Wie man gut sehen kann, nimmt die Reizintensität in den ersten drei Zeilen ab, während die Anzahl der Wiederholungen zunimmt. Eine entscheidende Frage ist nun, wie die Belastungsnormative beim Schul-, Breiten und Gesundheitssport gestaltet werden müssen.

Tab. 2: Methoden des Krafttrainings (Zeile 1–3: Güllich & Schmidtbleicher, 1999, Zeile 4: in Anlehnung an Philipp, 1999, Zeile 5: in Anlehnung an Buskies, Boeckh-Behrens & Zieschang, 1996)

Fünf Methoden

	1	2	3	4	5
Trainingsziel	Reizintensität	Wiederholungen	Pause	Serien	Bewegungstempo
1. Explosivkraft	90–100%	1–3	>6 Min.	3–6	explosiv
2. Muskelmasse Hypertrophie	60–85%	6–20	2–3 Min.	5–6	langsam/ zügig
3. Kraftausdauer	50–60%	20–40	0,5–1 Min.	6–8	langsam/zügig
4. Gesundheitssport I	ca. 50–60%	15–20	nach Belieben	1	langsam-kontrolliert
5. Gesundheitssport II	ca. 40–50%	wie Gesundheitssport I, aber es wird keine maximale Wiederholungszahl absolviert, sondern 20% weniger			

Nicht weniger als 15 Wiederholungen

Die Tatsache, dass für die *Reizintensität* sowohl in der Literatur als auch in der Trainingspraxis häufig synonym der Begriff 'Belastung' gebraucht wird, weist auf die hohe Beanspruchung des Körpers durch hohe Reizintensitäten hin. Auf dieser Erkenntnis basiert die Maxime, dass bei einem gesundheitsorientierten Krafttraining nur mit mittlerer Reizintensität trainiert werden sollte. Da es sich einerseits bei der Reizintensität um eine schwer zu ermittelnde Größe handelt (es wird die Messung der Maximalkraft vorausgesetzt), andererseits aber ein enger, wechselseitiger Zusammenhang zur Wiederholungszahl besteht, kann eine zu hohe Reizintensität mit der folgenden Regel vermieden werden: Bei einem gesundheitsorientierten Krafttraining sollte die Zahl der *Wiederholungen 15 nicht unterschreiten.*

Langsame, kontrollierte Geschwindigkeit

Letzelter und Letzelter (1986) weisen darauf hin, dass mit dem Training der Explosivkraft ein Verletzungsrisiko verbunden ist. Andererseits betonen sie die Vorteile des isometrischen Krafttrainings im Rahmen der Rehabilitation. Grundlage dieser Bewertungen ist, dass hohe Bewegungsgeschwindigkeiten zu hohen Beanspruchungen führen, geringe Bewegungsgeschwindigkeiten den passiven Bewegungsapparat nur gering beanspruchen. Zudem wird das Trainingsziel Hypertrophie, das im Gesundheitssport eher verfolgt wird als das der Schnellkraft, gerade durch langsamere Bewegungsgeschwindigkeiten erreicht (Tab. 2, Zeile 2). Deshalb sollten die Bewegungen bei einem gesundheitsorientierten Krafttraining eher langsam-kontrolliert ausgeführt werden. Bei dieser Gestaltung der Belastungsnormative Reizhäufigkeit (Wiederholungszahl: 15) und Reizdauer (Bewegungsgeschwindigkeit: langsam-kontrolliert) beträgt die Reizintensität ca. 50–60%.

Einsatz-Training reicht!

Die Frage, wie viele Serien für ein effektives Krafttraining notwendig sind, wird in den letzten Jahren sehr kontrovers beantwortet. Einen guten Überblick bietet der Artikel *'Einsatz-Training versus Mehrsatz-Training'* von Philipp (1999). Nach der Analyse von 27 empirischen Arbeiten kommt er zu dem Ergebnis, „dass in 15 Fällen keine Tendenz feststellbar ist, in sechs Fällen die Tendenz für die Einsatz-Methode spricht, in sechs Fällen für die Mehrsatz-Methode" (S. 32). Offensichtlich kommt es auch durch das Einsatz-Training zu hohen Muskelspannungen und zu einer Ausschöpfung der Energiespeicher, die zu Mikrotraumata sowie zu einer hormonellen Auslenkung (Testosteron) und somit zu einem Muskelwachstum führen. Wegen des Zeitgewinns hat diese Methode in den meisten Bereichen des Sports sogar Vorteile. Dabei weist Philipp darauf hin, dass die Bewegungen betont langsam ausgeführt werden sollen und dass dieser eine Satz bis zur subjektiven Erschöpfung führen muss.

Fortschritte auch bei sanftem Krafttraining

Letzteres gilt für Sportler, die unter keinen gesundheitlichen Beeinträchtigungen leiden und die einen maximalen Trainingserfolg anstreben. Buskies et al. (1996) untersuchten, ob auch ein *sanftes Krafttraining (maximale Wiederholungszahl – 20%)* Effekte zeigt und beobachteten bei verschiedenen Versuchsgruppen nach einem Training von neun Wochen, das 3-mal pro Woche durchgeführt wurde und aus acht Übungen bestand, von denen 2–3 Serien absolviert wurden, Kraftzuwachsraten von 52–148% fest. In einer weiteren Studie stellte Buskies (2001) fest, dass ein sanftes Krafttraining (Belastungsempfinden: mittel) zu ähnlichen Trainingsfortschritten führte wie ein herkömmliches Krafttraining (Belastungsempfinden: schwer) und wie ein Krafttraining, das bis zur Auslastung betrieben wurde. Da den Autoren zufolge die Motivation beim sanften Krafttraining höher ist, während die orthopädische Beanspruchung, die laktazide Belastung und die Gefahr der Pressatmung geringer ausfällt, ist diese Form des Trainings insbesondere für Gesundheits- und Breitensportler zu empfehlen.

5 Zur Gestaltung der Belastungsnormative beim CT

Da beim CT meist an den aufeinander folgenden Stationen verschiedene Muskelgruppen trainiert werden, wird auch hier nur ein Satz pro Muskelgruppe durchgeführt. Eine alternative Vorgehensweise, bei der von jeder Übung zwei oder drei Sätze direkt hintereinander absolviert werden und erst dann zur nächsten Station gewechselt wird, ist selten und würde auch nicht als CT, sondern als Stationstraining bezeichnet. Eine Begleiterscheinung dieser Organisationsform des CTs war, das

Einsatz-Training reicht auch beim CT

es somit traditionell ein Einsatz-Training darstellte, dessen Effektivität als Krafttraining bis zur Diskussion *'Einsatz-Training versus Mehrsatz-Training'* mit dem Argument 'ein Satz reicht nicht' in Frage gestellt wurde. Somit ist festzustellen, dass das CT durch die Erkenntnisse zur *Gleichwertigkeit dieser beiden Methoden an Bedeutung gewonnen* hat.

Individuelle Belastungsdosierung bei CT unrealistisch

Welche weiteren Erkenntnisse kann man aus der Analyse der Methoden des Krafttrainings und aus der Tabelle 2 für das CT gewinnen? Zunächst nicht so viele, denn so wertvoll solche Tabellen zum Verständnis der Systematik des Krafttrainings auch sind, so wenig hilfreich sind sie oft bei der konkreten Planung eines CTs, da nur bei einigen Übungen die Möglichkeit zur individuellen Belastungsdosierung durch eine Variation der Übung besteht (Verlagerung des Körperschwerpunktes bei Liegestützen, S. 72, Übung 1; Nutzung von unterschiedlichen Zusatzgewichten wie von Gymnastik- oder von Medizinbällen) und nur bei sehr wenigen Übungen die Möglichkeit einer stufenlosen Belastungsdosierung (Verschiebung der Last, S. 79, Übung 145, Vergrößerung der Belastung bei den Übungen mit Gummizügen, S. 73, Übung 35–39; vgl. auch Dassel & Haag, 1973, S. 41 f., vgl. die PDF-Datei auf der CD, S. 37–40). Es ist somit unrealistisch anzunehmen, man könne bei allen Übungen eine individuelle Belastungsdosierung gewährleisten, die es ermöglicht, eine *in Prozenten* quantifizierbare Reizintensität zu wählen, wie es Krafttrainingsgeräte mit Steckgewichten erlauben.

15–20 Wdh., langsame Bewegungen ⇒ 45 Sekunden

Von größerer Relevanz ist die Erkenntnis, dass die Anzahl der Wiederholungen zwischen 15 und 20 liegen sollte. Nimmt man als weitere Information hinzu, dass die Bewegungen eher langsam-kontrolliert als zügig durchgeführt sollten und dabei ca. 2–3 Sekunden für eine Wiederholung benötigt werden, lässt sich für die meisten Kräftigungsübungen des CTs eine durchschnittliche *Belastungszeit von 45 Sekunden* veranschlagen. Bei den Übungen, die schneller ausgeführt werden können und sollen (Sprungübungen wie das Seilspringen), liegt die Wiederholungszahl höher und mit 20 – 40 im Bereich der Kraftausdauer.

30 Sekunden Pause

Da das Belastungsnormativ Reizdichte beim Einsatz-Training nur noch eine untergeordnete Rolle spielt, können auch kürzere Pausen gewählt werden, um somit auch das kardio-pulmonale System zu belasten. In der Praxis hat sich eine Pausenzeit von 30 Sekunden bewährt. Somit bietet sich für die Durchführung eines CTs in der Regel die folgende Gestaltung der Belastungsnormative an.

Tab. 3: Die Gestaltung der Belastungsnormative beim CT

Trainingsziel der Station	Belastungs-zeit	Bewegungs-tempo	Wieder-holungen	Pause
Muskelaufbau	45 Sek.	Langsam-kontrolliert	15–20	30 Sek.
Kraftausdauer		schnell	20–40	

Die erste Entscheidung bei der Steuerung der Belastung wird bei der *Auswahl der Übungen* gefällt, wobei hier nach wie vor gilt, dass die Erreichbarkeit *aller* Aufgaben durch *alle* Teilnehmer gewährleistet sein muss, um Misserfolgserlebnisse zu vermeiden (Dassel & Haag, 1973, S. 26).

Individuelle Belastungs-dosierung durch das Individuum

Die größten Möglichkeiten zur individuellen Belastungsdosierung ergeben sich für die Teilnehmer selber und werden erfahrungsgemäß auch genutzt: Die *Belastungszeit wird nicht ausgeschöpft*, es werden *Pausen* während der Belastungszeit eingelegt und die Qualität der Bewegung wird schlechter, d. h. die Bewegung wird mit Schwung eingeleitet, es werden Hilfsmuskeln zu Hilfe genommen oder die Bewegung wird nicht über die gesamte Amplitude ausgeführt. Während der Sportlehrer bei den vorzeitigen Abbruch und bei den Pausen abwägen muss, ob er den Teilnehmern einen kurzzeitigen Motivationsschub in Form eines mahnenden Blicks oder eines kurzen Appells gibt, ist beim *Abfälschen* der Bewegung dann, wenn Schädigungen zu befürchten sind, ein *sofortiger Hinweis* erforderlich. Somit kann man sich im Gegensatz zu der Wahl der Übungen bei der Wahl der Belastungszeit eher an den Leistungsfähigeren orientieren und den Teilnehmern nach einer Erklärung der Problematik die Möglichkeit eines vorzeitigen Abbruchs der Übung einräumen.

Kein Abfälschen!

Kein Test oder Wettbewerb

Da Test- und Wettbewerbssituationen den SchülerInnen zu unfunktionellen schwunghaften Ausführung der Übungen verführen, fehlen im vorliegenden Buch entsprechende Rundgänge für Test und Wettbewerb und Hinweise zur Aufzeichnung, Kontrolle und Auswertung, wie sie in den frühen deutschsprachigen Veröffentlichungen zum CT üblich waren, während auch Morgan und Adamson (1961, S. 73 f.) aus denselben Gründen ausdrücklich auf eine Leistungsbewertung durch den Lehrer verzichten. Solche Leistungskontrollen sollten nur in höheren Klassen durchgeführt werden und den SchülerInnen zur eigenen Kontrolle dienen.

Verbesserung der Leistung durch langfristiges CT

6 Zur Wirkung des CTs

Die Belastung bei einem einmaligen CT

Untersuchungen zur Effizienz des CTs haben eine lange Tradition. So hatten bereits Morgan und Adamson nach einem vierwöchigen Training bei 14- bis 15-jährigen Schülern positive Veränderungen festgestellt (Jonath, 1977, S. 152), die auch bei den ersten Untersuchungen in Deutschland bestätigt wurden (ebd., S. 175-186). Dabei stand meist die Untersuchung der Leistungsverbesserung bei den Übungen des CTs bzw. bei Testübungen (Graunke & Koch, 1973; Steinmann & Haupt, 1995; Wasmund & Schuchardt, 1973) oder die Verbesserung bez. der Herzfrequenz (Herlinghaus, 1970) im Vordergrund.

Koske und Klimt (1978) untersuchten das Verhalten der *Herzfrequenz* während eines einmaligen CTs. Klimt, Massmann & Jähn (1982) sowie Schöner, Seiffert, Pohontsch & Liesen (1984) erweiterten diese Untersuchungsmethode um die Erhebung der *Blutlaktatwerte*. Der Einsatz von Pulsfrequenzmessungen ist auch für die Schule zu empfehlen, da Messungen des Belastungs- und Erholungspulses veranschaulicht werden können und da hier z. B. geprüft werden kann, welche Station zu welcher Herzfrequenz führt und ob die Herzfrequenz mit dem subjektiven Ermüdungsgrad (BORG-Skala) korreliert. So stellten Koske und Klimt (1978) einen Zusammenhang zwischen Herzfrequenz und subjektivem Ermüdungsgrad fest; bei Klimt et al. (1982) zeigte sich, dass die Herzfrequenz bei der Übung 'Über die Bank hüpfen' am höchsten war, und die Untersuchung von Schöner et al. (1984) offenbarte, dass die Herzfrequenz während eines Ct-Programms nach der extensiven und nach der intensiven Intervallmethode gleich war. Urhausen, Schwarz, Stefan, Schwarz, Gabriel & Kindermann (2000) kamen nach der Messung der kardiovaskulären und metabolischen Beanspruchung durch einen Kraftausdauer-Zirkel in einer ambulanten Herztherapie zu dem Ergebnis, dass sich diese Methode auch für das Training von Herzpatienten eignet.

Das Circuit Weight-Training (CWT)

Bei der Sichtung der Literatur fallen englischsprachige Veröffentlichungen auf, bei denen eine besondere Form des CTs bez. seiner Effizienz untersucht wurde, das *Circuit Weight-Training (CWT)*. Einen guten Überblick über die Ergebnisse bieten Garbutt und Cable (1998). Der offensichtlichste Unterschied zischen dem CT und dem CWT besteht in der Auswahl der Übungen, die beim CWT vornehmlich aus dem Krafttraining stammen und z. T. mit Hanteln und Kraftgeräten durchgeführt werden (squat, bench press, lateral pull down, seated leg press, sit-up, seated row, dead-lift, shoulder press, back extension, ebd. S. 46, vgl. z. B. Garbutt, Boocock, Reilly & Troup 1994, S. 120, Abb. 1). Einige

Übungen sind denen des CTs ähnlich, andere sind insbesondere wegen der Möglichkeit, die Reizintensität exakt einstellen zu können, vom CT verschieden.

Wirbelsäulenschrumpfung durch Flüssigkeitsverlust der Bandscheiben

Ein Ergebnis dieser Untersuchungen, das besondere Aufmerksamkeit verdient, besteht darin, dass es während eines ca. 20-minütigen CWTs zur 'Wirbelsäulenschrumpfung' kommt, die Werte von 2,5 mm (Garbutt et al., 1994), von 4,3 mm (Wilby, Linge, Reilly & Troup, 1987) und von 5,4 mm (Leatt, Reilly & Troup, 1986) annehmen kann. Die Ursache dieser Wirbelsäulenschrumpfung ist in einem erhöhten Druck in den Bandscheiben infolge des CWTs zu sehen, der zu einem *Flüssigkeitsverlust* der Bandscheiben führt. So kommt es auch während eines Dauerlaufes zu einer Wirbelsäulenschrumpfung von 2,35–3,25 mm (6 Km) bzw. 10,15 mm (25 Km) und auch im Verlaufe des Tages schrumpft die Wirbelsäule um 14,4 mm (Leatt et al., 1986). Während der Nacht kommt es dann zur *Flüssigkeitsaufnahme* der Bandscheiben, so dass die Länge der Wirbelsäule am Morgen wieder das Ausgangsniveau erreicht (ebd., S. 122, vgl. die PDF-Datei auf der CD, S. 33).

Beschleunigte Flüssigkeitsaufnahme der Bandscheiben durch Entlastungsübungen

Diese Beobachtungen werden durch direkte *Messungen des Drucks in den Bandscheiben* bei verschiedenen Körperhaltungen und bei verschiedenen Haltungen gestützt (Nachemson & Elfström, 1970). Ein weiteres interessantes Ergebnis dieser Untersuchungen ist, dass es nach einem CWT während des Verweilens in einer Entlastungshaltung (Fowler position, Hochlagerung der Beine in Rückenlage) von 20 Minuten zu einer Längenzunahme der Wirbelsäule von 3,4–4,5 mm kam (Wilby et al., 1987). Noch stärker fällt die Längenzunahme aus, wenn es zur Extension der Wirbelsäule kommt, indem die Füße auf einem Strecklift fixiert werden und dann in Relation zum Kopf um 50° angehoben werden (Leatt, Reilly & Troup, 1985). Auch diese Beobachtung wird durch die Messungen von Nachemson und Elfström gestützt und durch eine beschleunigte Flüssigkeitsaufnahme erklärt. Diese Erkenntnisse legen es nahe, während oder nach einem CT Übungen zur Druckentlastung durchzuführen, um den Flüssigkeitsverlust der Bandscheiben zu kompensieren (vgl. Schmidt, 1985). Diese Zusammenhänge werden durch Abb. 10 veranschaulicht, die in Anlehnung an Krämer (1973, S. 54, 91), an Brenke, Dietrich & Berthold (1985, S. 58) und an Schmidt (1985, S. 53) angefertigt wurde und die die hypothetischen, druckabhängigen Flüssigkeitsverschiebungen in den Zwischenwirbelscheiben bei verschiedenen Lockerungs- und Kräftigungsübungen darstellt, wobei *hypothetisch* bedeutet, dass die Zahlengaben *nicht* auf Messungen beruhen.

Intermittierende Traktion durch Auslockern der Beine

Eine weitere Erkenntnis der dargestellten Untersuchungen war, dass es durch eine intermittierende Traktion (rhythmisches An- und Abschwellen von Zugkräften) zu einem beschleunigten Stoffaustausch kommt, der eine biologische Erholung der Bandscheiben ermöglicht (Krämer, 1973, S. 91). Nach Krämer erfolgt die Flüssigkeits- und Stoffaufnahme, die in horizontaler Lage (Nachtruhe) mehrere Stunden benötigt, bei Extension und intermittierender Traktion innerhalb weniger Minuten (ebd.). Die Sammlung im Praxisteil enthält zwei Übungen, bei denen diese Erkenntnisse genutzt werden sollen (S. 80, Durchsaftung WS (170) und Beine ausschütteln (172)), d. h. bei denen es durch ein rhythmisches Auslockern der Beine durch den Partner zu einem beschleunigtem Durchsaftungsprozess der Bandscheiben kommen soll.

7 Organisatorische Hinweise zur Durchführung des CTs

Partnerübungen beim CT problematisch

In den ersten beiden Auflagen wurde davon ausgegangen, dass die am häufigsten genutzte Sozialform beim CT Partnerübungen sind, so dass sich die Anzahl der Stationen durch die Division Gruppengröße/2 ergibt. Im praktischen Einsatz in der Schule zeigte sich aber, dass der Aufbau eines CTs, dann wenn man Partnerübungen absolvieren will, doch problematisch werden kann, da es dann bis zu 15 Stationen sein müssen. Dabei ergibt sich ein weiteres Problem, wenn die Anzahl der Teilnehmer ungerade ist. Entweder macht der Sportlehrer dann bei allen oder nur den entsprechenden Übungen mit oder er muss Übungen auswählen, bei denen die Übung auch einzeln ausgeführt werden kann. Dies ist bei einigen Übungen möglich (Medizinballkreisen (174), Medizinball oben – unten (175) an der Wand), bei vielen aber nicht (Rückenstrecken, 111).

Deswegen viele neue Stationen (Einzelarbeit)

Um hier diese Probleme zu lösen, wurden bei den neuen Fotos einige aufgenommen, bei denen Stationen, die bisher nur in Partnerarbeit möglich waren, nun auch von mehreren Trainierenden ausgeführt werden können (85, 88, 114), und bei den neuen Stationen entsprechende Übungen gewählt. Auf das Problem „Partnerarbeit" wird im neunten Kapitel noch einmal eingegangen.

laminierte Abbildungen beim Aufbau hilfreich

Je größer die Anzahl der Stationen ist, um so schwieriger gestaltet sich der Aufbau und um so hilfreicher sind Abbildungen des gesamten Cts und Abbildungen der einzelnen Stationen, die man laminieren kann und die an die Teilnehmer verteilt werden können. Man kann die Abbildungen auch in Prospekthüllen stecken. Dies hat aber den Nachteil, dass man darauf leicht ausrutschen kann, wenn sie auf dem Boden liegen und dass ihr Aussehen schnell leidet. Ist der Ct einmal aufgebaut, so sollten alle Übungen einmal in der geplanten Reihenfolge demonstriert werden.

Gruppe teilen?

Der Vorschlag, die Gruppe zu teilen, und die eine Hälfte im Ct trainieren zu lassen, während die andere Hälfte mit etwas anderem beschäftigt wird (Laufen, Spiel; vgl. Dassel & Haag, 1973, S. 51), ist aus Platzgründen und aus Gründen der Notwendigkeit der Aufsicht als wenig praktikabel einzustufen.

Zwei Gruppen abwechselnd?

Der Vorschlag, dass immer eine Hälfte der Gruppe, die z. B. aus 32 Teilnehmern besteht, in einem Ct, der aus acht Stationen besteht, trainiert (z. B. in acht Zweiergruppen), während die andere Hälfte pausiert (die anderen acht Zweiergruppen), und erst dann zur nächsten Station gewechselt wird, wenn beide Zweiergruppen die jeweilige Station durchlaufen haben, hat den Nachteil, dass die Pausenzeiten länger als die Belastungszeiten sind (ebd).

Stern mit Zentralstation?

Gelegentlich wird vorgeschlagen, die Übungen nicht in einer elliptischen Form anzuordnen, sondern als Parcours bzw. als Gerätebahnen, die nacheinander durchlaufen werden, oder als Stern, bei dem zusätzlich zu fünf elliptisch angeordneten Übungen an einer Zentralstation vier Übungen für die Rumpfmuskeln durchgeführt werden (Heil, 1994). Mit dieser Organisationsformen ist die Absicht einer individuelleren Belastungsdosierung verbunden, indem die Teilnehmer die Anzahl der Durchgänge, die Länge der Belastungs- und Pausenzeiten und z. T. verschiedene Übungsvarianten wählen können. Da sich die Wahl zwischen verschiedenen Übungsvarianten und in Grenzen auch die Wahl der Länge der Belastungs- und Pausenzeiten in „normalen“ Cts ebenso realisieren lässt, stellt sich die Frage, ob gegenüber dem Vorteil, die Anzahl der Durchgänge individuell bestimmen zu können, nicht organisatorische Probleme (Staugefahr) überwiegen.

Vor- und Nachteile (Staugefahr!)

Damit der Lehrer nicht ständig auf die Uhr gucken und Kommandos zum Start und Stopp geben muss, empfiehlt es sich eine Kassette oder eine CD aufzunehmen, bei der sich jeweils 45 Sekunden Musik und 30 Sekunden Stille abwechseln, so dass die Trainingsintervalle durch die Musik vorgegeben werden und der Lehrer ggf. korrigieren und motivieren kann. Alternativ kann man auch einen passiven Schüler beauftragen zu pfeifen oder die Musik entsprechend ein- und auf Pause zu schalten.

Empfehlenswert: Musik mit Intervallen

8 Übungen des CTs und der Fitness-Gymnastik

Die CD: 318 Fotos, 270 Übungen

Auf der beiliegenden CD-ROM befinden sich 318 Fotos zu ca. 270 Übungen bzw. Übungsvarianten, die auf den S. 72–87 geordnet nach 13 Kategorien dargestellt werden. Innerhalb dieser 13 Kategorien gibt es Unterkategorien, die nur beim Schultergürtel nummeriert sind (1.1–1.10). Bei weiteren Unterkategorien stehen am Anfang die jeweiligen Begriffe ohne Nummerierung.

13 Kategorien

1 Schultergürtel/Arme (S. 72)
   1.1 Liegestütze, 1.2 Medizinbälle, 1.3 Reckstangen, 1.4 Hanteln, 1.5 Barren, 1.6 Deuserbänder, 1.7 Sprossenwand, 1.8 Bänke, 1.9 Bänke und Teppichfliesen, 1.10 Gymnastikstäbe

2 Bauchmuskeln (S. 74)
   Mit Turnmatten, mit Ball, mit Rollbrett ...

3 Unterer Rücken (S. 77)

4 Beinmuskeln (S. 77)

5 Ausdauer (S. 79)
   Im Rundlauf

6 Dehnung/Mobilisation (S. 80)

7 Gleichgewicht (S. 80)

8 Spiele, Motivation (S. 81)

9 Sportspiele (S. 81)
   Fußball, Basketball, Volleyball, Handball

10 Ski-Gymnastik (S. 82)

11 Aufwärmen Schultergürtel (S. 83)

12 Fitness-Gymnastik (S. 84)
   Akrobatik, auf der Matte

13 a) Dehnung im Stehen (S. 85)
      Oberkörper, Brust, Beine
   b) Dehnung auf der Matte (S. 87)
      Im Knien, im Sitzen, in Rückenlage, mit Partner, Rumpf

Neue Kategorien und neue Übungen für Cts und Programme einer Fitness-Gymnastik

Einige Kategorien sind im Vergleich zu den ersten beiden Auflagen neu (1.2–1.4, 1.10, 9–13), andere durch eine Vielzahl von Übungen ergänzt (1.1, 2, 5, 7). Mit der beiliegenden CD kann man aus diesen Übungen entweder Circuits zusammenstellen oder Programme einer Fitness-Gymnastik, die gleichzeitig mit der gesamten Gruppe durchgeführt

Trennung zwischen Übungen für Ct und Übungen für Gruppenprogramme schwierig

werden. Die ersten neun Kategorien beinhalten vor allem Übungen für ein CT, die Kategorien 10–13 vor allem Übungen für eine Fitness-Gymnastik. Die Trennung zwischen Übungen, die sich für einen Circuit eignen, und Übungen, die sich für ein Gruppenprogramm eignen, ist nicht bei allen Übungen eindeutig zu ziehen.

Eindeutige Übungen für ein CT sind solche, bei denen Materialien benötigt werden, die nicht in ausreichender Anzahl vorhanden sind, und/oder die schwer aufzubauen oder zu verteilen sind, also alle Übungen mit Barren, Deuserbändern, Reckstangen, Hanteln, großen und kleinen Turnkästen, Sitzbällen, Rollbrettern, Weichbodenmatten, Bänken.

Eindeutige Übungen für eine Gruppengymnastik sind solche, bei denen keine Materialien benötigt werden, und die in der Regel entweder länger oder kürzer als 45 Sekunden durchgeführt werden. Dies sind vor allem die Übungen der Kategorien 10 und 11.

Es gibt aber auch Übungen des CTs, die auch bei einer Gruppengymnastik eingesetzt werden können, wenn die Materialien in ausreichender Anzahl vorhanden sind (vor allem Turnmatten, ggf. Seilchen, Gymnastikstäbe, Medizinbälle, Gymnastikbälle).

Und umgekehrt gibt es auch Übungen ohne Materialien, bzw. mit Turnmatten, die man sowohl bei einer Gruppengymnastik als auch in einem CT einsetzen kann (z. B. alle Liegestützvarianten, viele Bauchübungen).

Übungen mit Materialien machen das CT interessant und motivierend

Ob und wie viele Übungen ohne Materialien man in einen Ct integriert, muss jeder Nutzer selber entscheiden. Vorteil der Übungen ohne Materialien ist, dass der Auf- und Abbau unkomplizierter ist. Nachteil dieser Übungen ist, dass gerade der Einsatz der verschiedenen Materialien das CT interessant und motivierend macht.

Dass sich manche Übungen nicht eindeutig einem CT oder einer Fitness-Gymnastik zuordnen lassen, führt dazu, dass mancher Leser bei den Kategorien 1–6 Übungen findet, die er eher in der 12. Kategorie vermutet hätte, da er sie für ein CT für ungeeignet hält, und umgekehrt. Um hier eine Offenheit und Flexibilität zuzulassen, können alle Übungen sowohl in Cts als auch in eine Fitness-Gymnastik aufgenommen werden. Deshalb gibt es auf der CD auch zu allen Abbildungen außer denjenigen der Kategorien 10 und 11 Stationsblätter, die für das CT genutzt werden können.

Da bei manchen Übungen die Partner nacheinander trainieren, gibt es hier meist zwei Abbildungen (z. B. 110, 111). Bei den Übungen, bei denen die rechte und linke Körperpartie nacheinander trainiert wird, gibt es z. T. eine dritte Abbildung, bei der ein Wechsel während der Übungszeit vorgesehen wird (z. B. 77–79).

8.1 Übungen für die Muskulatur des Schultergürtels und der Arme

58 Fotos geordnet nach den benötigten Geräten

Die ersten 58 Fotos zeigen Übungen für die Muskulatur des Schultergürtels (Schultermuskeln, Brustmuskulatur, obere Rückenmuskulatur) und der Arme (Armbeuge- und Armstreckmuskulatur). Die Reihenfolge der Darstellung ergibt sich aus den benötigten Geräten.

Liegestütze: verschiedene Fotos und Varianten

Die verschiedenen Abbildungen der Liegestütze (1–5) wurden aufgenommen, damit der Lehrer eine bestimmte Version, bzw. zwei bestimmte Versionen vorgeben kann. Bisher gab es nur die 1. Abbildung und im Einsatz zeigte sich, dass hier viele Schüler eine zu schwere Variante wählten. Die 3. Abbildung, bei der die Variante „normal“ und „im Knien“ gezeigt wird, eignet sich besonders für den Schuleinsatz in der Sekundarstufe I. Man kann aber auch die 2. Abbildung (im Knien) auslegen, damit sich kein Teilnehmer überfordert. Die Fotos 6–8 zeigen Partnerübungen, die motivierender sind. Die Liegestützverfolgung fällt leichter, wenn die Füße auf dem Boden gestellt werden.

Bei den Liegestützen und bei der Liegestützverfolgung (8) muss darauf geachtet werden, dass der Körper nicht „durchhängt“ und dass die Schulterblätter nicht hochstehen. Beides sind Zeichen für Überlastung, die eine Ausführung einer leichteren Variante bzw. den Abbruch der Übung nahe legen. Bei den Liegestützen kann die geringere Belastung der vier verschiedenen Varianten mit einer Körperwaage, auf die die Hände gestützt werden, gut veranschaulicht werden. Eine weitere Möglichkeit zur Belastungsdifferenzierung besteht darin, dass man mit den Unterschenkeln bzw. mit der Hüfte auf einem kleinen Kasten liegt und sich mit den Händen auf den Boden stützt. Die Fotos 9–12 sollten nur in leistungsstarken Gruppen gewählt werden, da beide Varianten (eng und breit) schwerer fallen, wobei sie im Knien wieder etwas leichter sind. Bei den Dips am Kasten (13) kann die Belastung erhöht werden, wenn die Füße auf einen anderen kleinen Kasten gestellt werden.

Partner- und Einzelübungen mit Medizinbällen

Die Übungen mit den Medizinbällen (14–23) können sowohl als Einzelübung als auch als Partnerübung durchgeführt werden. Da die Einzelübung auch mit mehr oder weniger als zwei Schülern absolviert werden kann, erleichtert diese Variante die Durchführung. Beim einarmigen Stoßen kann man zwei Stationen aufbauen (rechts, links) oder auch nur eine (rechts und links abwechselnd).

Reckstangen und Kurzhanteln

Die Übungen mit den Reckstangen (24–26) wurden aufgenommen, da sich Reckstangen in jeder Halle befinden. Man muss die Schüler allerdings auf die Gefahren hinweisen und zum konzentrierten Trainieren ermahnen, damit sie sich nicht gegenseitig verletzen. Auch Kurzhanteln (27–32) finden sich in vielen Hallen. Diese Übungen müssen vor der Durchführung besonders gut demonstriert werden. An beiden Stationen empfiehlt es sich, kleine Turnkästen bereitzustellen, auf die die Reckstangen bzw. die Hanteln in den Pausen abgelegt werden können, da dies sowohl den Rücken als auch den Hallenboden schont.

Barren: Möglichkeiten zur Differenzierung, Deuserbänder

Bei der Übung Barrenstütze/Stützeln (33) und Klimmzüge (34) werden jeweils eine schwere und eine leichtere Variante angeboten. Bei beiden Übungen ist darauf zu achten, dass die Füße des Barrens mit Matten gesichert werden. Bei den Übungen mit dem Deuserband (35–39), kann die Belastung über die Vordehnung der Bänder in der Ausgangsposition differenziert werden.

Sprossenwand

Bänke

Das Frontziehen am Klimmzugbügel (40) ist im Vergleich zum Frontziehen an der Sprossenwand (41) etwas schwerer und lässt sich auch durch eine entsprechende Übung am Barren ersetzen. Bei der Übungen „Frontdrücken“ (42–44) ist darauf zu achten, dass die Teilnehmer nicht im Hohlkreuz stehen. Auch beim Bankdrücken und -ziehen (hin und her, 45) und beim Bankziehen an der Schrägbank (46) neigt man zu einem Aufbäumen, das wegen der Hohlkreuzgefahr vermieden werden sollte. Beim Bankziehen an der Schrägbank lässt sich die Belastung sehr elegant durch die Neigung der Bank variieren. Das Trizepsdrücken mit Bank (47) und insbesondere das Bankdrücken (48) sind vom Gerätebedarf recht aufwändig und sollten nur in kleineren Gruppen eingesetzt werden.

Gymnastikstäbe

Vorsicht bei Übung 55

Die Übungen 49–58 können im Circuit, aber auch in der Fitness-Gymnastik eingesetzt werden. Sie erfordern eine Absprache zwischen den Partnern, die ersten beiden Übungen sollten nicht in einen „Kampf“ ausarten. Die Übung 55 ist schwerer als die Übung 57, deshalb müssen hier beide Partner besonders vorsichtig sein. Der obere Partner darf nicht zu schwer sein, der untere nicht zu schwach. Insbesondere bei der Übung 55 kann der Stab auf das Gesicht fallen (Vorsicht, vielleicht zuerst so ausprobieren, dass der obere Partner kniet).

8.2 Übungen für die Bauchmuskulatur

Zahlreiche Übungen und Varianten

Die Übungen für die Bauchmuskulatur bilden aufgrund der Bedeutung der Bauchmuskeln für die Körperhaltung (vgl. Kap. 3) einen Schwerpunkt und sind deswegen in zahlreichen Varianten vorhanden. Bei einigen Übungen für die schrägen Bauchmuskeln müssen immer zwei Stationen aufgebaut werden, da beide Seiten nacheinander trainiert werden (z. B. 60, 61; 68, 69). Da die Partner beim seitlichen Aufrichten nacheinander trainieren, sind hier vier Abbildungen vorhanden (73–76). Es gibt sowohl Argumente dafür, dass diese Übungen im Ct direkt nacheinander aufgebaut werden (Abb. 20, Station 9 und 10), als auch dafür, dass diese durch andere Stationen getrennt werden (Abb. 15, Station 3 und 5).

Beine anheben unfunktionell?

Auf den Einwand gegen alle Übungen, bei denen die Beine angehoben werden (77–81), oder bei denen es auch so zu einer Mitwirkung der Hüftbeuger kommt (103–107), wurde bereits im Kap. 2.1 eingegangen (vgl. auch Kap. 2.3, Abb. 32 und Abb. 33). Bei einigen Übungen wird dazu aufgefordert, im Anschluss an die Ausführung in der Pause in die Brücke zu gehen (Abb. 26). Erfahrungsgemäß verschafft dies bei den Übungen, bei denen es während der Ausübung zu einem Spannungsgefühl im unteren Abschnitt des Rückens gekommen ist, ein angenehmes Gefühl der Entspannung.

Mehrere Teilnehmer pro Station

Die Übungen 59–61, 85, 88 können auch mit mehr als zwei Teilnehmern pro Station durchgeführt werden und lassen sich schnell aufbauen. Die Übungen 65–69 erfordern noch weniger Geräte und haben im Ct bei den Teilnehmern eine recht hohe Akzeptanz. Alle Übungen ohne Materialien eignen sich auch für den Einsatz bei der Fitness-Gymnastik.

Im Zuge der Diskussion über unfunktionelle Übungen wurde insbesondere bei Übungen für die Rumpfmuskulatur wegen ihrer Funktion als Haltemuskeln gefordert, *dynamische* Varianten durch *statische* zu ersetzen (Heil, 1994, S. 5). Neben den Tatsachen, dass die Einteilung in tonische und posturale Muskeln fraglich erscheint (Klee, 1995) und dass das statische Krafttraining neben Vorteilen gegenüber dem dynamischen auch Nachteile aufweist (Weineck, 1994, S. 294), erscheint insbesondere die Attraktivität dieser Übungen zweifelhaft:

Statische Übungen unattraktiv

> *„Wenn heute manchmal in Kursen mit der Bezeichnung Funktionsgymnastik über längere Zeit hinweg überwiegend statisch gedehnt und gekräftigt wird, so entsteht sehr leicht eine Assoziation mit einer Krankengymnastik. Natürlich sind solche Übungen physiologisch sinnvoll, emotional ansprechend und motivierend kann aber nur eine Verbindung mit dynamischen Übungen und Übungsphasen sein.“ (Brehm, 1991, S. 90)*

Aus diesem Grund handelt es sich bei den Übungen bis auf wenige Ausnahmen (70–72) um dynamische Übungen.

Bei einer ganzen Reihe von Übungen wird ein Ball eingesetzt, der übergeben, zugerollt oder zugeworfen werden muss. Erfahrungsgemäß sind Übungen mit Bällen motivierend, bergen aber insbesondere in der Schule in der Sekundarstufe 1 die Gefahr, dass diese umherfliegen und umher geschossen werden. In diesem Fall sollten lieber Varianten ohne Ball gewählt werden.

Bälle fliegen leicht herum

Wenn sich die Teilnehmer bei der Übung Bauchpressen mit Ball am Kasten (89, 90) zu weit aufrichten (Abb. 28), müssen die Kästen gegeneinander verschoben werden, so dass sich die beiden Partner mit der Hüfte auf derselben Höhe befinden. Darüber hinaus ist wichtig, dass die beiden Stationen seitenverkehrt aufgebaut werden müssen, d. h. einmal wenden die beiden Partner sich die linke – (89) einmal die rechte Körperseite (90) zu. Übung 91 und 92 sind vom Aufbau weniger aufwändig.

Fehler bei der Ausführung bei der Übung Bauchpressen

Bei den Übungen Bauchpressen mit Ball an Bank (93) und Bauchpressen mit Ball (94) müssen die Partner mit den Gesäßen nah zusammenrücken, da ansonsten die Ballübergabe nur mit einem Aufrichten (Beugen der Hüfte) möglich ist, das vermieden werden sollte. Bei der Übung Bauchpressen mit Ball am Kasten (95) müssen die Partner recht leistungsstark sein und sich weit einrollen können. Zudem müssen sie mit dem Gesäß ganz nah an den Kasten heranrücken, da auch hier sonst ein Aufrichten für die Ballübergabe nötig ist. Alternativ kann der Ball auch über den Kasten zugerollt werden.

8.3 Übungen für die Rücken- und Hüftstrecker

Im Vergleich zu den Bauchmuskeln gibt es nur wenige Übungen für die Rückenstrecker (110-117). Meist arbeiten diese Muskeln synergistisch mit den Hüftstreckern zusammen. Die am weitesten verbreitete Übung ist das Rückenstrecken (110, 111), bei dem auch die meisten Fehler gemacht werden (vgl. Kap. 2.3, Abb. 27, Abb. 34). Ist die Übung zu schwer, kann man sich weiter auf den Kasten legen (bis zum Bauchnabel), wobei nur noch eine geringere Bewegungsamplitude möglich ist. Man kann auch die Hände neben die Hüften legen oder sich mit den Händen am Kasten abstützen. Zur Partnerübung 113 gibt es eine Alternative (114), die sich bei ungerader Teilnehmerzahl einsetzen lässt. Man kann auch die Übungen 265–273 aus der 12. Kategorie nutzen.

Acht Übungen

und

die Übungen 265–273 aus der 12. Kategorie

8.4 Übungen für die Beinmuskulatur

Partner müssen etwa gleich schwer sein

Das zentrale Problem der Übungen für die Beinmuskulatur wurde im Kap. 2.4 dargestellt und wird noch einmal auf Abb. 29 verdeutlicht. Auf den Einwand, dass bei der Übung für die Adduktoren und Abduktoren (137–139) die Beine angehoben werden müssen, wurde bei den Bauchmuskelübungen eingegangen. Bei den Übungen 118–121 und 140–143 müssen die Partner gleich stark und gleich schwer sein, da sonst die Gefahr der Über- und Fehlbelastung besteht. Das Beinpresse mit Bank (145) und insbesondere das Kniebeugen mit Bank (144) sind vom Gerätebedarf recht aufwändig und sollten nur in kleineren Gruppen eingesetzt werden. Beide Übungen sind ein wenig „wackelig" und sollten nur von geübten Sportlern ausgeführt werden. Positiv ist bei beiden Übungen, dass die Belastung durch Auflegen und Verschieben von Zusatzgewichten sehr variabel gestaltet werden kann.

8.5 Übungen für die allgemeine Kraftausdauer

Schnellkräftige Ausführung

Typisch für die Übungen für die allgemeine Kraftausdauer ist, dass hierbei ein relativ großer Prozentsatz der Muskelmasse eingesetzt wird und dass diese Übungen im Gegensatz zu den meisten anderen Übungen schnellkräftig ausgeübt werden können und sollen. Bei den Übungen für die allgemeine Kraftausdauer werden immer auch die Beinmuskeln hinsichtlich der Kraftausdauer trainiert, umgekehrt haben einige Übungen der anderen Kategorien auch einen Trainingseffekt hinsichtlich der Ausdauer: (Barrenstütze, Klimmzüge, Liegestütze, Kniebeugen mit dem Rollbrett, Kniebeugen an der Sprossenwand, Beinpresse an der Sprossenwand). Die Übungen 160 und 161 werden dann motivierender, wenn man sie mit einem Fuß- oder Basketball durchführt (201, 202; 205, 206).

8.6 Übungen zur Dehnung, Mobilisation, Lockerung und Entspannung

Federn und Halten

Als Dehnungsmethode, die bei den Dehnungsübungen (165–167) eingesetzt werden sollte, wurde bereits das Federn und Halten empfohlen, wobei auch das rein statische oder das ausschließliche dynamische Dehnen möglich sind (Kap. 2.5). Vom Anspannungs-Entspannungs-Stretching und vom Antagonisten-Anspannungs-Stretching ist während des CTs eher abzuraten, da diese Methoden relativ zeitaufwändig und kompliziert sind. Möchte man mehr Dehnungsübungen in den Ct einbauen, so kann man auch Übungen aus der 13. Kategorie heranziehen (277–318).

Durchsaftung der Bandscheiben

Auf die Übungen zur Lockerung und Entspannung wurde im Kap. 6 eingegangen. Bei der Übung „Durchsaftung der Bandscheiben" (170) und „Beine ausschütteln" (172) soll durch das rhythmische Ziehen und Schütteln der Beine durch den Partner die Flüssigkeitsaufnahme der Bandscheiben beschleunigt werden. Letztere kann auch gut bei einer Fitness-Gymnastik eingesetzt werden.

Neben den physiologischen Wirkungen, die mit allen Übungen dieser Kategorie verfolgt werden, tragen sie zur subjektiven Entspannung und zum Wohlbefinden bei.

8.7 Gleichgewichtsübungen

Motivation durch Spaß

Bei den Gleichgewichtsübungen (177–187) und insbesondere bei den spielerischen Übungen (188–194) steht eindeutig die Motivation der Teilnehmer im Vordergrund. Durch diese Übungen soll das Image des CTs als schweißtreibender Tortour aufgebessert werden. Somit ist anzuraten neben den Übungen der ersten fünf Kategorien immer auch Übungen der Kategorien 6–9 einzusetzen.

Übungen auf dem Sitzball

Von den Übungen auf dem Sitzball ist vor allem die Übung 181 zu empfehlen. Ob man bei den Übungen „Zweikampf" (177) und „Aneinander vorbei" (178) vorher Matten neben die Bank legt, muss jeder Sportlehrer selber entscheiden. Mit Matten steigt die Gefahr umzuknicken, ohne Matten steigt die Gefahr, sich bei Stürzen zu verletzen. Werden Matten benutzt, so sollten diese im Abstand von einem Meter hingelegt werden. Die Übung mit der Balancier-Rolle (186) ist nicht ganz ungefährlich, da Ungeübte schnell hinfallen und sich verletzen können. Deshalb sollte der Partner immer sichern.

8.8 Spielerische Übungen

Das Rollbrettrennen (190) und das Pedalorennen (191) können sowohl als Rennen auf zwei Bahnen als auch als Verfolgungsrennen durchgeführt werden, bei dem beim Abschlagen die Aufgaben wechseln. Das Mattenrutschen (194) erfordert verhältnismäßig viel Platz, so dass es nur in Cts mit relativ wenig Stationen eingebaut werden sollte.

8.9 *Sportspiele*

Übungen benötigen relativ viel Platz

Auch einige der Übungen zu den Sportspielen haben den Nachteil, dass sie relativ viel Platz benötigen (199-202; 205, 206; 209, 210). Die ersten vier Übungen zum Fußball sind motorisch anspruchsvoll und können deshalb nicht in allen Gruppen eingesetzt werden. Beim Kopfball empfiehlt es sich, einen Volleyball zu nehmen. Dass diese Übungen motivierend sind und z. T. auch die Ausdauer trainieren (201, 202; 205, 206), wurde schon erwähnt.

8.10 *Ski-Gymnastik*

Zum Aufwärmen

Wie der Name schon sagt, sind einige Übungen der Ski-Gymnastik entnommen. Diese 20 Übungen eignen sich vor allem, um sich am Anfang einer Fitness-Gymnastik aufzuwärmen. Wenn man jede der Übungen ca. 20–30 s durchführt, benötigt man 7–10 Minuten. Um hier die Belastung zu reduzieren, kann man nach jeweils 3–4 Übungen Pausen einlegen, in denen man den Schultergürtel aufwärmt (11. Kategorie) oder dehnt (13. Kategorie).

8.11 *Aufwärmen des Schultergürtels*

Mit diesen Übungen werden die Nacken-, Schulter-, Arm- und Fingermuskeln auf die weiteren Belastungen vorbereitet. Z. T. haben diese Übungen auch schon einen Kräftigungseffekt.

8.12 *Fitness-Gymnastik*

Vor allem für Fitness-Gymnastik

Die Übungen 246–264 werden ohne Matte, die Übungen 265–276 mit Matte durchgeführt. Die ersten Übungen 246–251 können in die Skigymnastik integriert werden, die Übungen 252–264 sind Partnerübungen, die motivationsfördernd sind.

Bei den Übungen auf der Matte stehen die Rückenstrecker im Vordergrund. Diese Übungen können durch eine Vielzahl der Übungen der ersten sechs Kategorien ergänzt werden (3, 6, 7, 9–12, 55, 65–83, 119, 129, 137–139, 172).

8.13 Dehnungsübungen

Beweglichkeit/ Dehnfähigkeit (Klee & Wiemann, 2005)

Die 42 Dehnungsübungen sind dem Buch Beweglichkeit/Dehnfähigkeit (Klee & Wiemann, 2005) entnommen, in dem insgesamt 148 Übungen dargestellt werden, die mit einer CD zu Programmen zusammengestellt werden können (vgl. die PDF-Datei auf der CD, S. 50–51). Dort sind auch ggf. die Trainingsmethoden nachzulesen. Bei den statischen Dehnungsübungen wird eine Reizdauer von 10–15 Sekunden empfohlen, bei den dynamischen Übungen 10–15 Federungen. Beide Methoden können auch verbunden werden (Federn und Halten). Bei einigen Übungen wird eine dynamische Ausführung gezeigt (283, 285, 292, 312). Es können allerdings auch andere Übungen dynamisch absolviert werden (289, 293, 294, 297, 300, 302, 309, 314). Dabei sollte wie bereits erwähnt mit moderater Frequenz und Amplitude (mit wenig Schwung) begonnen und vorsichtig gesteigert werden.

Die PNF-Methoden (vgl. Abb. 9 und Kap. 2.5) sind bez. der Vergrößerung der Bewegungsreichweite etwas effektiver als das dynamische und als das statische Dehnen (Klee, 2003), sie sind in der Ausführung aber auch recht zeitaufwändig. Will man diese Methoden einsetzen, so sollte man noch einmal in dem Buch Beweglichkeit/Dehnfähigkeit (Klee & Wiemann, 2005) nachlesen, da dort für 17 Dehnungsübungen beim CR-Stretching die entsprechenden dehnungsvorbereitenden Kontraktionsübungen gezeigt werden.

Die Übungen 277–298 können in die Übungen integriert werden (10. und 11. Kategorie), die im Stehen durchgeführt werden, die Übungen 299–318 in die Übungen, die auf der Matte durchgeführt werden (12. Kategorie). Die letzten vier Übungen eignen sich vor allem für den Stundenausklang.

9 Beispiel-Circuits

10 Cts zur Verbesserung der allgemeinen Fitness

Obwohl gerade das an die situativen Bedingungen angepasste Zusammenstellen von Cts durch die beiliegende CD ermöglicht werden soll, sind im Folgenden 10 Cts zusammengestellt, die ebenfalls auf der CD abgelegt sind. Bis auf wenige Ausnahmen verfolgen die Cts keine speziellen Trainingsziele, sondern sollen der Verbesserung der allgemeinen Fitness dienen.

Organisatorische Probleme bei Partnerübungen

Wenn man einen Ct zusammenstellt, ist eine entscheidende Frage, ob man Partnerübungen auswählt oder nicht. Dies sollte man zuvor genau überlegen, denn auch wenn man nur ein oder zwei ausgewählt hat, hat dies zur Folge, dass man die Teilnehmer in Zweiergruppen einteilen muss.

Die Partnerübungen der ersten neun Kategorien sind die Übungen 19–23, 42, 49–58, 73–79, 84, 86, 87, 89–99, 104, 110–111, 113, 118–121, 129, 135–143, 145, 154–157, 170–175, 177, 178, 185–189, 195, 199, 208, 210; und in den letzten drei Kategorien, die sich vor allem für eine Fitness-Gymnastik eignen, die Übungen 252–264, 276, 284, 287, 288, 311–314. Beim zweiten Ct mit acht Stationen sind z. B. die Übungen an den Stationen 1–5 Partnerübungen (Abb. 17), wobei man diese wegen des geringen Geräteaufwandes auch doppelt aufbauen kann, so dass hier auch vier Personen an jeder Station trainieren können, es müssen allerdings immer Zweiergruppen sein.

Einführung des Cts

Im Kap. 11.3 wird beschrieben, wie man ein CT in der Schule einführen kann, indem man mit der gesamten Schülergruppe nacheinander sechs Übungen durchführt, die man dann schnell zu einem Ct zusammenstellen kann (Abb. 14). Dieser Beispiel-Ct hat den Vorteil, dass er auch mit größeren Gruppen durchgeführt werden kann, da nur wenige Geräte benötigt werden und da an jeder Station fünf Schüler trainieren können, so dass man mit einer Klasse von 30 Schülern trainieren kann.

Cts mit großen Gruppen: Wenige Stationen mit mehreren Teilnehmern

Dies trifft ebenso zu auf den Beispiel-Cts mit 7 Stationen (Abb. 15) und den ersten Beispiel-Ct mit 8 Stationen (Abb. 16). Beide enthalten keine Partnerübungen und können somit auch mit größeren Gruppen durchgeführt werden, wenn man über die entsprechende Anzahl von Geräten verfügt. Beim Beispiel-Ct mit 7 Stationen werden nur Geräte gebraucht, die man normalerweise in entsprechender Anzahl in einer Sporthalle findet, beim ersten Beispiel-Ct mit 8 Stationen benötigt man eine genügender Anzahl von Hanteln und Sitzbällen (Station 1 und 7). Während der zweite Beispiel-Ct mit 8 Stationen Partnerübungen enthält (Abb. 17, Station 1–5), ist dies bei den beiden Cts mit 9 Stationen nicht der Fall (Abb. 18, Abb. 19).

Schwerpunkt Rumpf- und Hüftmuskulatur

Beim 2. Beispiel-Ct mit 12 Stationen, der im Kap. 11.2 näher besprochen wird, steht der Schwerpunkt Rumpf- und Hüftmuskulatur im Vordergrund (Abb. 20). Dieser Ct beinhaltet Übungen, die zur Verbesserung der Körperhaltung beitragen sollen (vgl. Abb. 35).

Diese Beispiel-Cts sind auf der CD auch als Datei abgelegt und können geladen und verändert werden, d. h. man kann Übungen durch andere ersetzen.

Ct mit 16 Stationen

Die Anzahl von 16 Stationen wie auf Abb. 21 stellt wohl die Obergrenze dar, ist aber, da Klassengrößen von über 30 Schülern keine Seltenheit sind, bei Partnerübungen erforderlich. Das Problem des Aufbaus wurde insofern berücksichtigt, als dass nur Stationen mit geringem Gerätebedarf ausgesucht wurden. Auch auf der CD ist dies die maximale Anzahl von Stationen, die gewählt werden kann.

Ein Ct für kleine Gruppen

Der Beispiel-Ct mit 2 x 5 Stationen (Abb. 22) ist eher für den Vereinssport konzipiert und sollte in der Schule nur in der Oberstufe in kleineren, geeigneten Gruppen eingesetzt werden, da der Aufbau relativ zeitaufwändig und kompliziert ist und die Übungen z. T. etwas wackelig sind und etwas Übung und auch Hilfestellung benötigen. Bei diesem Ct sollen zunächst in einem (oder zwei) Rundläufen die Übungen des äußeren Cts absolviert und dann nach einem Umbau die Übungen des inneren Cts. Dies geht ohne größeren Aufwand, da sich die beiden Übungen vom Gerätebedarf jeweils ähneln. Das Zusammenstellen von zwei Cts wie auf dieser Abbildung wird durch das Programm nicht ermöglicht, hier muss der Nutzer zwei Cts auf zwei Seiten zusammenstellen.

Insgesamt nicht mehr als 24 Stationen

In der Praxis hat sich bewährt, die Teilnehmer insgesamt ca. 12–24 Stationen durchlaufen zu lassen, da dann die Motivation nachlässt, d. h. dass man bei kürzeren Cts zwei Rundläufe absolviert und bei längeren Cts nach der Hälfte des zweiten Rundlaufs abbricht. Zwischen den beiden Rundläufen kann man einige Dehnungsübungen einstreuen und einzelne Stationen, die sich schnell verändern lassen, austauschen (wie beim Beispiel-Ct mit 2 x 5 Stationen, Abb. 22). So könnte man beim Ct auf Abb. 15 z. B. Übung 17 durch Übung 18 ersetzen, Übung 114 durch Übung 88, Übung 60 durch Übung 59 und Übung 61 durch Übung 148).

10 Beispiele von Fitness-Gymnastik-Programmen

Drei Beispiele für eine Fitness-Gymnastik

Nach den Beispiel-Cts folgen drei Beispiele für eine Fitness-Gymnastik, die sich in der Anzahl der Übungen unterscheiden. Führt man bei jeder Übung nur einen Trainingsatz durch, dauert die 1. Fitness-Gymnastik (kurz, 24 Übungen, Abb. 23) ca. 20 Minuten, die 2. Fitness-Gymnastik (mittel, 52 Übungen, Abb. 24) ca. 45 Minuten und die 3. Fitness-Gymnastik (lang, 80 Übungen, Abb. 25) ca. 65 Minuten. Das erste Programm lässt sich also in allen Unterrichtseinheiten zum Stundenanfang absolvieren, das zweite und dritte als zentraler Inhalt in Freizeitsportgruppen, aber auch in der Schule bei entsprechendem

Kurz: 20 Min.
Mittel: 45 Min.
Lang: 65 Min.

Unterrichtsthema. Zu beachten ist, dass vor allem bei den Dehnungsübungen (z. B. S. 99, 2. Reihe, 2. Übung, Nr. 294), aber auch bei einigen anderen Übungen (5. Reihe, 3. Übung, Nr. 274) nur die Ausführung für eine Körperseite gezeigt wird, bzw. nur für einen Partner (z. B. S. 100, 4. Reihe, 3. Übung, Nr. 288), die zweite Seite, bzw. der zweite Partner aber natürlich nicht „vergessen" werden darf.

Mobilisation/ Dehnung der Rumpfmuskeln

Alle drei Programme enden mit vier Übungen zur Mobilisation/Dehnung der Rumpfmuskeln. Insbesondere die Übungen 315 und 316 („Durchhängen" und „Pferderücken") können mehrmals wiederholt oder auch an anderer Stelle des Programms eingestreut werden.

Eigene Fitness-Gymnastik

Diese drei Gruppenprogramme sind als PDF-Datei auf der CD abgelegt und darüber hinaus als .GRU-Datei, die beim Menüpunkt „eigene Fitness-Gymnastik" geladen und verändert werden können. Darüber hinaus soll die CD vor allem dazu dienen, je nach Gruppengröße, durchschnittlichem Alter und Trainings- und Gesundheitszustand der Gruppe, Trainingsziel, räumlichen Bedingungen und vorhandenen Materialien eigene Gruppenprogramme zusammenzustellen. Bei der Planung und Durchführung sollten einige Hinweise und Prinzipien beachtet werden.

Aufwärmung

1. Am Anfang sollten Übungen (z. B. 211–230) zur allgemeinen Aufwärmung durchgeführt werden.

Übungen für die verschiedenen Muskelgruppen abwechselnd oder direkt nacheinander

2. Besteht das Trainingsziel eher in der allgemeinen Kraftausdauer, sollten die Übungen für die verschiedenen Muskelgruppen abwechselnd durchgeführt werden (Beine, Bauch, Rücken,...), soll hingegen ein Training zum Muskelaufbau durchgeführt werden, so sollten die Übungen für eine Muskelgruppe mit kurzen Pausen (30-45 Sekunden) direkt nacheinander absolviert werden.

Mehrere (2–3) Trainingsätze der Übungen

3. Bei Muskelgruppen, für die es viele Übungen gibt (z. B. Bauchmuskeln), kann man jeweils nur einen Trainingsatz der einzelnen Übungen durchführen, bei anderen Muskelgruppen, bei denen es weniger Übungen gibt (Brustmuskeln), kann man auch mehrere (2–3) Trainingsätze der Übungen (Liegestütze) absolvieren.

Belastungs-normative

4. Bei der Gestaltung der Belastungsnormative gelten die entsprechenden Aussagen zum Circuit-Training (Kap. 1.5). Zur Differenzierung können bei einigen Übungen Varianten angeboten werden (Liegestütze auf Knien), bei den anderen kann die Belastungszeit bzw. der Anzahl der Wiederholungen differenziert werden. Bei

einigen Kräftigungsübungen bietet es sich an, die Wiederholungen mitzuzählen. Dies ist einerseits motivierend und gibt andererseits den Rhythmus vor und vermeidet eine zu hastige Ausführung.

Funktionalität

5. Die Aussagen zum Problem der Funktionalität von Kräftigungs- und Dehnungsübungen beim Circuit-Training (Kap. 1.2) gelten ebenso für die Übungen der Gruppenprogramme. Nicht alle Übungen sind für alle Personen geeignet. Bei den Kräftigungsübungen sollten mindestens 15 korrekte Wiederholungen absolviert werden können. Übungen, die Schmerzen verursachen, sollten weggelassen werden. Hier sollte der Übungsleiter während der Durchführung regelmäßig nachfragen. Ein Gefühl der Belastung in der angezielten Muskulatur sollte sich hingegen einstellen und sollte dazu dienen, die Effektivität zu prüfen und zu erfahren.

Einzelarbeit und Partnerübungen

6. Als Sozialformen bieten sich die Einzelarbeit und Partnerübungen an. Entscheidet man sich für eine Mischung von Einzelarbeit und Partnerübungen, so sollten diese Sozialformen nicht zu schnell gewechselt, sondern jeweils für mehrere Übungen beibehalten werden. Partnerübungen sind motivierend, manche Übungen lassen sich nur als Partnerübung absolvieren. Partnerübungen haben allerdings den Nachteil, dass die Anzahl der Teilnehmer gerade sein muss. Zudem muss darauf geachtet werden, dass die Partner in etwa gleich groß, gleich schwer und gleich stark sein müssen.

Organisationsformen nicht zu oft wechseln

7. Auch *Organisationsformen* (Übungen im Stehen im Kreis, an der Wand, im Sitzen, Liegen …) und der Einsatz von Geräten sollten *nicht zu oft gewechselt* werden.

Einsatz von Geräten

8. Grundsätzlich können bei einer Gruppengymnastik nur Geräte eingesetzt werden, die in genügender Anzahl vorhanden sind (Turnmatten, Gymnastikstäbe, Bälle …), deshalb eignen sich auch nicht alle Übungen des Circuit-Trainings für eine Gruppengymnastik. Aber auch sonst sollten nicht zu viele verschiedene Geräte zum Einsatz kommen, da der Auf- und Abbau, bzw. das Ausgeben und Einsammeln langwierig sein kann.

Kräftigungs- und Dehnungsübungen abwechselnd oder in zwei Blöcken

9. Die Kräftigungs- und Dehnungsübungen können sowohl abwechselnd als auch in zwei Blöcken durchgeführt werden. Die erste Variante hat den Vorteil, dass man so die Pause zwischen den Kräftigungsübungen nutzen kann, da eine schnelle Folge von Kräftigungsübungen zu anstrengend sein kann. Bei der zweiten Variante bietet es sich an, nach einem Block von Kraftübungen am Ende

der Trainingseinheit einen Block von Dehnungsübungen zur Entspannung und zum Ausklang zu absolvieren.

Musik motiviert

10. Der Einsatz von Musik ist vor allem bei den Sprungübungen (211–230) motivierend. Bei Übungen, bei denen der Übungsleiter Anweisungen geben muss, ist eine laute Musik hingegen störend und sollte vor allem bei den ersten Terminen, wenn die Teilnehmer die Übungen noch nicht kennen, nicht eingesetzt werden. Bei den Dehnungsübungen kann eine entsprechende Musik zur Entspannung beitragen.

Übungsleiter besser passiv

11. Es ist besser, wenn der Übungsleiter nicht aktiv am Training teilnimmt, sondern vor allem bei den Übungen, bei denen Fehler bei der Durchführung gemacht werden, herumgeht und korrigiert.

11 Unterrichtsbeispiele

Kognitive Lernziele

Im Folgenden werden zunächst zwei Unterrichtseinheiten skizziert, die sich zur Vorbereitung des CTs anbieten und bei denen insbesondere kognitive Lernziele verfolgt werden. Sie eignen sich vor allem für die Sekundarstufe II oder für die 9. bzw. 10. Klasse. Ziel dieser beiden Unterrichtseinheiten ist es, dass die Schüler/innen für das Problem der unfunktionellen Übungen sensibilisiert werden. Dafür bieten sich die Bauchmuskelübungen besonders an, da sich die Nachteile der unfunktionellen Bauchmuskelübungen schon während der Ausführung bemerkbar machen. So werden die unfunktionellen Bauchmuskelübungen nur von ca. einem Drittel der Ausführenden im Bauch gespürt, von ca. einem Drittel gar nicht oder in den Beinen und von ca. einem Drittel im unteren Rücken. Wird dann die korrekte Übung erklärt und durchgeführt, so wird die Übung viel intensiver in den Bauchmuskeln wahrgenommen. Neben den Bauchmuskeln verdienen vor allem die Rückenstrecker besondere Beachtung, da man auch hier ein Überwiegen unfunktioneller Übungen feststellt (vgl. Kap. 2).

11.1 Die Vermittlung der Grundsätze zum funktionellen Training der Rumpfmuskeln

Stundenverlauf Gruppenarbeit

Nach dem Aufwärmen werden Gruppen gebildet, in denen mindestens drei Bauchmuskelübungen erarbeitet werden sollen. Jede Gruppe bekommt ein Arbeitsblatt, auf dem die Bezeichnungen der jeweiligen Übungen und eine kurze Bewegungsbeschreibung festgehalten werden sollen. In der Regel werden bei der Vorstellung der Arbeitsergebnisse weitgehend unfunktionelle Bauchmuskelübungen genannt: Sit-ups, Beinheben im Sitzen, Klappmesser und einige geringfügig differierende Varianten.

Die unfunktionellen Übungen werden erprobt

Nach der Beschreibung der Übungen werden blaue Matten geholt und die Übungen absolviert. Dabei empfiehlt sich, die Wiederholungen (jeweils 1 Serie mit 25 Wdh.) mitzuzählen, um die Schüler/innen zur engagierten Teilnahme zu motivieren. Nach jeder Übung wird nachgefragt, wo die Schüler/innen die Übung fühlen. In der Regel werden die Übungen in den genannten Bereichen wahrgenommen (Bauch, Beine, unterer Rücken).

Die Frage „Wieso spürt man diese Bauchmuskelübungen eigentlich nicht ausschließlich in den Bauchmuskeln, sondern auch in den Beinen und im unteren Rücken, bzw. gar nicht?" erbringt in der Regel keine Resonanz und macht die Schüler/innen eher ratlos. Durch die Aufgabe, die angespannten Bauchmuskeln zu ertasten und zu beobachten, zu welchen Bewegungen das langsame Anspannen der Bauchmuskeln in Rückenlage führt, merken die Schüler/innen, dass sie sich so gar nicht aufrichten können.

Arbeitsblatt 1 (und ein Skelett)

Im Weiteren wird das Arbeitsblatt 1 (Abb. 32) ausgeteilt. Hilfreich ist in dieser Phase ein Skelett, das man in der Biologiesammlung ausleihen kann. Am Skelett lassen sich Ursprung und Ansatz der Bauchmuskeln und der Hüftbeuger gut zeigen. Insbesondere die Funktion der Hüftbeuger lässt sich am Skelett durch mehrmaliges Beugen des Hüftgelenkes demonstrieren. Zu diesem Zweck werden zuvor am Skelett an den dafür vorgesehenen Schrauben (Ursprung und Ansatz der Hüftbeuger) Fäden angebracht, durch deren Ziehen die Hüftbeugung gezeigt werden kann. Diese Demonstration dient nochmalig zur Abgrenzung von der Funktion der Bauchmuskeln. Die weiteren Informationen über die Belastung der Bandscheiben während der unfunktionellen Übungen und über die Gefahr der Entstehung eines Hohlkreuzes infolge verkürzter Hüftbeuger werden darstellend vorgetragen, da diese Zusammenhänge zu komplex sind, als dass sie von den Schüler/innen selbstständig entwickelt werden könnten.

Die Übung Bauchpressen

Falls auf Nachfrage kein Schüler die Übung Bauchpressen kennt, wird diese vom Lehrer durch eine Bewegungsanweisung (Hüfte beugen, Beine erhöht auflegen) eingeführt. Es werden zwei Langbänke geholt und alles so angeordnet, dass die Schüler/innen die Übung auf engsten Raum erproben können. Auch von dieser Übung werden 25 Wdh.

absolviert. In der Regel zeigen die Schüler/innen zunächst noch die folgenden Fehler:

1. Auch wenn die Unterschenkel erhöht aufliegen, richten sich die Schüler/innen bis in den Sitz auf.
2. Die Hände werden hinter dem Kopf verschränkt, dieser wird zu Beginn der Bewegung zur Brust gerissen.
3. Insbesondere bei unzureichender Kraft oder auch, wenn erste Ermüdungserscheinungen auftreten, wird die Bewegung schwunghaft ausgeführt.

Auch hierbei treten z. T. wieder Spannungen im unteren Rücken auf. Im Anschluss werden die letzten Hinweise zur korrekten Ausführung der Übung (vgl. Abb. 33) fragend-entwickelnd erarbeitet/gegeben. Eine letzte Serie mit 25 Wdh. wird durchgeführt. Während dieser Serie werden die Wdh. *langsam* mitgezählt und kontrolliert, so dass alle Schüler die Übung richtig durchführen. Ein wichtiger Hinweis besteht darin, dass sich die Unterschenkel nicht von der Unterlage abheben dürfen. Allgemein spüren die Schüler diese Übung sehr intensiv und ausschließlich in den Bauchmuskeln.

Die nächste Unterrichtseinheit

Das vordringliche Ziel der nächsten Unterrichtseinheit besteht darin, dass die Schüler die Erkenntnisse, zu denen sie in der ersten Unterrichtseinheit gekommen sind, auf das Training der Rückenstrecker übertragen sollen. Zuvor sollen die Erkenntnisse zum funktionellen Bauchmuskeltraining noch einmal aufgegriffen, vertieft und erweitert werden.

Stundenverlauf: Arbeitsblatt 2

Die Schüler lesen das Arbeitsblatt 2 (Abb. 33). Zur Vertiefung wird gefragt, ob es denn Sinn macht, dass ein Partner – wie bei vielen Bauchmuskelübungen üblich – die Füße festhält. Können die Schüler dies nicht begründet verneinen, muss der Lehrer den Grund (Mitarbeit der Hüftbeuger, die durch die Fixierung ein Widerlager haben) einbringen. Hier sollte auch ein Hinweis auf das Bauchmuskeltraining an dafür vorgesehenen Geräten gegeben werden. Diese provozieren oft eine unfunktionelle Ausführung, da sie Polster aufweisen, unter denen die Füße fixiert werden sollen und die so die Mitarbeit der Hüftbeuger und ein Aufrichten bis in den Sitz ermöglichen.

Im Anschluss an die Darstellung der funktionell-anatomischen Voraussetzungen der Rückenstrecker (Ursprung, Ansatz und Funktion) am Skelett oder am Körper eines Schülers wird der Versuch durchgeführt, die Funktion der Rückenstrecker am eigenen Körper zu veranschaulichen (vgl. das Arbeitsblatt 3, Abb. 34, „Wenn man … streckt sich.“).

Auf die Frage, ob einer der Schüler eine Übung für diese Muskelgruppe kennt und demonstrieren kann, wird in der Regel die Übung 'Hyperextensionen' nach dem Aufbau (großer vierteiliger Turnkasten, blaue Matte) in der erwarteten unfunktionellen Weise demonstriert (Oberschenkel liegen auf dem Kasten auf und nicht das Becken, mit Schwung, als Hüftstreckung mit gestreckter Wirbelsäule, zu weit bis in die Hohlkreuzhaltung). Durch die kritische Frage, ob diese Ausführung korrekt sei, können schnell die entsprechenden Hinweise entwickelt werden. Es kann vereinbart werden, dass der Trainingspartner als taktile Rückmeldung für die Bewegungsamplitude die Hand in Höhe der Waagerechten als 'Anschlag' für den Trainierenden über dem Rücken in der Luft halten soll.

Hyperextensionen (Rückenstrecken)

Anschließend wird das Arbeitsblatt 3 verteilt, um den Schüler/innen die wichtigsten Informationen zu veranschaulichen. Aufbau und Gestaltung der Arbeitsblätter 2 und 3 sind einander sehr ähnlich. Zunächst werden zwei unfunktionelle Übungen auf Abbildungen dargestellt. Dabei wird die Bezeichnung 'Krankmacherübungen' der 'Techniker Krankenkasse' ('Hitliste der Krankmacherübungen', Verband, 1993) übernommen, sie erscheint zwar grundsätzlich etwas überzogen, ist aber unter didaktischen Gesichtspunkten durchaus geeignet. Zur Abgrenzung werden dann die funktionellen Übungen mit den Ausführungsvorschriften gegenüber gestellt. Als weiteres Medium kann in dieser Phase wieder das Skelett eingesetzt werden.

Arbeitsblatt 3 (und ein Skelett)

11.2 Erarbeitung eines CTs zur Vorbeugung des Hohlrundrückens

Zu Beginn der Unterrichtseinheit wird das Arbeitsblatt 4 (vgl. Abb. 35) verteilt. Als Einstieg in das Thema kann der Hinweis auf die Volkskrankheit 'Rückenschmerzen' und die Möglichkeit, sich durch Sport davor zu schützen, dienen. Wie schon in den beiden anderen Unterrichtseinheiten kann hier wieder ein Skelett eingesetzt werden, um die Zusammenhänge (Ursprung, Ansatz und Funktion der Muskeln) zu veranschaulichen und die Aufmerksamkeit zu bündeln. Nachdem das Arbeitsblatt besprochen wurde, können die folgenden Tests durchgeführt werden.

Stundenverlauf (Arbeitsblatt 4)

I. Haltung und Einfluss der Muskeln auf die Haltung testen

1. Im freien Stand:
1.1 Welche Auswirkungen hat das Vorkippen und Aufrichten des Beckens auf die Wirbelsäulenform (Vorkippen => Hohlkreuz, Vertiefung der Lendenlordose; Aufrichten => Abflachen der Lendenlordose, Rundrücken).

1.2 Unterschied zwischen angespannter Haltung und Ruhehaltung.
1.3 Vorschieben und Zurücknehmen des Beckens: Welche Muskeln spannen sich an?
1.4 Anspannen der Gesäßmuskeln.

2. An der Wand:
2.1 Lordose prüfen.
2.2 Anspannen der Bauchmuskeln.

3. In Rückenlage:
3.1 Lordose prüfen.
3.2 Anspannen der Bauchmuskeln.
3.3 Passives Beugen der Beine im Hüftgelenk: Flacht sich die Lordose ab?

II. Muskelfunktion testen

Zur Prüfung der Muskelfunktion gibt es zahlreiche Tests, deren Aussagefähigkeit für wissenschaftliche Untersuchungen nicht ausreicht, jedoch durchaus geeignet sind, Schüler/innen die Möglichkeit aufzuzeigen, ihre Muskelfunktion zu testen (z. B. Haberlandt, 1999). Dabei ist es kaum möglich, eine differenzierte Analyse zu erstellen. Dafür ist der Test nicht trennscharf genug. Die Angabe von Normwerten und Stufen muss auf die Gruppe abgestimmt werden und ist nicht unproblematisch, hängt sie doch stark von Faktoren wie Alter, Größe, Gewicht, Geschlecht usw. ab. Die Schüler/innen sollen einerseits die Grenzen ihrer Fitness erkennen, andererseits nicht frustriert werden. Bei statischen Krafttests kann die Haltezeit zur Bewertung genutzt werden, bei dynamischen die Wiederholungszahl. Bei den dynamischen Übungen sollte kein Zeitlimit gesetzt werden, da diese sonst mit Schwung ausgeführt werden.

Kraft

1. Kraft der *Bauchmuskeln.*
1.1 Stützen auf Ellenbogen (S. 75, Übung 70), auch einbeinig.
1.2 Bauchpressen am Kasten (63): die Arme müssen die Beine berühren.
1.3 Reverse Bauchpressen (101).
1.4 Seitliche Bauchmuskeln: Seitstützen (71).
1.5 Seitliches Aufrichten (73).
1.6 Beine absenken in Rückenlage: Wann entsteht Lordose?

2. Kraft der *Hüftstrecker/Rückenstrecker*:
2.1 Am Boden a) Brücke (Übung 176), b) Brücke einbeinig; dasselbe c) Schultern auf einem kleinen Kasten.

2.2 Beim Rückenstrecken (110): a) Auflage auf den Oberschenkeln (Kraft Hüftstrecker), b) Auflage auf dem Becken (Kraft Rückenstrecker).
2.3 Bauchlage, Schultern und Kopf anheben, Arme nach vorne strecken.
2.4 Stützen auf Ellenbogen (115).

Dehnfähigkeit

3. Dehnfähigkeit der *Hüftbeuger*.
3.1 Rückenlage auf vierteiligem Kasten, Füße stehen auf dem Boden: Lordose prüfen.
3.2 Ein Knie wird zur Brust gezogen. Bei Verkürzung befindet sich der Oberschenkel des Gegenbeines oberhalb der Horizontalen.
3.3 Ggf. Knie des Gegenbeines runterdrücken: Pendelt dabei der Unterschenkel vor => Verkürzung des musculus rectus femoris.

4. Dehnfähigkeit der *hinteren Oberschenkelmuskeln*.
4.1 Im Stand: Rumpfbeugefähigkeit (Erreicht man den Boden?).
4.2 In Rückenlage: Anheben des im Kniegelenk gestreckten Beines (> 90°: normal).

Da die Durchführung der Tests je nach Klassengröße relativ lange dauert, sollten sie auf mehrere Unterrichtseinheiten verteilt werden. Man sollte die Tests auf jeden Fall zuvor ausprobieren und nur diejenigen auswählen, die man für die jeweilige Gruppe für geeignet hält.

Im Anschluss werden in Anlehnung an Arbeitsblatt 4 (vgl. Abb. 35) Dehn- und Kräftigungsübungen erarbeitet und zu einem Ct zusammengestellt, der dann aufgebaut und durchgeführt wird (vgl. z. B. Abb. 20). Hierzu sind auch zwei alternative Vorgehensweisen denkbar: Zum einen könnten die Schüler/innen zuhause Cts erarbeiten und zum anderen könnten sie in der folgenden Unterrichtseinheit im Rahmen einer Gruppenarbeit Cts zusammenstellen. In beiden Fällen sollten die Cts erprobt und bewertet werden. Für welche der Möglichkeiten sich der Sportlehrer entscheidet, hängt insbesondere davon ab, wieviel Bewegungszeit er dem Theorieunterricht, bzw. der Verwirklichung anderer Lernziele (Selbstständigkeit der Schüler/innen) 'opfern' will.

11.3 Weitere Vorschläge zur Realisierung

Der Aufbau ohne Abbildungen

Will man auch mit größeren Gruppen (z. B. mit 30 Schüler/innen) ohne Abbildungen des aufzubauenden Cts und entsprechende Stationsblätter einen Ct durchführen, so sollte man zunächst Übungen auswählen, die bekannt sind, bei denen relativ wenige Geräte benötigt werden und deren Stationen sich schnell aufbauen lassen. Diese werden mit der gesamten Gruppe nacheinander gemeinsam absolviert und dann später zu einem Ct zusammengestellt (vgl. Abb. 14).

Stundenverlauf:
1. Banksteigen
2. Liegestütz

Als erstes wird die Übung Banksteigen an drei Bänken 45 Sek. durchgeführt. Danach setzen sich die Schüler/innen und man erklärt die Möglichkeiten zur Differenzierung der Belastung bei der Übung Liegestütze („Je höher die Arme in bez. der Beine aufgestellt werden, um so leichter fällt die Übung und umgekehrt", vgl. auch Kap. 8.1) mit dem Hinweis auf die Mindestanzahl von 15 korrekten Wiederholungen. Dann wird die Ausführung erprobt.

3. Bauchpressen

Danach holen die Schüler/innen 10–12 Turnmatten und legen sie neben die Bänke. Sie begeben sich in Reißverschlussformation rücklings auf die Matten und positionieren die Unterschenkel auf der Bank. Die Übung Bauchpressen wird erklärt und durchgeführt (25 Wdh.). Bei der Durchführung müssen erfahrungsgemäß noch einige Hinweise zur Ausführung gegeben werden (vgl. S. 53).

4. Sitz an der Wand

Die Gruppe absolviert die Übung Sitz an der Wand.

5. Seilspringen

Man lässt die drei Bänke und die Turnmatten verteilen und legt 5 Seilchen und 5 Gymnastikbälle bereit, so dass der Ct mit sechs Stationen aufgebaut ist (vgl. Abb. 14).

6. Brücke mit Ball

Man verteilt die Schüler/innen an die sechs Stationen, lässt die Übung Brücke mit Ball demonstrieren und der Ct kann durchgeführt werden.

Die nächsten Stunden

Dieser Circuit kann nun als Basis für die weitere Einführung von Übungen dienen. Nach und nach werden in den nächsten Unterrichtsstunden Übungen ergänzt. Auch hierbei gilt, dass Übungen gewählt werden sollten, die zunächst von mehreren Schülern ausgeführt werden können (Dips am Kasten (13), Frontziehen an der Sprossenwand (41), reverse Bauchpressen (100, 101), Bauchmuskeln: Stützen auf Ellenbogen (70), Seitstützen (71), Rückenmuskeln: Stützen auf Ellenbogen (115), alle Ausdauer-, Dehnungs- und Lockerungsübungen). Erst wenn die Zahl der Übungen sich der Zahl Gruppengröße/2 annähert, können Partnerübungen (Rückenstrecken) eingeführt werden.

Eigene Stationen erfinden, Balz: Wohlbefinden im Ct

Relativ häufig anzutreffen bei der Literaturdurchsicht ist der Vorschlag, dass die SchülerInnen selbständig Stationen für das Ct entwickeln (z. B. Balz, 1991). Darüber hinaus sollten die Schüler/innen bei Balz auch entspannende Übungen suchen, so dass ein Ct entstand, der sechs Kräftigungsübungen und sechs Entspannungsübungen enthielt. Dabei sollte den Schüler/innen der rhythmische Wechsel zwischen Belastungs- und Erholungsphasen spürbar und in seiner befindlichkeitsfördernden Rolle bewusst werden.

Eigene Cts erfinden

Die Schüler/innen können auch die Aufgaben bekommen, sich Stationen mit besonderen Trainingszielen (zur Entwicklung der balltechnischen Fertigkeiten, für bestimmte Sportarten, für das Gleichgewicht) zu überlegen und diese zu Cts zusammenzustellen.

Muskeln ertasten

Ähnlich wie beim Krafttraining können die Schüler/innen die Muskeln, die bei den einzelnen Übungen eines vorgegebenen Cts beansprucht werden, ertasten und anhand einer anatomischen Karte (z. B. Abb. 37) mit den wichtigsten Muskeln auf Arbeitsblättern eintragen (Klee, 1999).

Pulsfrequenzmessungen

Auf die Möglichkeit der Verbindung des CTs mit Pulsfrequenzmessungen wurde bereits hingewiesen. Hierbei lassen sich Messungen des Belastungs- und Erholungspulses veranschaulichen und etwa ermitteln, welche Station zu welcher Herzfrequenz führt und ob die Herzfrequenz mit dem subjektiven Ermüdungsgrad (BORG-Skala) korreliert.

Trainingsexperimente …

Es kann auch geprüft werden, ob die Herzfrequenz beim Ct über mehrere Wochen abnimmt (Herlinghaus, 1970) und ob sich die Leistung bei den Übungen oder bei Testübungen verbessert (vgl. Kap. 6). Auf die Problematik der geringen Reliabilität aufgrund begrenzter Möglichkeiten der Standardisierung und der Gefahr des Abfälschens bei vielen Übungen des CTs wurde bereits hingewiesen.

12 CT an Krafttrainingsgeräten

CT hat in Fitness-Studios an Bedeutung gewonnen

Wie im Kap. 1.2 dargestellt wurde, beinhaltete das CT in seinen Anfängen bei Morgan und Adamson auch Übungen mit Hanteln und Krafttrainingsgeräten. So verwundert es nicht, dass durch die sprunghaft steigende Zahl von Fitness-Studios in den letzten 30 Jahren das CT auch hier wieder an Bedeutung gewonnen hat, denn man kann dort nicht nur ein Stationstraining – wie beim Hypertrophietraining üblich – betreiben (drei bis fünf Trainingssätze mit Pausen an einem Gerät), sondern eben auch ein CT, bei dem nach einem Trainingssatz zur nächsten Übung gewechselt und so eine Reihe von Geräten in ein bis drei Rundgängen durchlaufen wird.

CT ist als Gruppentraining mit Trainer sehr motivierend

Trainingsziele: Kraftausdauer, Reduktion des Körpergewichts

Meist sind die Pausen zwischen den Übungen bei dieser Trainingsmethode gerade so lange, wie man braucht, um zur nächsten Station zu gelangen, also ca. 10–15 Sekunden. Die Trainingsmethode eignet sich sowohl für das Einzeltraining als auch für das Gruppentraining, bei dem ein Trainer die Intervalle angibt und ggf. vor dem Training ein Aufwärmen durchführt, nach dem Training ein cool-down oder zwischen den Übungen z. B. Dehnübungen demonstriert. Da das Gruppentraining sehr motivierend ist, durch feste Trainingszeiten eine gewisse Verbindlichkeit beinhaltet und andere Trainingsziele verfolgt werden (Kraftausdauer, Reduktion des Körpergewichts), erfreuen sich solche Kurse großer Beliebtheit vor allem auch bei Frauen.

CT für Fitness-Studios konzipiert: Mrs.Sporty Zirkeltraining

In manchen Studios werden die Geräte des Cts in Kreisform in der gewünschten Reihenfolge aufgestellt, so dass der Ct schnell und leicht nachvollziehbar durchlaufen werden kann. In den letzten Jahren bieten die Hersteller von Krafttrainingsgeräten auch zunehmend spezielle Geräte an, die für ein CT in Fitness-Studios konzipiert sind, wie etwa das Mrs.Sporty Zirkeltraining, das von Stefanie Graf mitgegründet wurde (Bönström & Trunz-Carlisi, 2008; vgl. Abb. 36, S. 115).

Nach Dammer (2007, S. 13) wurde der erste Fitness-Zirkel 1992 in einem Studio in der USA in Texas eröffnet und erst 2004 folgten dann auch Fitness-Studios in Deutschland. Für das Jahr 2007 schätzte sie die Zahl der Fitness-Zirkel auf 400 und für das Jahr 2010 prognostizierte sie 4000 und dies bei einer Zahl von 5600 Fitness-Studios im Jahre 2007, die eher abnehme (ebd.). Offensichtlich werden mit Fitness-Zirkeln Kunden angesprochen, die zuvor noch kein Interesse an Fitness-Studios hatten. Das Mrs. Sporty Zirkeltraining wird 2011 in Deutschland in etwa 400 Studios angeboten (http://www.mrssporty.de/

clubsuche), die zusammen 120 000 Mitglieder haben, international sind es 2011 über 500 Studios mit 160 000 bis 170 000 Mitgliedern.

Vorurteil, dass CT nur von Schülern betrieben werden muss, ist unberechtigt

Dass sich das Circuit-Training mittlerweile auch im Bereich der Fitness-Studios als feste Größe etabliert hat, belegt, dass diese Trainingsmethode einen hohen Aufforderungscharakter haben muss. Das Vorurteil, dass CT nur in der Schule betrieben wird (von Schülern betrieben werden muss), ist demnach unberechtigt.

Eine Mischung von Kraft- und Ausdauertraining

Ein Training in nur 30 Minuten: Sehr zeitökonomisch

Das Mrs.Sporty Zirkeltraining besteht aus acht Krafttrainingsgeräten, zwischen denen sich jeweils eine JoggingPlate, ein Step, ein Wackelbrett oder ein Schwungstab befindet. Hier werden die unterschiedlichsten Übungen zum Training von konditionellen und koordinativen Fähigkeiten angeboten. Die Intervalle betragen 40 Sekunden. Die Übungen auf den Zwischenstationen werden vom Trainer vorgemacht, so dass auf allen Zwischenstationen von allen Teilnehmern gleichzeitig dieselbe Übung in unterschiedlicher Intensität absolviert wird. Nach den Übungen auf den Zwischenstationen wird ohne Pause zum nächsten Krafttrainingsgerät gewechselt und dann direkt wieder zur nächsten Zwischenstation und es wird wieder von allen Teilnehmern gleichzeitig dieselbe (neue) Übung auf der Zwischenstation durchgeführt, so dass ein Rundgang ca. zehn Minuten dauert (16 x 40 Sekunden). Empfohlen werden zwei bis drei Durchgänge, d. h. für ein Training werden nur ca. 30 Minuten benötigt. Das Training wird von Musik begleitet.

Beide Antagonisten an einem Gerät

Schnelle Bewegungen

Die Krafttrainingsgeräte des Mrs.Sporty Zirkeltrainings arbeiten mit verstellbaren hydraulischen Dämpfern und an fünf der Geräte werden die Antagonisten an einem Gerät in einem Bewegungszyklus trainiert (vgl. Tab. 4). So müssen z. B. am zweiten Gerät Abduktoren/Adduktoren die Beine abwechselnd gegen den Widerstand eines hydraulischen Dämpfers geöffnet – und gegen den Widerstand eines zweiten hydraulischen Dämpfers geschlossen werden. Hier haben diese Geräte Vorteile gegenüber den Geräten mit Steckgewichten, bei denen ein gleichzeitiges Training der Antagonisten in einem Bewegungszyklus nicht möglich ist. Zudem ermöglichen die Geräte des Mrs.Sporty Zirkeltrainings schnelle Bewegungen wie sie beim CT üblich sind. Auch dies ist bei Geräten mit Steckgewichten wegen der Geräuschbelastung und der Verletzungsgefahr durch die beschleunigten Gewichtsstapel (Schwung) nicht möglich. Die Steuerung des Widerstandes wird im Wesentlichen durch die Trainierenden selbst vorgenommen. Ein schnelleres Training erhöht den Widerstand, ein langsameres Training verringert ihn. Zusätzlich kann der Widerstand noch durch einen skalierten Drehknopf verstellt werden.

Ein ausgewogenes Training des gesamten Körpers

Die Geräteauswahl ist gut durchdacht, da alle wichtigen Muskelgruppen des Körpers ausgewogen berücksichtigt werden (Tab. 4, Abb. 37, S. 116), was gleichzeitig wieder durch das antagonistische Prinzip unterstützt wird. Eine umfassende und gründliche Analyse einer Vielzahl der Übungen des Krafttrainings hinsichtlich der Muskelbeteiligung mit der EMG-Methode (vgl. S. 20, 21 dieses Buchs) findet sich bei Boeckh-Behrens und Buskies (2001). Dort findet man auch Hinweise darauf, wie man die einzelnen Übungen richtig ausführt und durch welche Ausführung man die Muskeln intensiver belasten kann. Letzteres ist aber eher für ein Hypertrophietraining als für ein Zirkeltraining von Bedeutung. Wer jedoch Ausführungshinweise, die in der Trainingspraxis häufig anzutreffen sind (Kniewinkel und Winkel zwischen den Füßen bei der Übung Kniebeugen), hinterfragen möchte, wird hier fündig.

Alle Muskeln werden trainiert

Die einzige Muskelgruppe, die bei den Geräten nicht belastet wird, ist die Wadenmuskulatur, aber da sie bei den meisten Übungen auf den Zwischenstationen wie Step und JoggingPlate beteiligt ist, wird sie auch trainiert. Zudem wird sie noch bei dem Kraftgerät Hip extension eingesetzt, bei der man den Fuß in die Streckung bringen kann.

Tab. 4: Die acht Geräte des Mrs.Sporty Zirkeltrainings (des Proxowell Gerätezirkel, Abb. 36 unten) und die hauptsächlich trainierten Muskelgruppen

	Gerät	hauptsächlich beanspruchte Muskelgruppe	Gerät	hauptsächlich beanspruchte Muskelgruppe
1	Shoulder press	Schultermuskeln, Trizeps	Pull down	Breiter Rückenmuskel, Bizeps
2	Adduktion	Adduktoren	Abduktion	Abduktoren
3	Chest press	Brustmuskeln, Trizeps	Rowing	Rundmuskel, Breiter Rückenmuskel, Bizeps
4	Hip extension rechts	Gesäßmuskeln, Beinstrecker, Beinbeuger		
5	Back flexion	Bauchmuskeln	Back extension	Rückenstrecker
6	Hip extension links	Gesäßmuskeln, Beinstrecker, Beinbeuger		
7	Butterfly	Brustmuskeln	Reverse	Rundmuskel
8	Squat	Beinstrecker, Gesäßmuskeln, Beinbeuger		

13 CT im Kraftraum

Cts mit hydraulischen Krafttrainingsgeräten für Schulen und Vereine

Da Cts mit hydraulischen Krafttrainingsgeräten mittlerweile von einer Vielzahl von Herstellern angeboten werden und deutlich preiswerter sind als die herkömmlichen Geräte mit Steckgewichten, sind diese auch für Schulen und Vereine eine erschwingliche Alternative.
Vergleicht man z. B. die Kosten für einen Ct mit zehn Geräten mit hydraulischen Krafttrainingsgeräten, bei dem an acht Geräten zwei Muskelgruppen trainiert werden, mit den Kosten eines entsprechenden Geräteparcours mit Steckgewichten, so belaufen sich die Kosten für den Ct auf etwa 15 000 €, die für den Geräteparcours auf mindestens 36 000 €, wenn man bei letzterem von 18 benötigten Geräten und ca. 2000 € pro Gerät ausgeht. Die Kosten lassen sich noch reduzieren, wenn man nach gebrauchten Geräten Ausschau hält. Einige der Hersteller bieten ihre Cts allerdings nur nach dem Franchise-Prinzip an (Wilser, 2007).

Vorteile: geringere Geräuschbelastung, geringere Verletzungsgefahr …

Für den Einsatz in der Schule sprechen die dargestellten Vorteile der Cts mit hydraulischen Krafttrainingsgeräten: Schnelle Bewegungen sind möglich, eine geringere Geräuschbelastung, eine geringere Verletzungsgefahr und eine geringere Gefahr der Überlastung. Da „Fitness" und „Fitness-Studios" für Schüler einen hohen Stellenwert besitzen, ist das CT im Kraftraum sehr motivierend, wenn dieser entsprechend ausgestattet ist. Außerdem sind die hydraulischen Krafttrainingsgeräte leichter als Geräte mit Steckgewichten und lassen sich somit besser transportieren, aufbauen und umstellen.

Finanzierung über einen Sponsorenlauf oder den Förderverein

Die Kosten könnten über einen Sponsorenlauf oder durch den Förderverein finanziert werden. Voraussetzung ist allerdings ein Raum, in dem die Geräte aufgestellt werden können. Der im Folgenden dargestellte Raum in der Erich-Fried-Gesamtschule in Wuppertal (EFG) hat eine Größe von 16 x 5 Meter (Abb. 38, S. 117). Da neben den 10 Geräten fünf feste Stationen installiert wurden, kann der Ct von einer ganzen Klasse genutzt werden, wenn man mit zwei Schülern nacheinander an einer Station trainiert und dann zur nächsten Station wechselt.
Der Partner, der gerade nicht im Ct trainiert, kann z. B. eine Dehnungsübung absolvieren oder den Trainingsplan ausfüllen, ein Arbeitsblatt bearbeiten, den Puls messen oder seinen Partner korrigieren (Klee, 1999). Dies ist insbesondere bei engen Raumverhältnissen wie im dargestellten Beispiel sinnvoller als eine Ausdauerübung am Ort (Hüpfen …), wie sonst bei Cts an Kraftgeräten üblich. Teilt man die Gruppen und lässt die eine Hälfte z. B. in der Halle spielen, so können die Schüler ohne Pause trainieren.

Alternative Stationen durch Hanteln, Seilchen, Matten …

Eine Erweiterung oder Veränderung des Cts wird in der EFG durch den Einbau anderer Übungen ermöglicht. Hierfür können z. B. Hanteln und Seilchen eingesetzt werden, die in einem Gitterwagen gelagert werden. Andere Übungsalternativen sind durch Hula-Hoop-Reifen möglich, die sich im Raum befinden, durch eine Klimmzugstange und durch einen Flexi-bar („Schwungstab"). Außerdem sind noch einige Matten im Raum gestapelt, auf denen eine Vielzahl der Übungen aus diesem Buch absolviert werden können (Liegestütze, Übungen 70–72, 115).
Die Zeitintervalle von meist 60 Sekunden werden in diesem Kraftraum über eine Wanduhr kontrolliert, die ggf. ein passiver Schüler beobachtet, der dann den Wechsel ansagt, dies kann aber auch ein aktiver Schüler machen, was den Vorteil hat, dass der Lehrer das Training beobachten und ggf. korrigieren kann. Ob man Musik einsetzt, hängt bei der Enge des Raumes davon ab, wie unruhig und akustisch belastend es dann wird.

Möglichst kein Verstellen der Dämpfer während des Cts

Da das Einstellen der hydraulischen Dämpfer einige Sekunden benötigt, soll dies während eines Rundgangs grundsätzlich nicht geschehen. Eine Auslastung soll wie auch sonst im Ct eher über eine höhere Wiederholungszahl und durch schnellere Bewegungen oder durch Zusatzübungen erreicht werden. Um eine gewisse Differenzierung der Reizintensität zu ermöglichen, kann man allerdings die Zweiergruppen der Mädchen und der Jungen jeweils in zwei Blöcken nacheinander anordnen und dann, wenn alle Mädchen an einem Gerät fertig sind, die Belastung erhöhen.
Hier bestehen allerdings auch die Grenzen des CTs an diesen Krafttrainingsgeräten, eine genaue individuelle Steuerung der Reizintensität ist wegen der raschen Abfolge der Übungen kaum möglich. Einige Hersteller bieten zwar auch Geräte an, die sich elektronisch steuern lassen und die sich mit Chipkarten automatisch auf die jeweilige Leistung der Person einstellen, diese sind allerdings deutlich teurer. Dies gilt auch für die Einstellung der Geräte auf verschiedene Körpergrößen, auch diese ist wegen der schnellen Wechsel kaum möglich. An manchen Geräten kann man Kissen unterlegen. Bei dem Mrs.Sporty Zirkeltraining wird die Anpassung der Geräte auf verschiedene Körpergrößen schnell und benutzerfreundlich durch eine pneumatische Sitzhöheneinstellung vorgenommen.

10 Kraftgeräte plus 5 feste Stationen: 15 Übungen

Zusätzlich zu den 10 Geräten wurden in dem Raum der EFG das Bauchpressen (Übung 62), das Bauchpressen links/rechts am Kasten (64), das Rückenstrecken, das Nackenziehen und das Rudern fest installiert (Abb. 39–41, S. 117–118). Arbeitsaufträge für eine Unterrichtsreihe, die dann eine Exkursion in ein Fitnessstudio vorbereitet, wurden an anderer Stelle veröffentlicht (Klee, 1999).

Grundsätzlich könnte man einen solchen Kraftraum auch ohne Krafttrainingsgeräte ausstatten, indem man einen festen Ct aufbaut, der z. B. aus diesen fünf Übungen und Übungen mit Hanteln und anderen Übungen aus diesem Buch besteht.

Ein Kraftraum mit fest installierten Stationen ohne Krafttrainingsgeräte

Mögliche Übungen wären neben diesen fünf Übungen z. B. Liegestütze (1), Dips am Kasten (13), Bizeps-Curls an der Wand (28), Nackendrücken im Sitzen (30), Seitstützen rechts und links (71, 72), Brücke mit Ball (117), Kniebeugen mit Rollbrett (124), Seilspringen (146), Banksteigen (148). Dieser Zirkel wäre dann mit sechs Übungen für die Rumpfmuskeln (62, 63, 71, 72, 110, 117), zwei Ausdauerübungen (146, 148), einer Brustübung (1), einer Schulterübung (30), zwei Zugübungen (36, 38), einer Bizeps- (28) und einer Trizepsübung (13) und einer Beinübung (124) sehr ausgewogen (allgemeine Kraftausdauer).

Bei der Frage, ob man Übungen mit Bällen berücksichtigt, muss man bedenken, dass diese herumfliegen können. Bei der vorgeschlagenen Übung Brücke mit Ball könnte man ebenso einen anderen Gegenstand nehmen, z. B. ein Bohnensäckchen oder eine Hantelscheibe. Auf der CD befindet sich ein PDF-Dokument mit einer PowerPoint-Präsentation, in der dieser Ct abgebildet auf S. 48 ist. Dieser Ct wäre dann recht anstrengend, so dass eine Runde schon reichen würde und dann 30 Minuten dauern würde (15 x 2 Minuten), wenn man mit einer ganzen Klasse trainiert und immer zwei Schüler an einer Station trainieren.

z. B. 15 Stationen, die man nicht auf- und abbauen muss, (vgl. Abb. auf CD)

Der Vorteil wäre, dass man diesen Zirkel nicht immer auf- und abbauen müsste und dass man manche Stationen etwas aufwändiger gestalten könnte. So sind z. B. die Deuserbänder im Kraftraum der EFG an den Stationen Rudern und Nackenziehen so befestigt, dass man die Gummis doppelt nehmen kann (Abb. 40, S. 118). Zusätzlich ist ein Fahrradschlauch an der Sprossenwand angebracht, so dass man zwischen drei Belastungsstufen wählen kann.

mit Stations- und Informationsblättern

In diesem Raum kann man dann auch die Stationsblätter dauerhaft aufhängen und zusätzlich die Arbeitsblätter (Abb. 32–35) oder auch andere Informationsblätter (Abb. 37). Insgesamt stellt dieser Raum eine Bereicherung und Aufwertung des Sportunterrichtes dar.

Bereicherung und Aufwertung des Sportunterrichtes

Der Raum wird darüber hinaus auch zum Lehrersport, von Arbeitsgemeinschaften und im Bereich des Ganztagesbetriebs (Mittagsaufsichten) genutzt.

Geplant ist nun noch, einige Fahrradergometer über einen Spendenaufruf zu beschaffen. Auf diesem Wege kann man auch versuchen, Hanteln etc. von Schülereltern zu erfragen. Erfahrungsgemäß liegen viele Fitnessgeräte ungenutzt in Kellern, die dann bei Nachfrage gerne zur Verfügung gestellt werden.

Abbildungskatalog

Zitierte Beispiele von unfunktionellen Übungen

Methoden des Dehnungstrainings

Hypothetische druckabhängige Flüssigkeitsverschiebungen in den Zwischenwirbelscheiben

318 Fotos zur Zusammenstellung von Cts und von Fitness-Gymnastik-Programmen

10 Beispiel-Cts

3 Beispiele von Fitness-Gymnastik-Programmen

6 Beispiele von Stationsblättern

4 Arbeitsblätter

Das Mrs.Sporty Zirkeltraining

Muskelgruppen (anatomische Zeichnung: Wiemann)

Der Kraftraum an der Erich-Fried-Gesamtschule

Kapitel 2

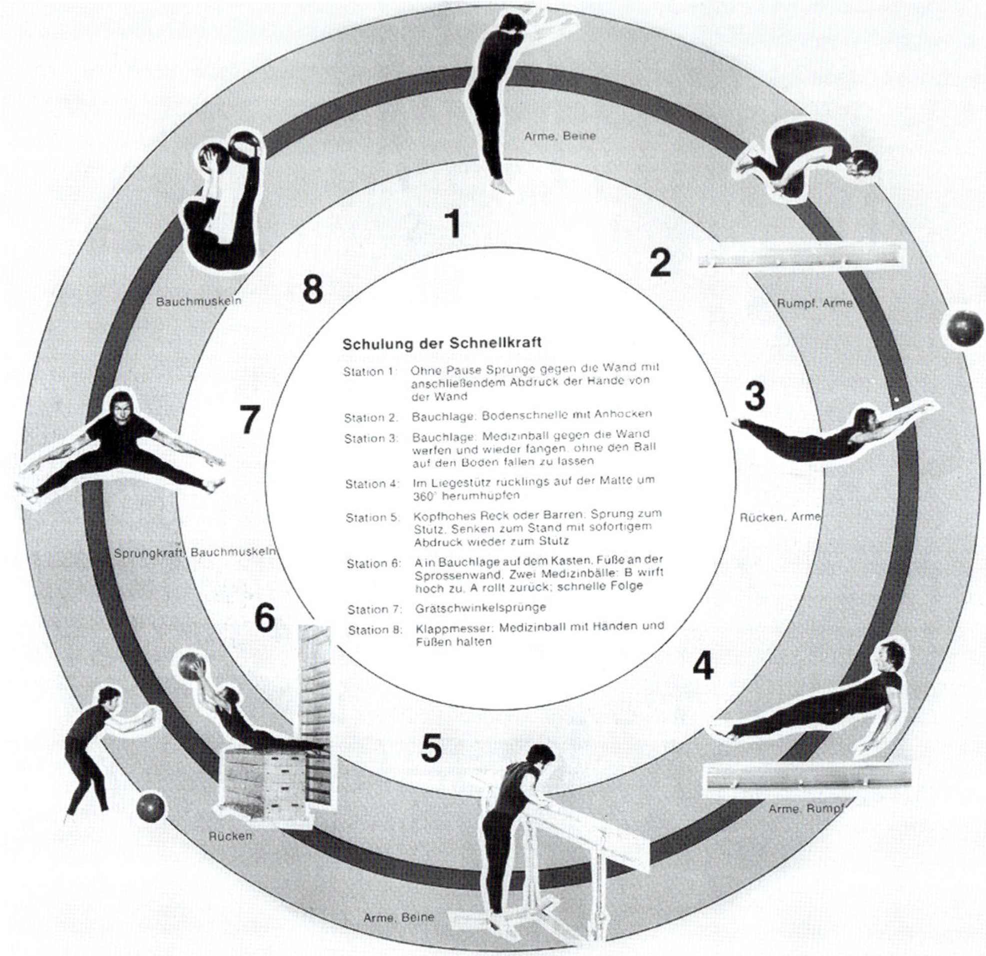

Abb. 1: Beispiel eines Zirkeltraining zur Schulung der Schnellkraft mit einer Vielzahl unfunktioneller Übungen (3, 6, 8) (Baumann & Zieschang, 1979, S. 20)

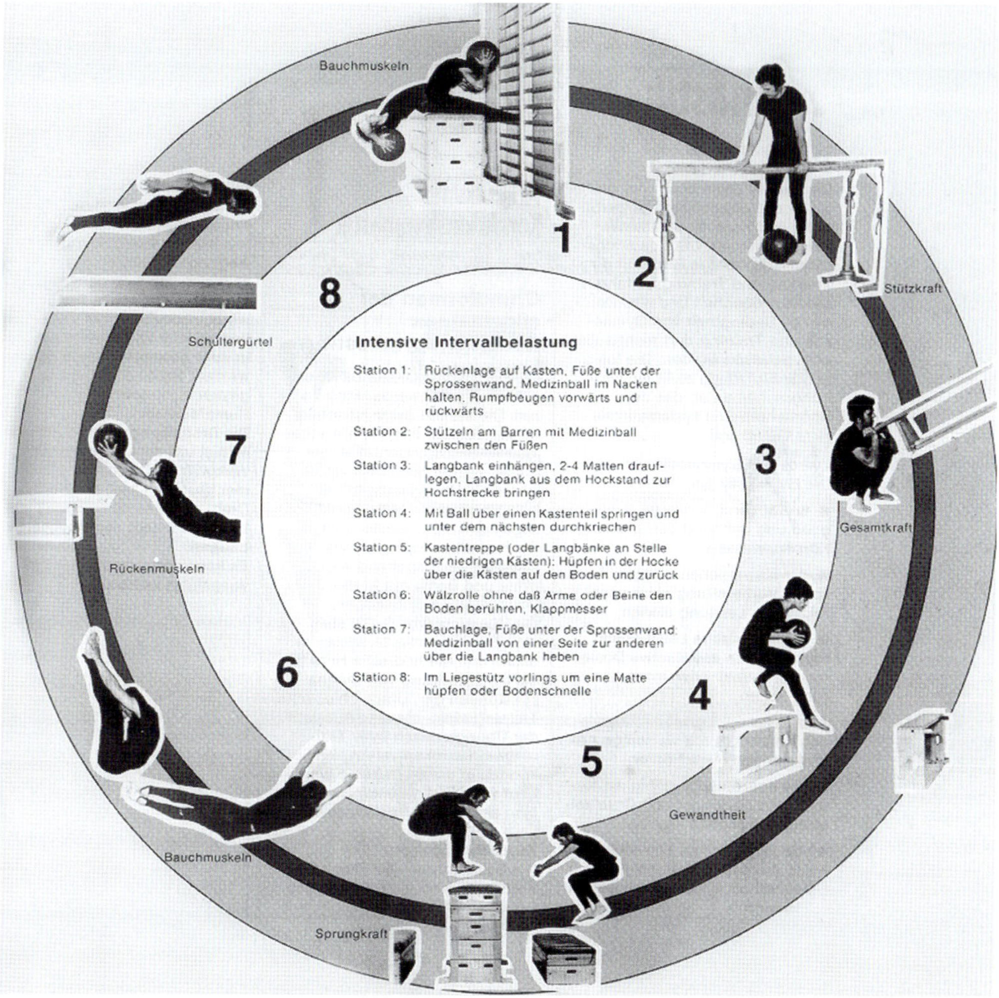

Abb. 2: Beispiel eines Zirkeltraining nach der intensiven Intervallbelastung mit einer Vielzahl unfunktioneller Übungen (1, 3, 6, 7) (Baumann & Zieschang, 1979, S. 21)

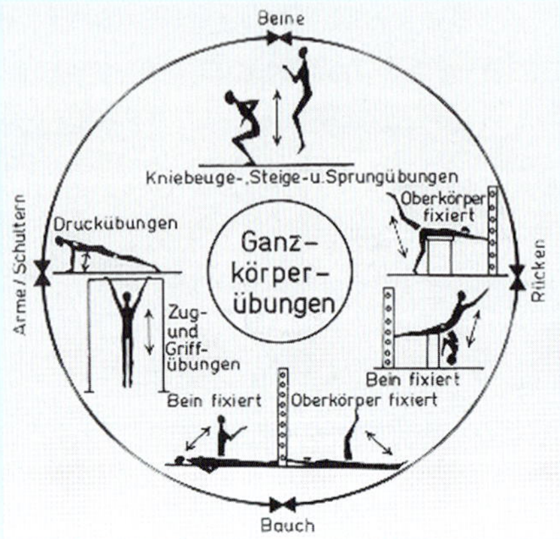

Abb. 3: Beispiele unfunktioneller Übungen für Bauch- und Rückenmuskeln: „Symbol des Circle-Trainings – für die Auswahl der Übungen" (Scholich, 1991, S. 15)

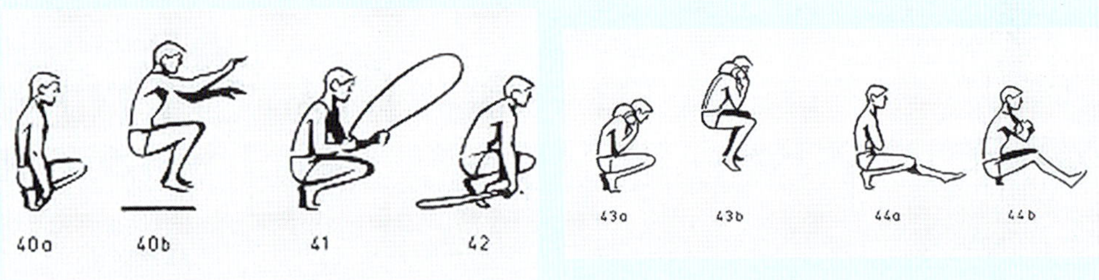

Abb. 4: Beispiele unfunktioneller Übungen für die Beinmuskeln: „Hüpfen in der Hockstellung – ohne und mit Sprungseil", „Kosakentanz" (Scholich, 1991, S. 51)

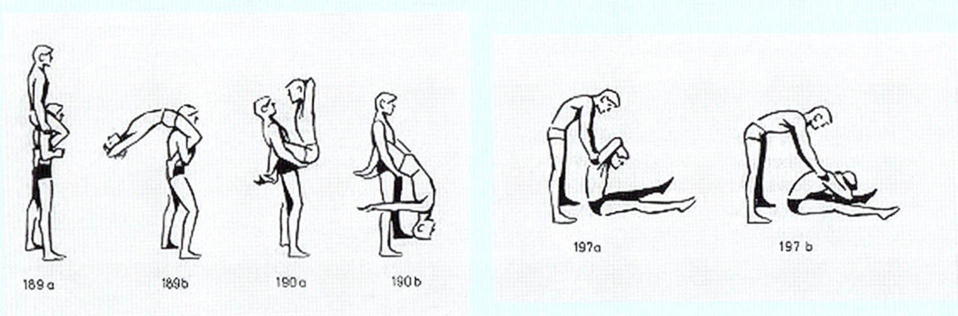

Abb. 5: Beispiele unfunktioneller Übungen: „Rumpfbeugen im Reitsitz" (189), „Bauchreiten" (190), „Rumpfbeugen vorwärts im Grätschsitz und Aufrichten gegen Partnerwiderstand" (197) (Scholich, 1991, S. 72, 73)

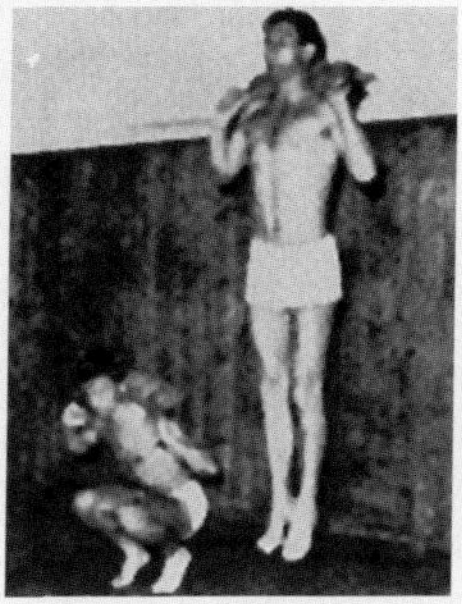

Abb. 6: Beispiel einer unfunktionellen Übung: „Strecksprünge" (Jonath, 1977, S. 75)

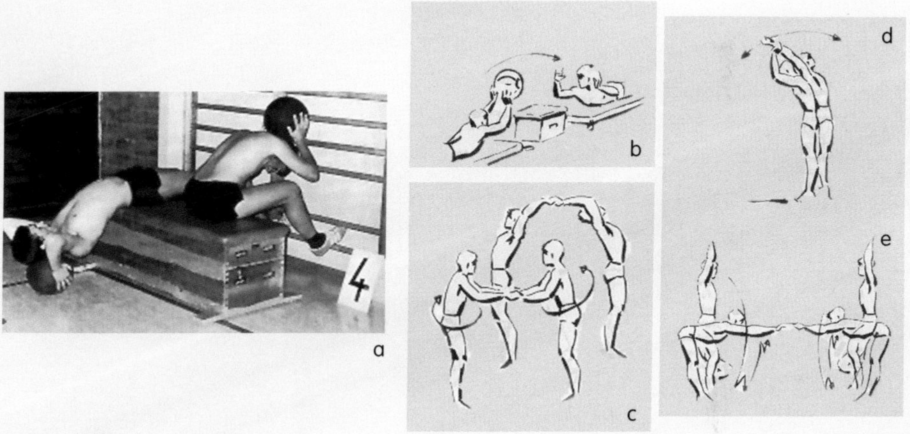

Abb. 7: Beispiele unfunktioneller Übungen: a) „Kräftigung der geraden Bauchmuskeln", b) „Kräftigung der Rückenmuskulatur", c) „Dehnung der Brust- und Schultergürtelmuskulatur", d) „Kräftigung der Rücken- und Schultergürtelmuskulatur, e) Dehnung der Brust- und rückwärtigen Oberschenkelmuskulatur" (Dassel & Haag, 1977, S. 50, 62, 82, 83)

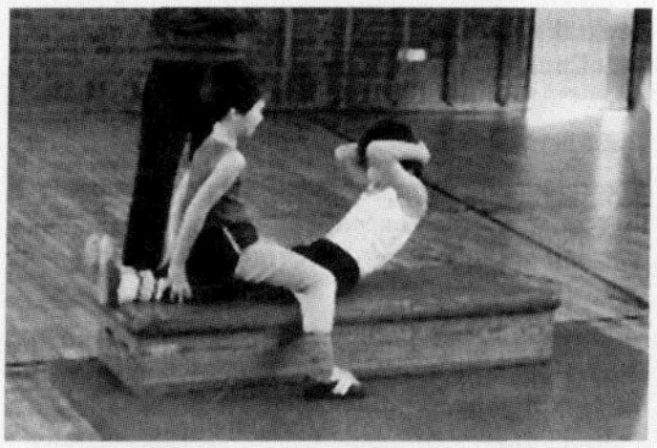

Abb. 8: Beispiele einer unfunktionellen Übung: „Rumpf heben und senken" (Günzel, 1989, S. 57)

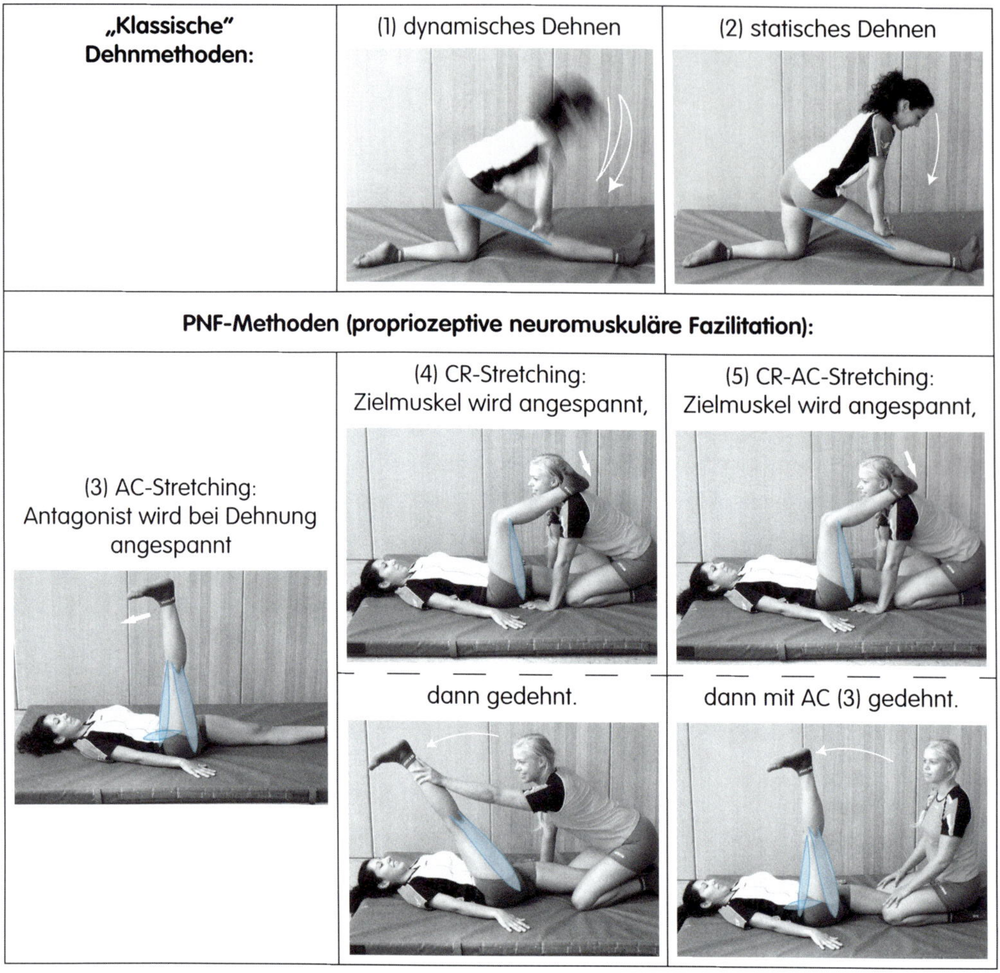

Abb. 9: Die fünf wichtigsten Dehnmethoden am Beispiel des Dehnens der ischiokruralen Muskeln (Klee & Wiemann, 2005, S. 65)

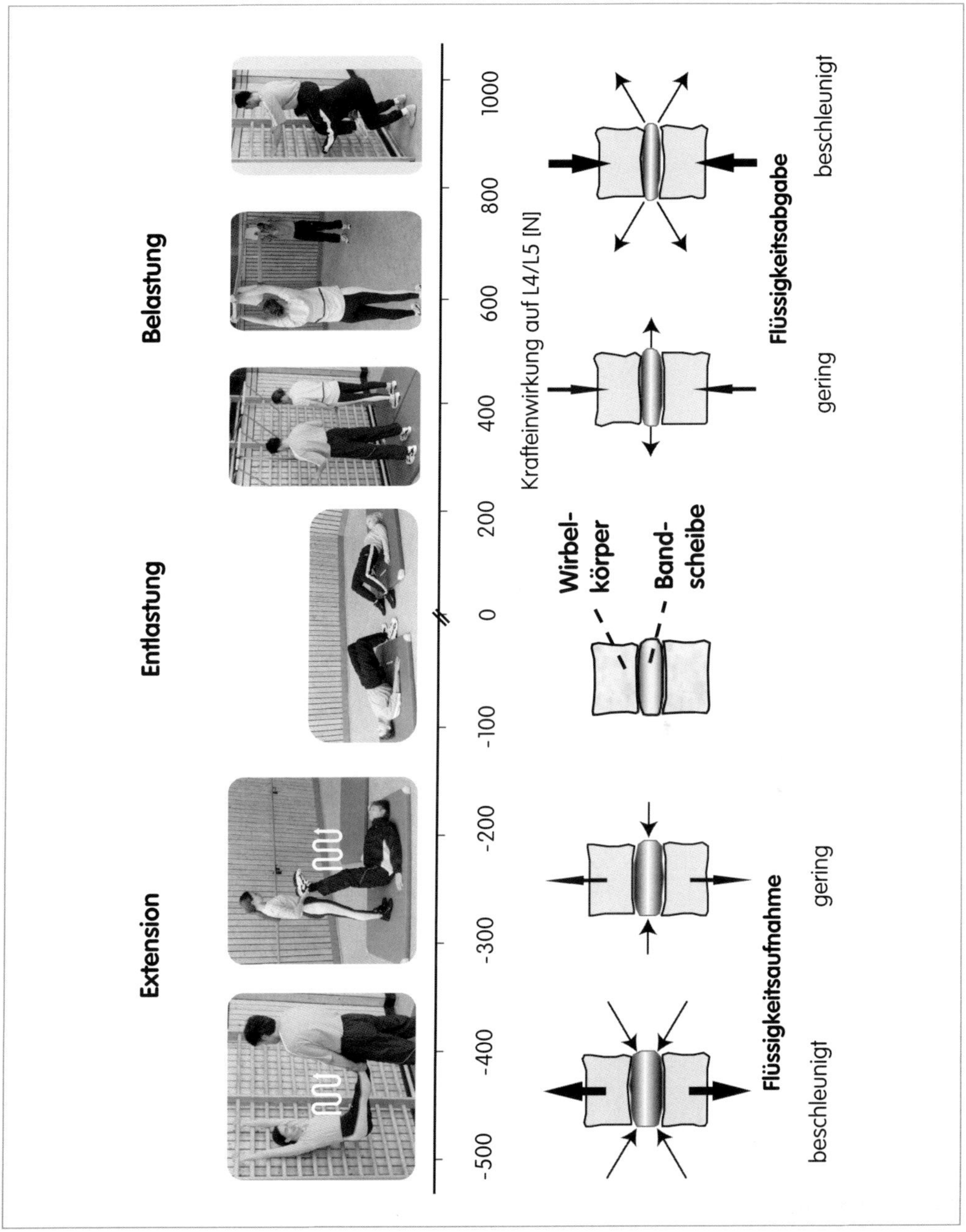

Abb. 10: Hypothetische, druckabhängige Flüssigkeitsverschiebungen in den Zwischenwirbelscheiben bei verschiedenen Lockerungs- und Kräftigungsübungen (in Anlehnung an Brenke, Dietrich und Berthold, 1985, S. 57 und an Schmidt, 1985, S. 53)

1 Schultergürtel/Arme

1.1 Liegestütze

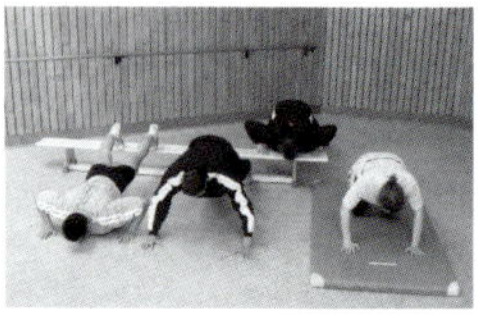
1. Vier Varianten

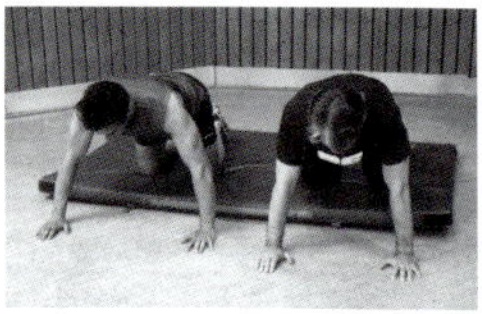
2. Im Knien

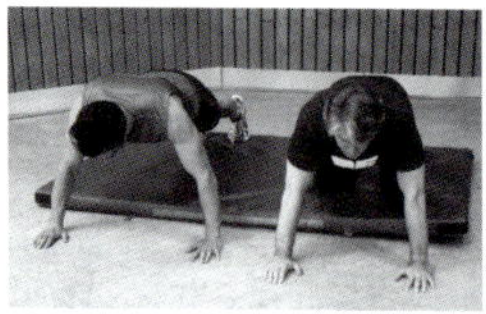
3. Normal u. im Knien

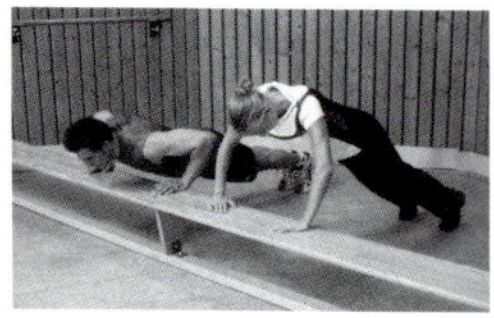
4. Hände auf Bank

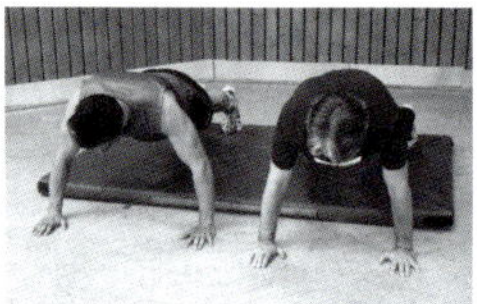
5. Normal

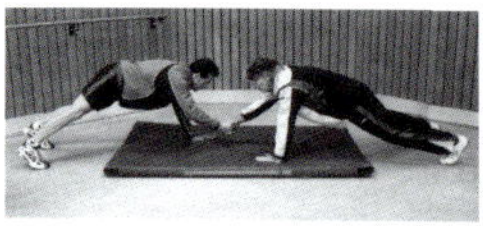
6. Hand geben

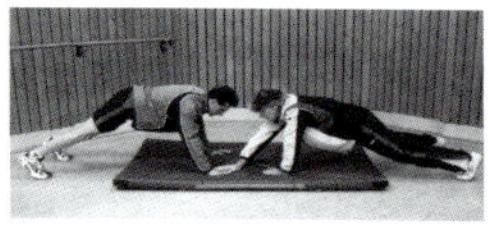
7. Auf Hand tippen

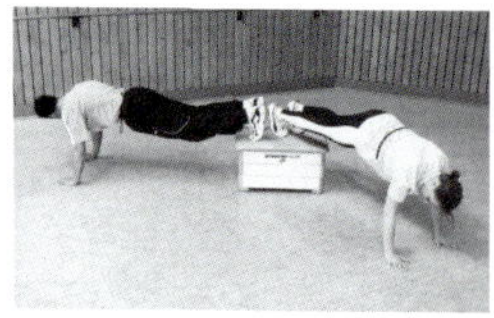
8. Verfolgung

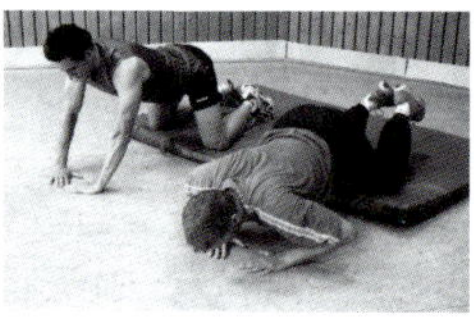
9. Eng im Knien

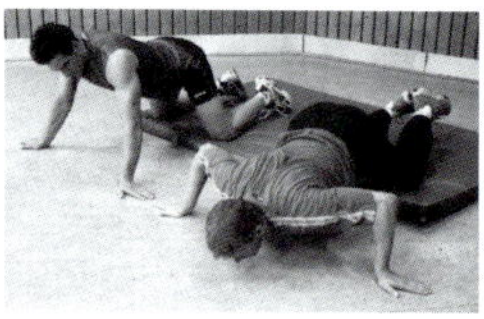
10. Breit im Knien

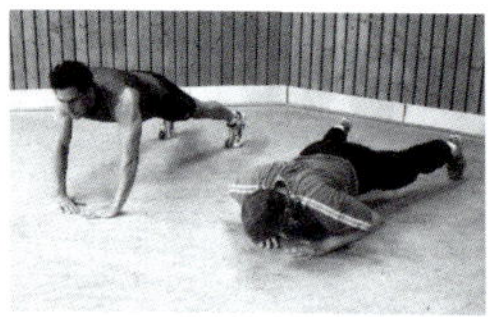
11. Eng

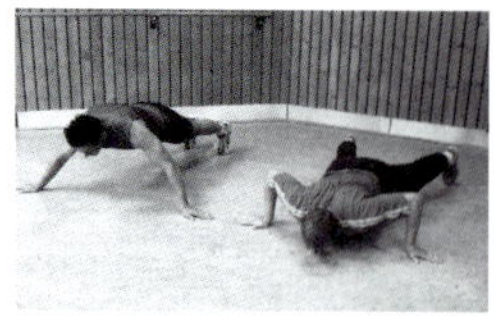
12. Breit

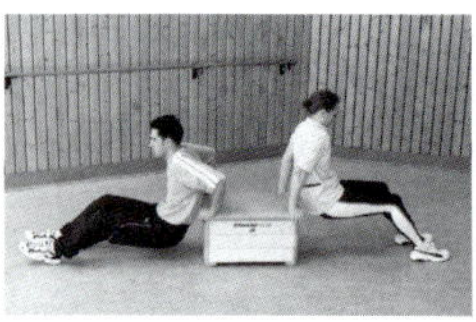
13. Dips am Kasten

1.2 Medizinbälle

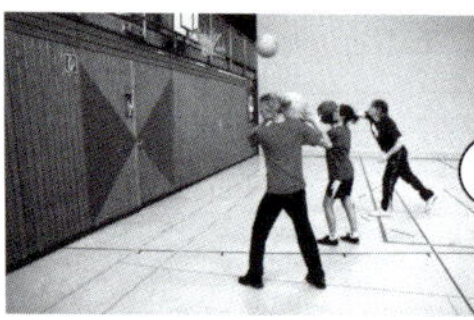

14. Stoßen, re.

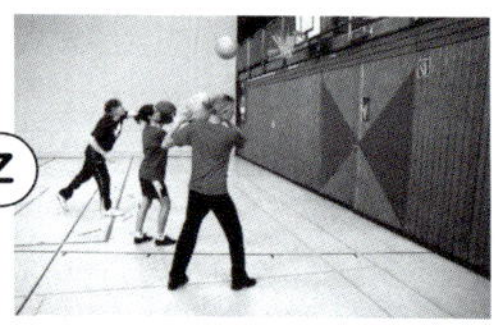
15. Links

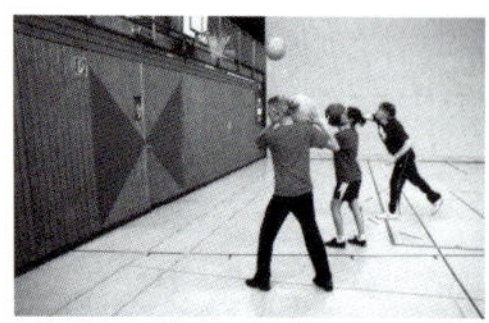
16. Re. u. li. abwechselnd

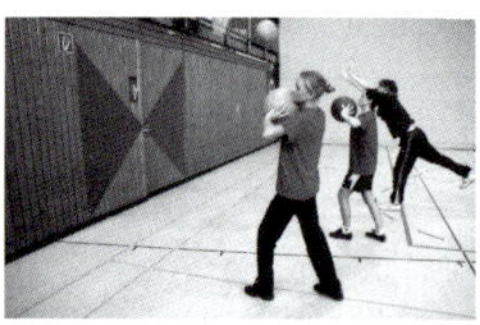
17. Mit beiden Armen stoßen

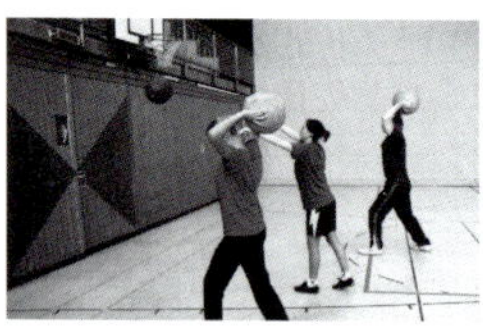
18. Einwurf

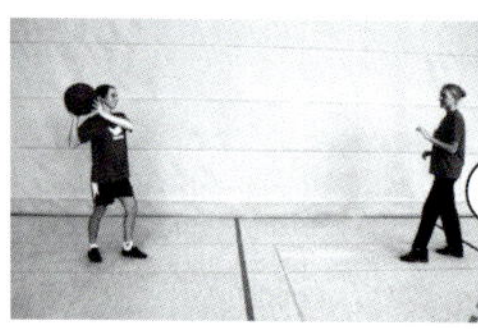

19. Stoßen, re.

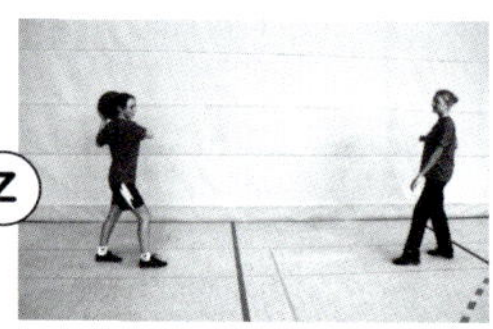
20. Links

(Z) Sind Bilder mit diesem Symbol verbunden, so sollten diese zusammen gewählt werden, da es sich um identische Übungen für beide Körperseiten, bzw. für beide Partner handelt.

Abb. 11: 318 Fotos zur Zusammenstellung von Cts und von Fitness-Gymnastik-Programmen (vgl. S. 37)

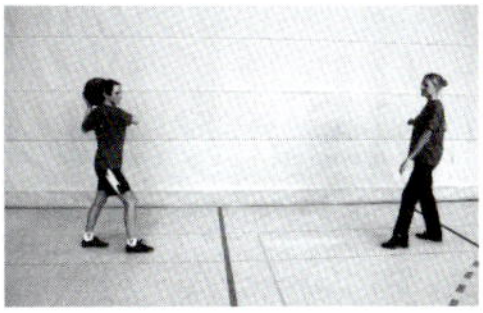

21. Re. u. li. abwechselnd

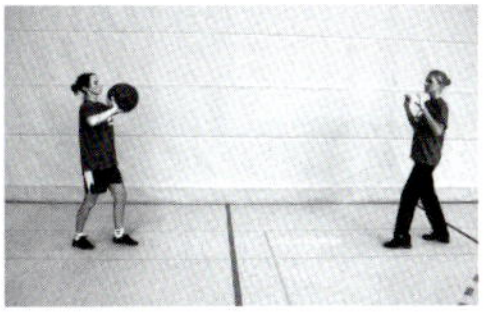

22. Mit beiden Armen zustoßen

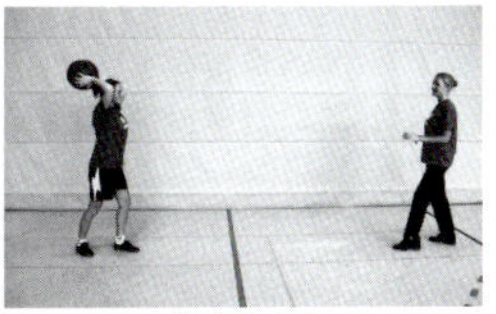

23. Einwurf

1.3 Reckstangen

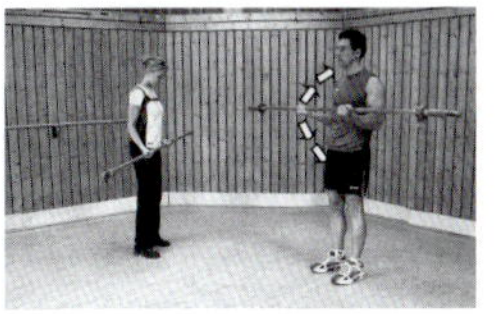

24. Bizeps-Curls

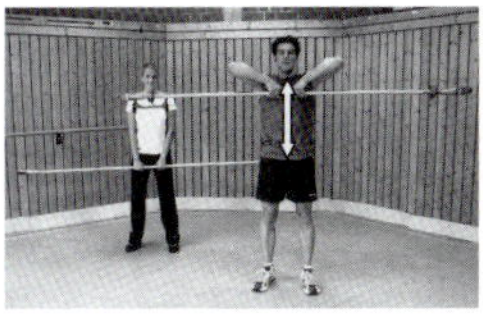

25. Trapezziehen

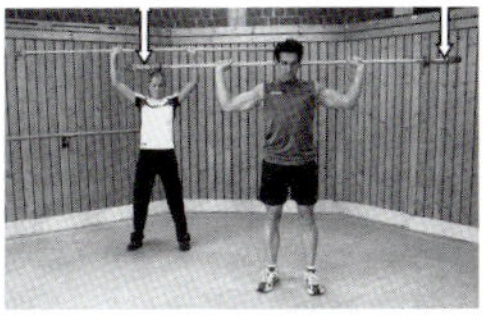

26. Nackendrücken

1.4 Hanteln

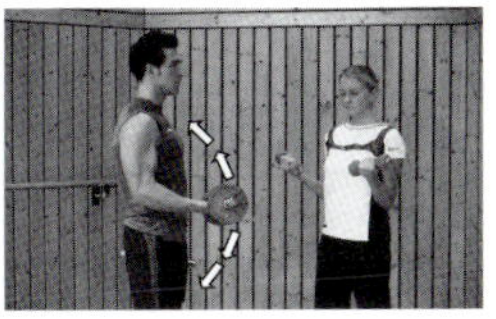

27. Bizeps-Curls

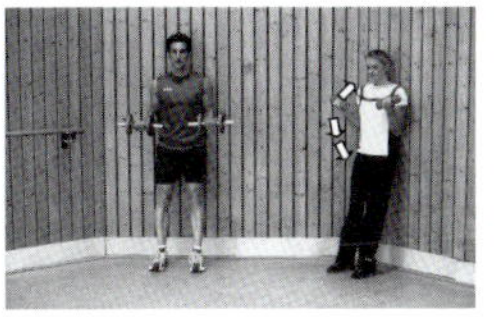

28. An Wand

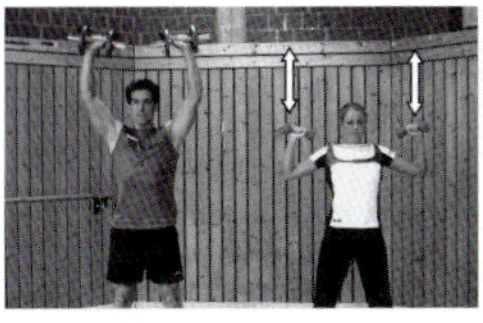

29. Nackendrücken

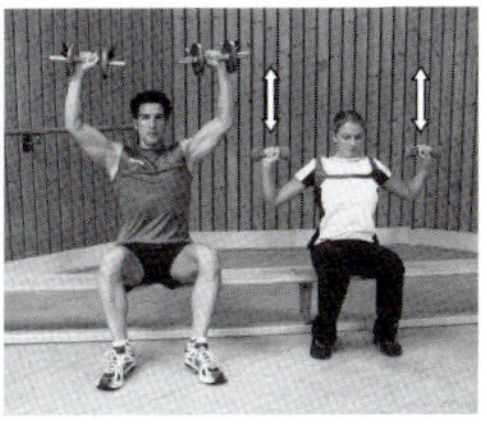

30. Im Sitzen

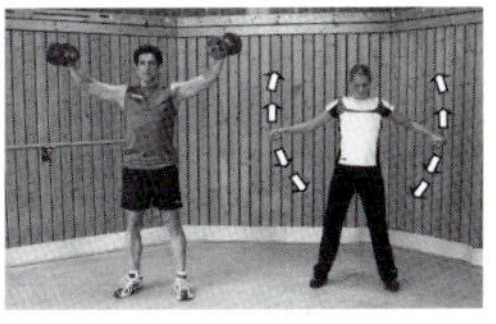

31. Seitheben

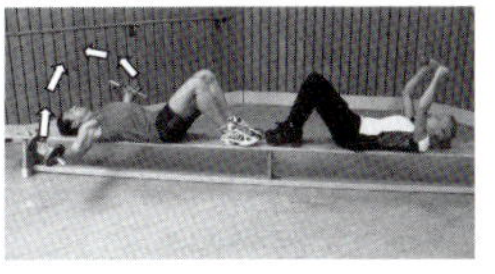

32. Fliegende Bewegung

1.5 Barren

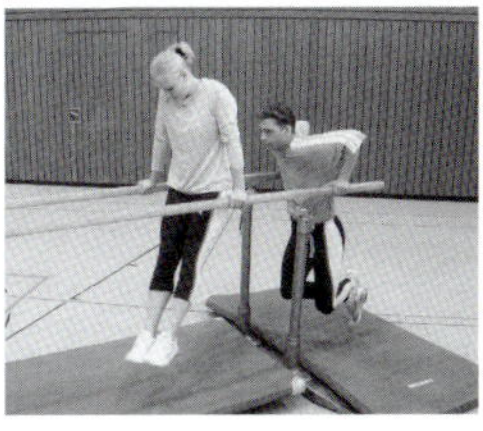

33. Barrenstütze / Stützeln

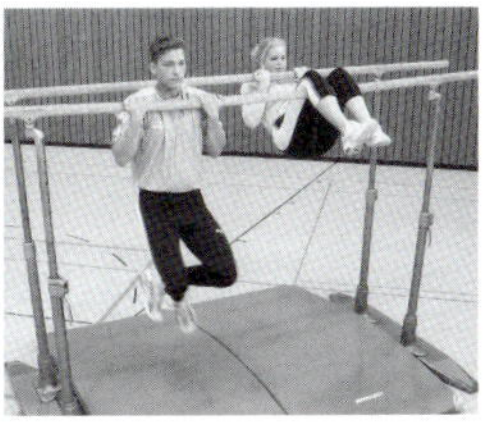

34. Klimmzüge

1.6 Deuserbänder

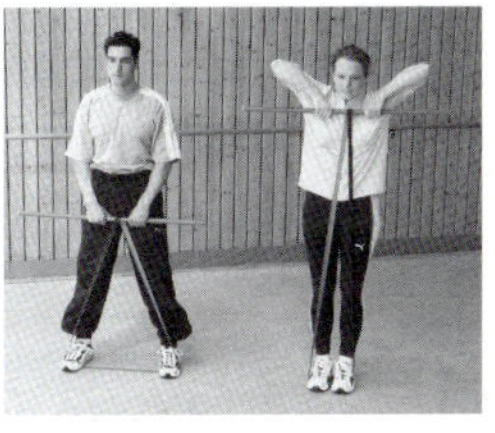

35. Trapezziehen

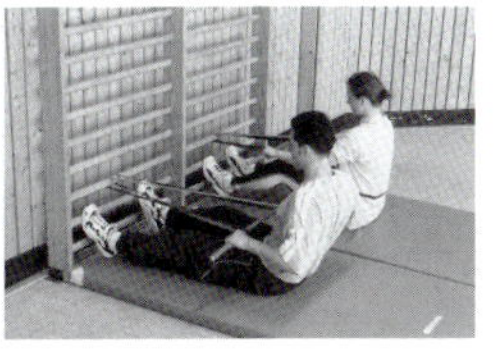

36. Rudern

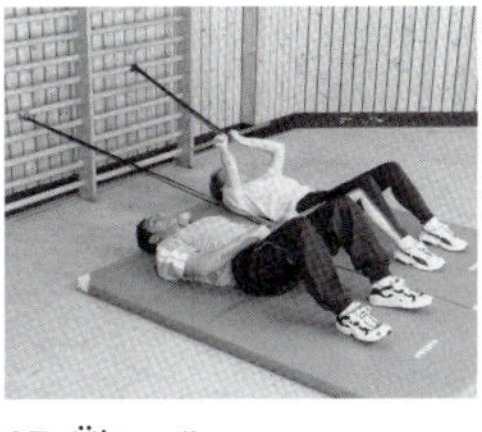

37. Überzüge

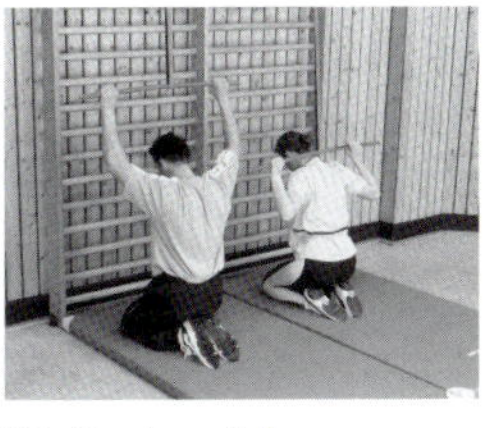

38. Nackenziehen

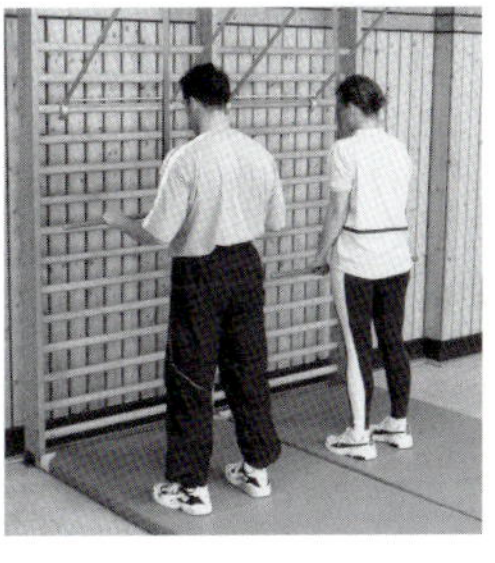

39. Trizepsdrücken

1.7 Sprossenwand

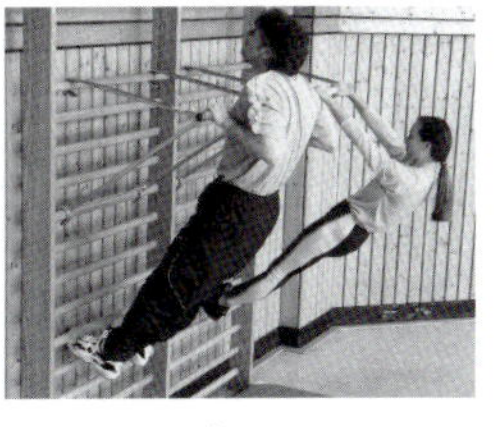

40. Frontziehen am Klimmzugbügel

1.8 Bänke

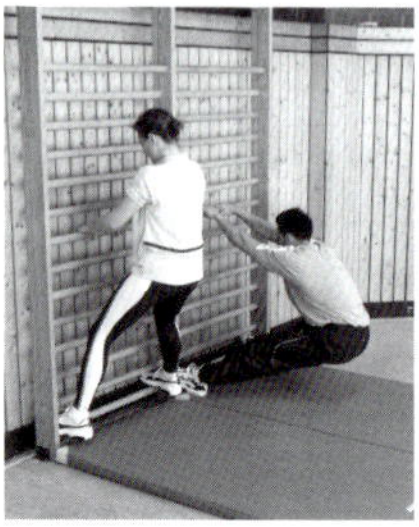

41. An der Sprossenwand

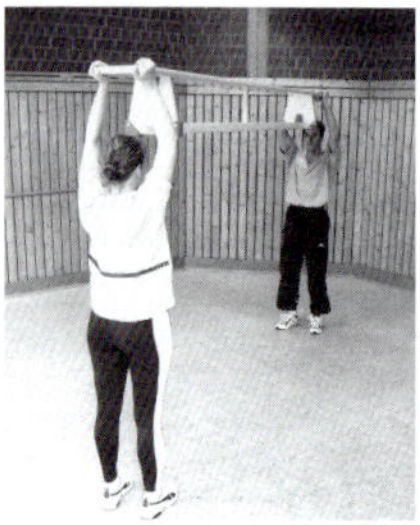

42. Frontdrücken zu zweit

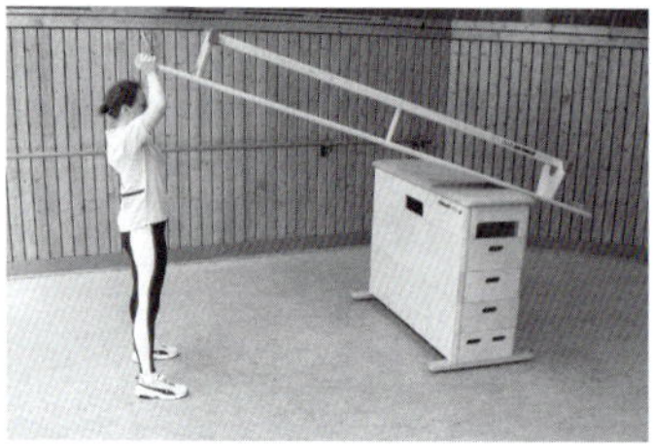

43. Frontdrücken am Kasten

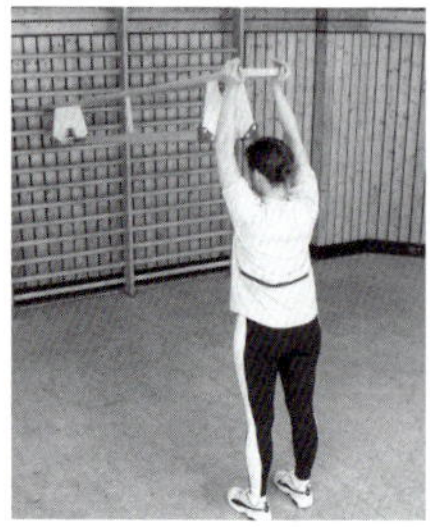

44. Frontdrücken an Sprossenwand

1.9 Bänke und Teppichfliesen

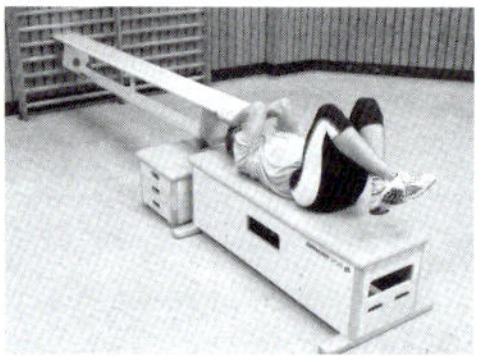

45. Trizepsdrücken mit Bank

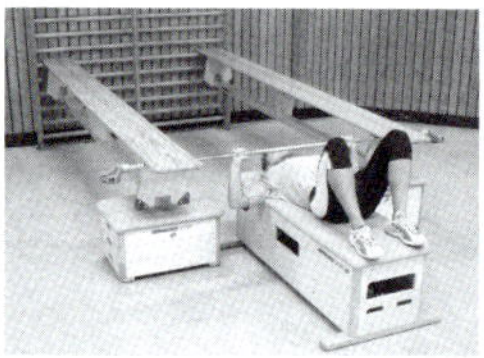

46. Bankdrücken

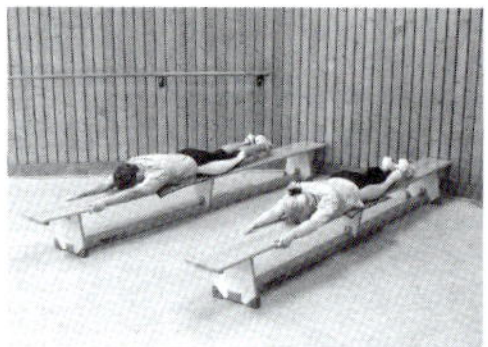

47. Bankdrücken u. -ziehen (hin u. her)

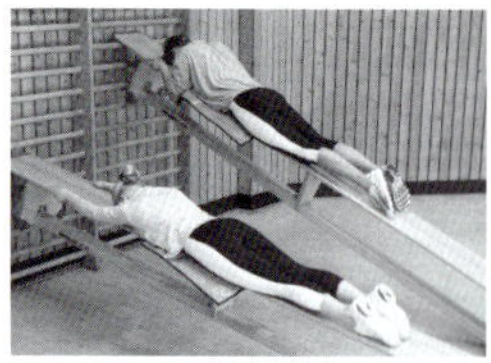

48. Bankziehen an der Schrägbank

1.10 Gymnastikstäbe

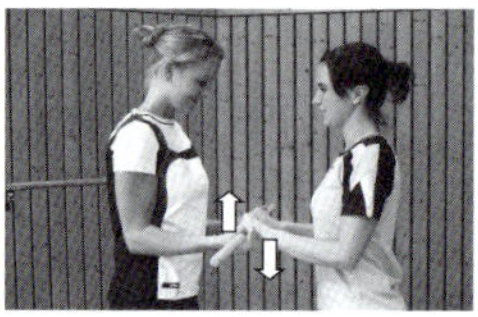

49. A: Bizeps – B: Trizeps, nach 10s Wechsel

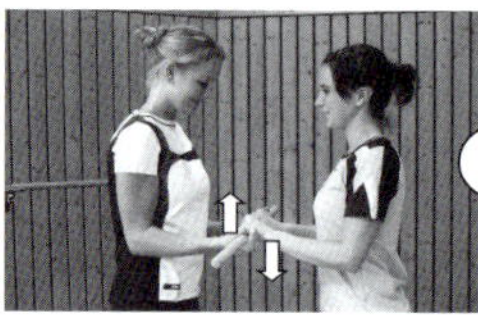

50. A: Bizeps – B: Trizeps

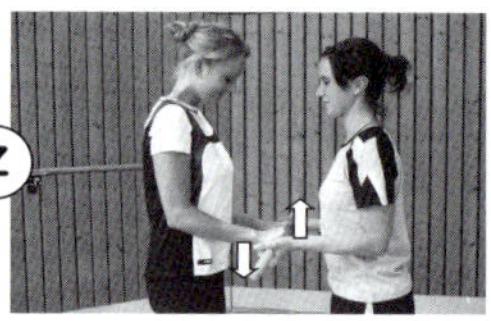

51. B: Bizeps – A: Trizeps

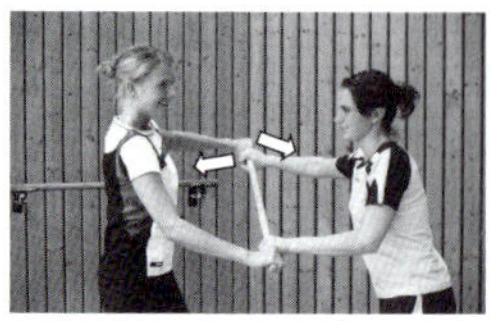

52. Verdrehen, nach 10 s Wechsel

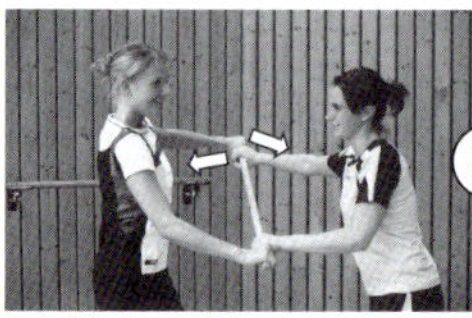

53. Verdrehen, A: li. drücken – B: re.

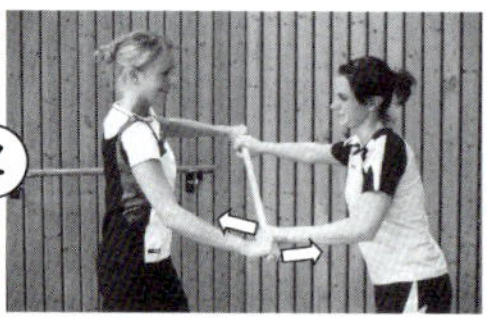

54. Verdrehen, A: re. drücken – B: li.

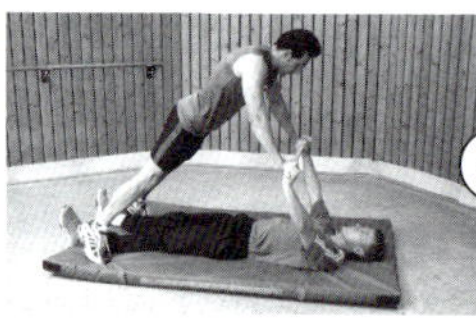

55. A: Partner wegdrücken auf Matte

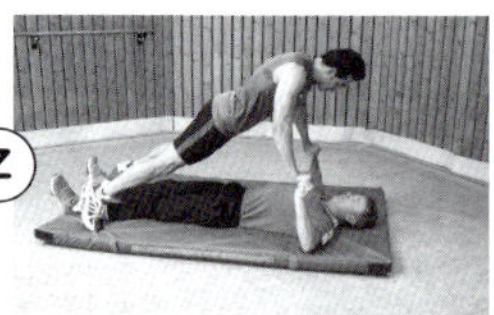

56. B: Partner wegdrücken auf Matte

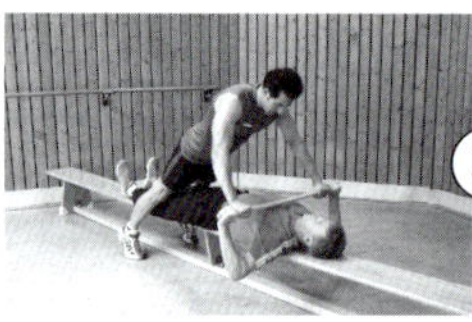

57. A: Partner wegdrücken auf Bank

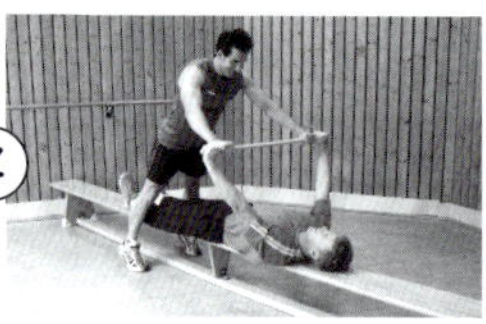

58. B: Partner wegdrücken auf Bank

2 Bauchmuskeln

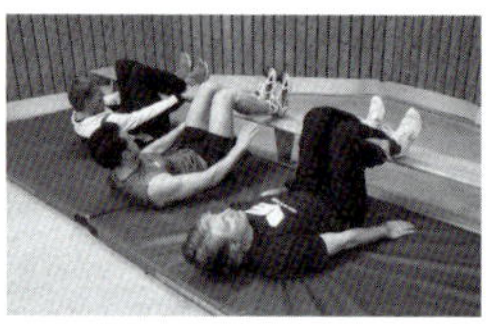

59. Bauchpressen

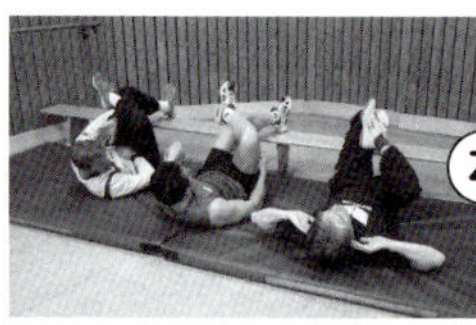

60. Fuß auf Gegenknie, re.

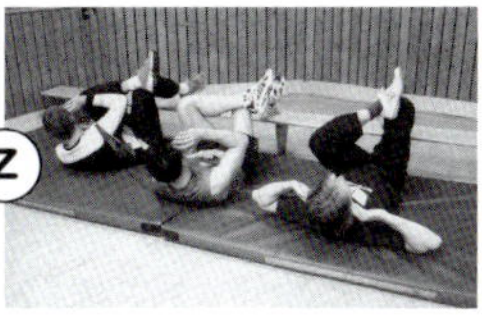

61. Links

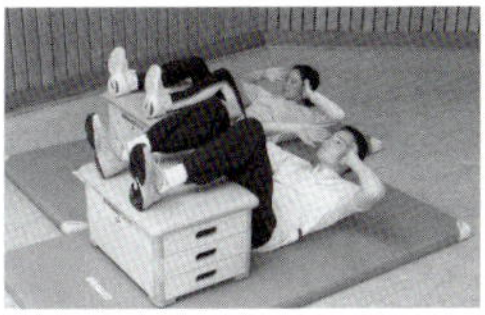

62. Bauchpressen am Kasten

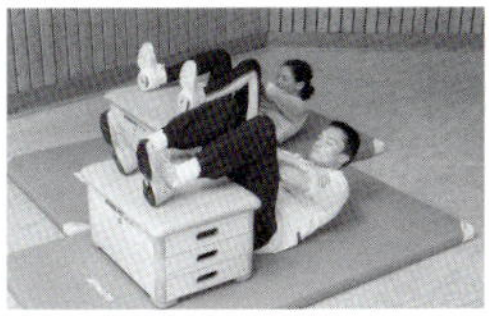

63. Bauchpressen am Kasten (Arme verschränkt)

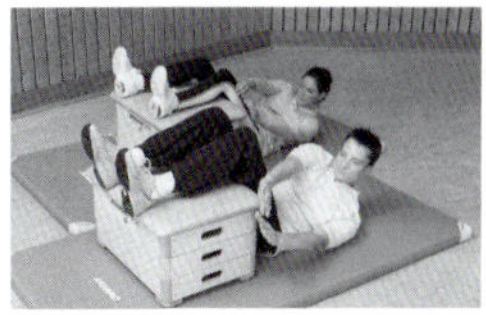

64. Bauchpressen li./re. am Kasten

Mit Turnmatten

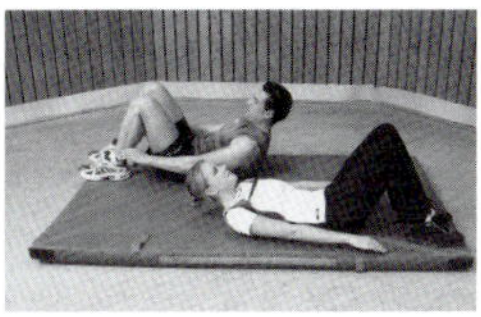

65. Bauchpressen

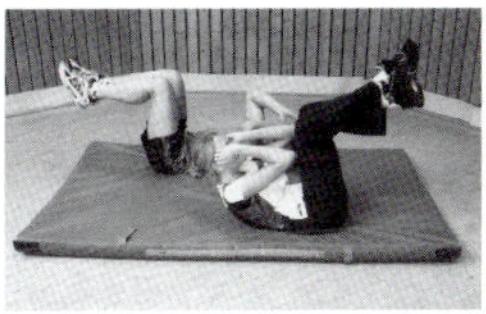

66. Bauchpressen (Unterschenkel angehoben)

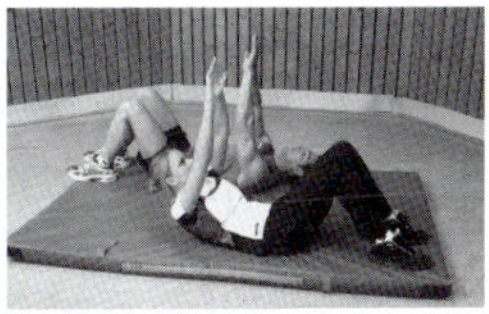

67. Bauchpressen (Arme nach oben gestreckt)

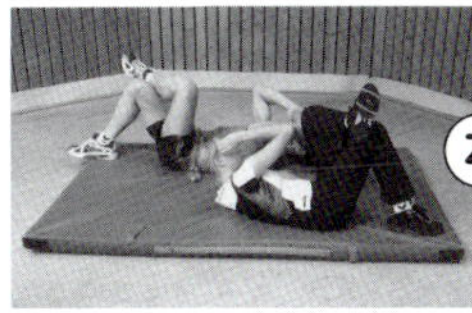

68. Ein Fuß auf Gegenknie, li.

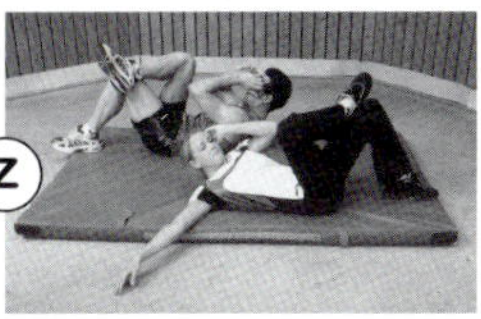

69. Rechts

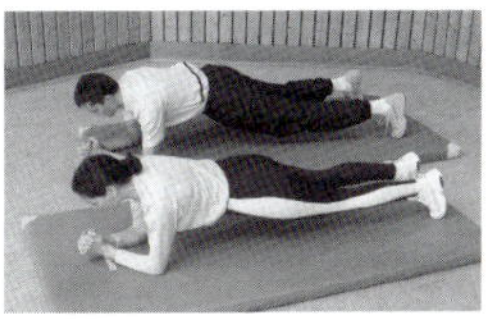

70. Stützen auf Ellenbogen

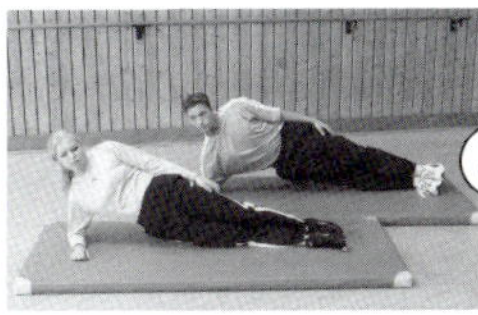

71. Seitstützen re.

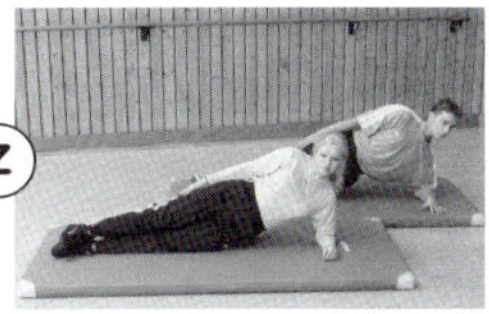

72. Links

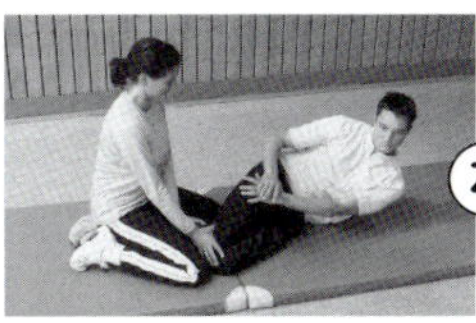

73. A: Seitliches Aufrichten re.

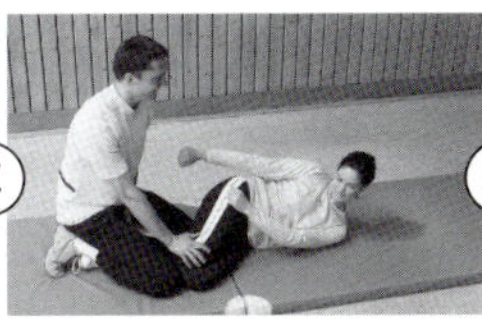

74. B: Seit. Aufr. re.

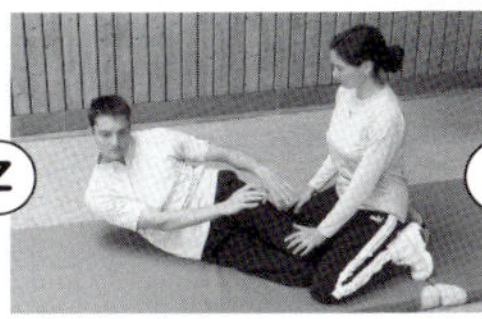

75. A: Seit. Aufr. li.

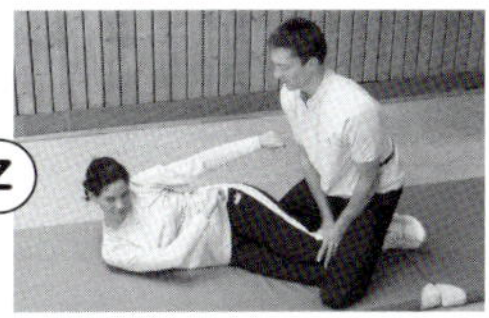

76. B: Seit. Aufr. li.

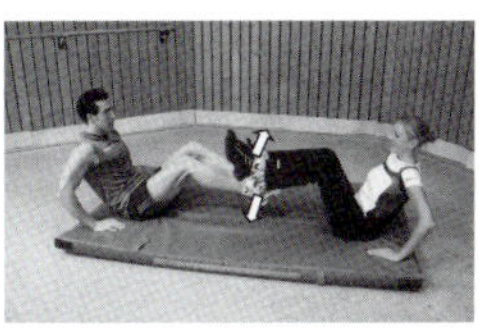

77. Beine kreisen, re. u. li. herum abwechselnd

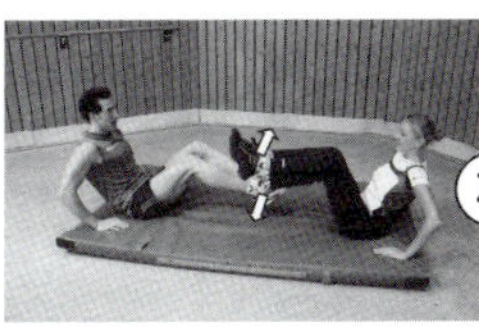

78. Beine kreisen, re. herum

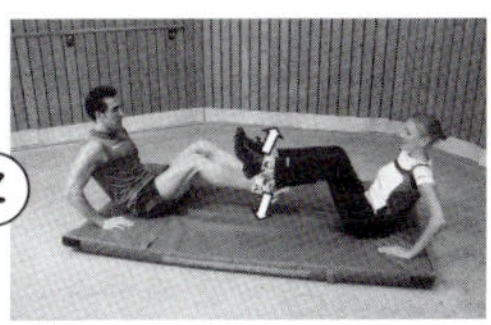

79. Links herum

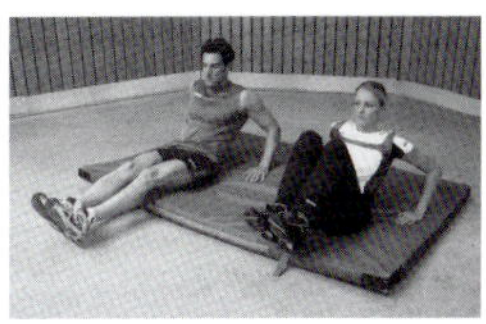

80. Beine geschlossen anziehen – strecken

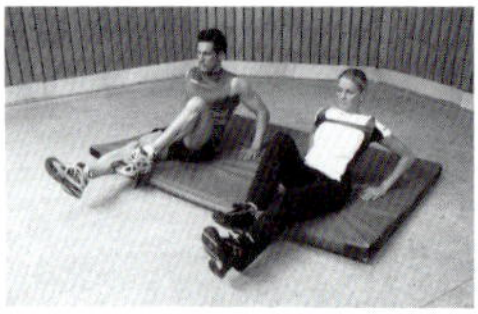

81. Abwechselnd anziehen - strecken

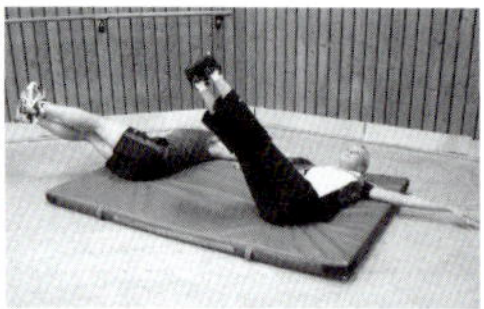

82. Scheibenwischer, gestreckte Beine

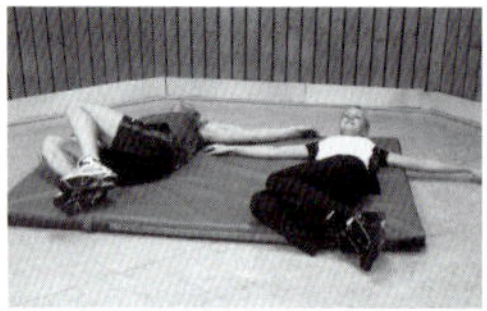

83. Gebeugte Beine

Mit Ball

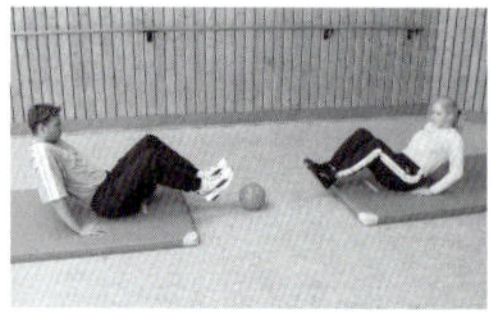

84. Ball mit Füßen zurollen

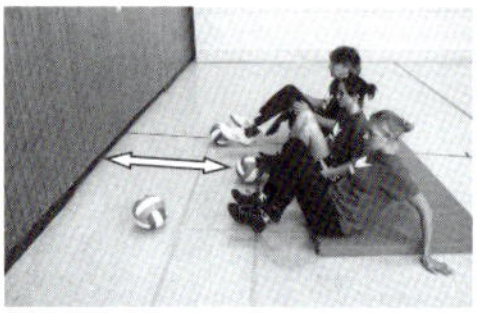

85. Vor Wand rollen

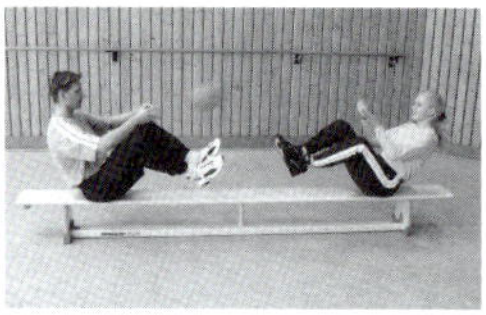

86. Ball zuwerfen auf Bank

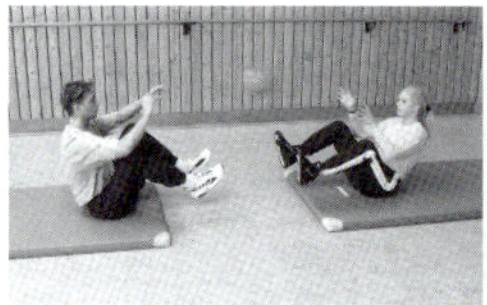

87. Auf Matten

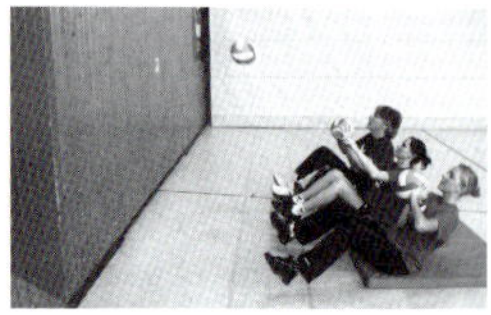

88. Vor Wand werfen

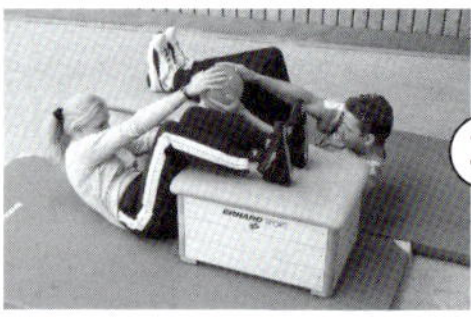

89. Bauchpressen li. mit Ball am Kasten

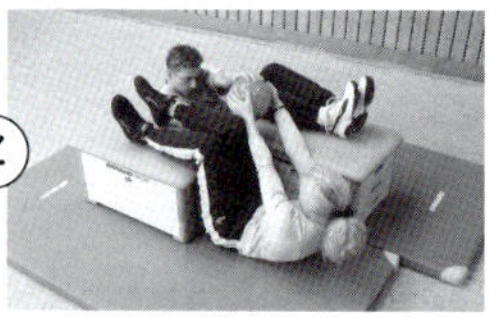

90. Rechts

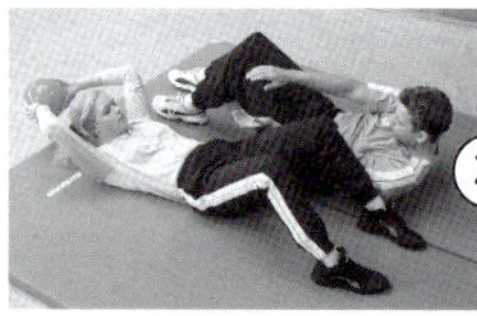

91. Bauchpressen li. mit Ball

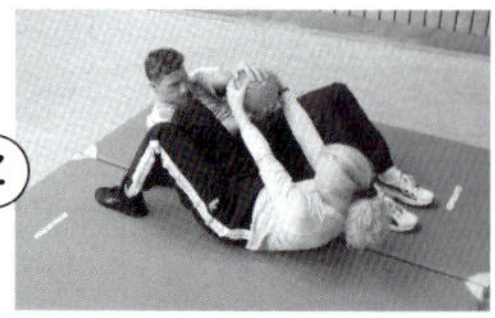

92. Rechts

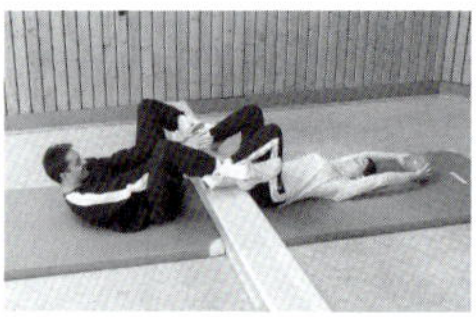

93. Bauchpressen mit Ball an Bank

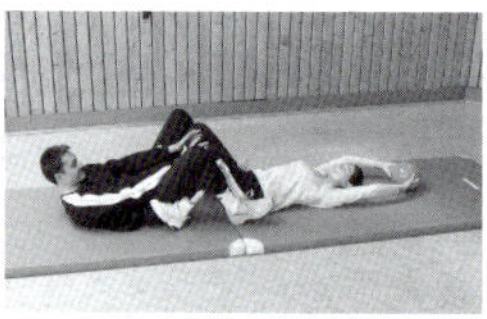

94. Bauchpressen mit Ball

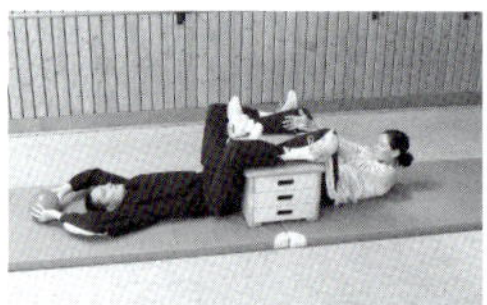

95. Bauchpressen mit Ball am Kasten

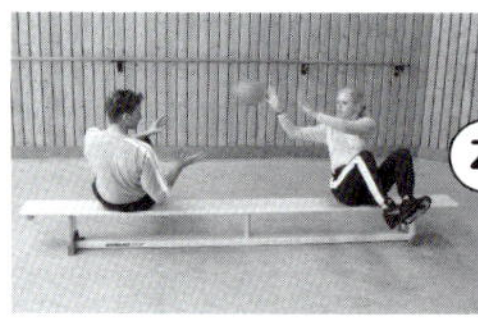

96. Re. Bauchmuskeln: Ball zuwerfen

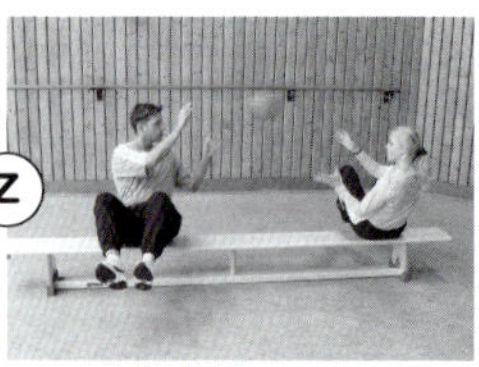

97. Links

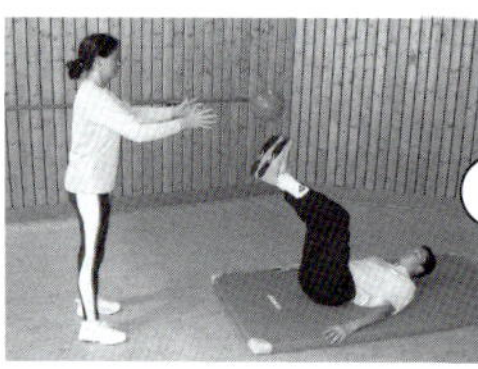

98. A: Ball wegstoßen

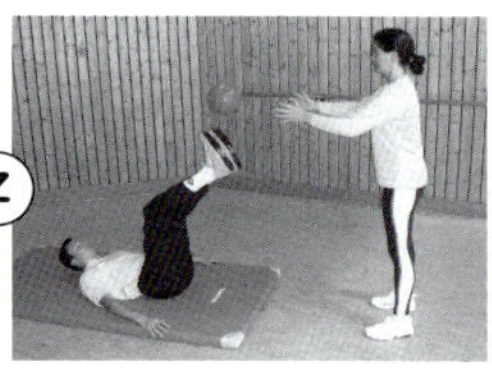

99. B: Ball wegstoßen

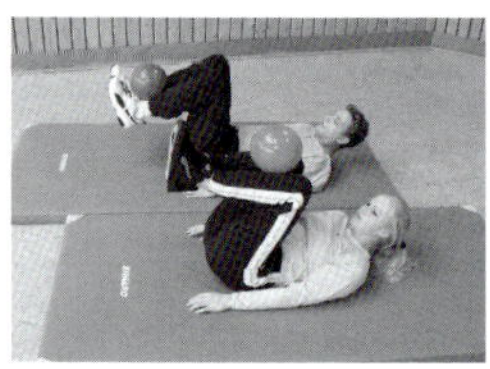

100. Reverse Bauchpressen mit Ball

Mit Rollbrett...

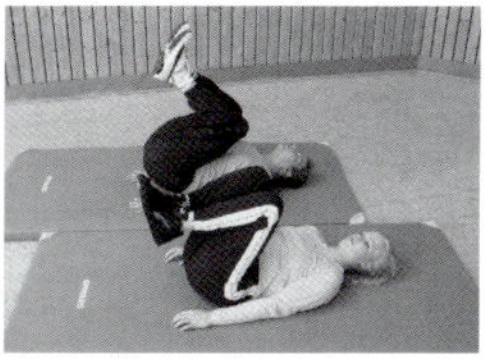

101. Reverse Bauchpressen

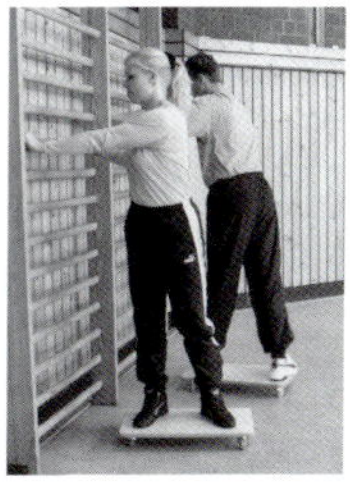

102. Taillendrehen

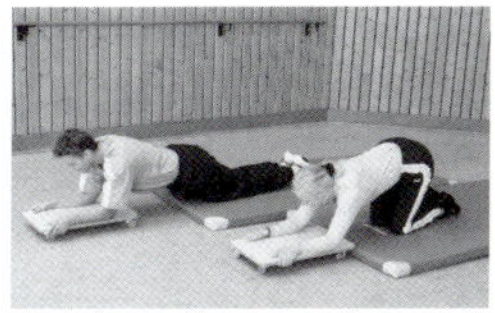

103. Mit Rollbrett

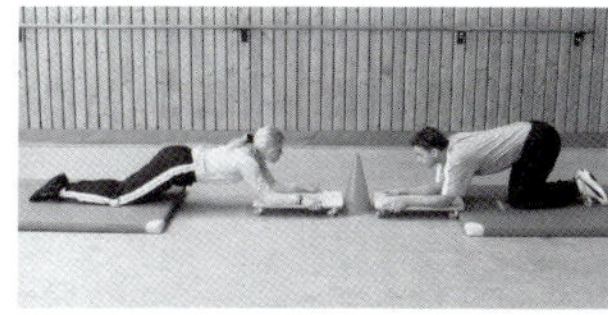

104. Mit Rollbrett u. Markierkegel

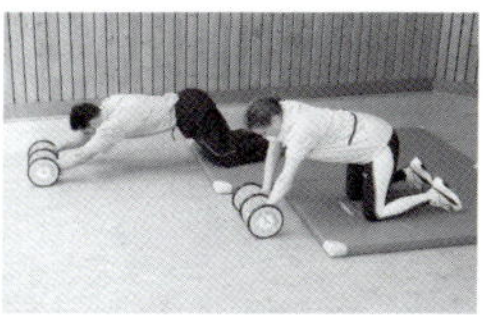

105. Mit Einzelpedalo

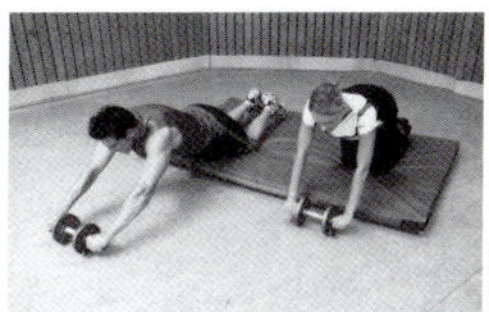

106. Mit Hantel

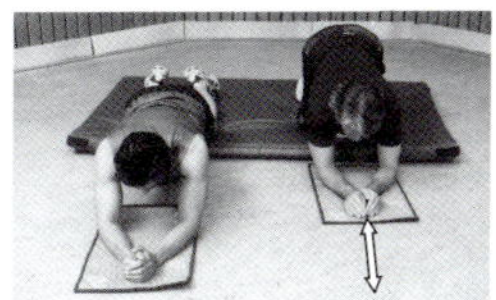

107. Mit Teppichfliesen

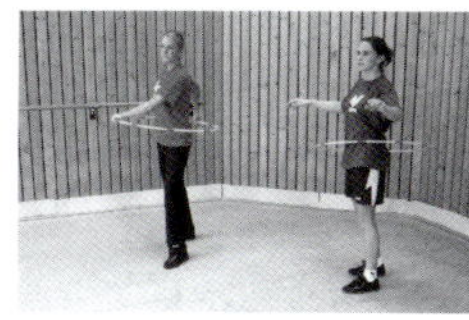

108. Hula-Hoop

3 Unterer Rücken

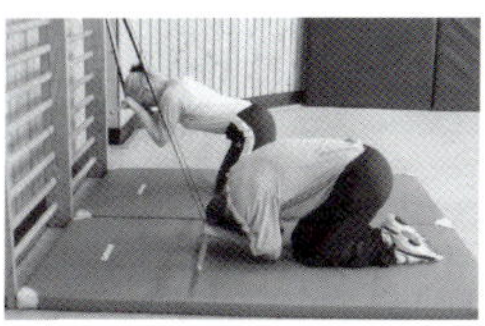

109. Mit Deuserband

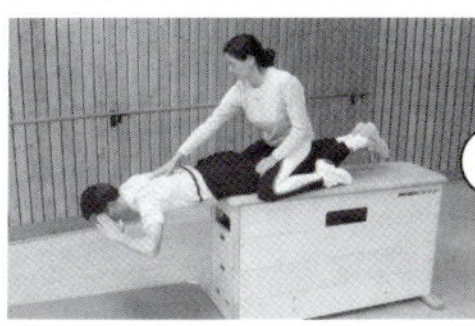

110. A: Rückenstrecken

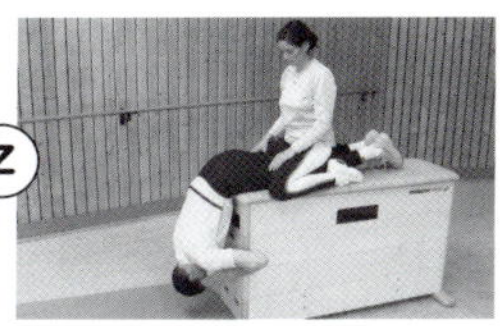

111. B: Rückenstrecken

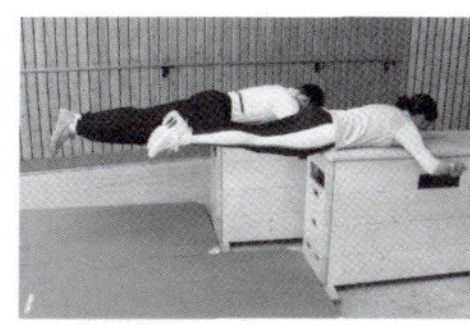

112. Hüftstrecken

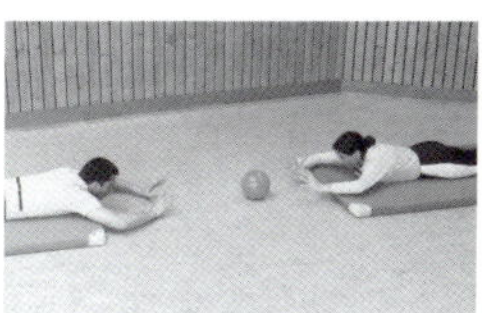

113. Ball zurollen

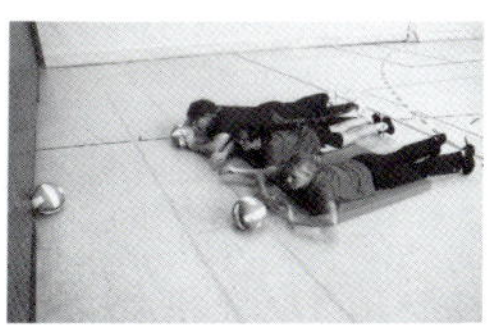

114. Ball vor Wand rollen

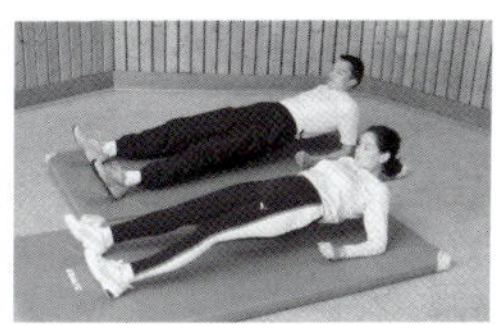

115. Stützen auf Ellenbogen

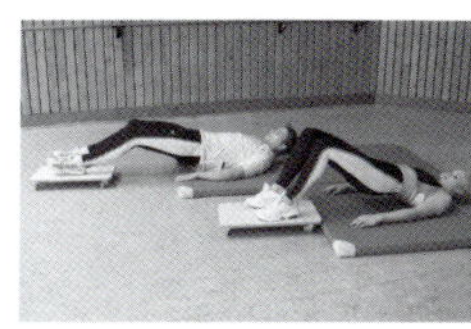

116. Brücke mit Rollbrett

4 Beinmuskeln

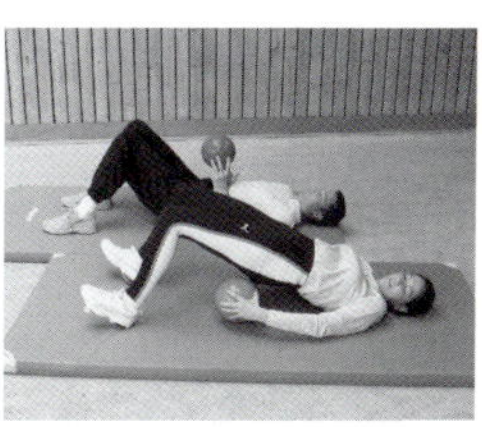

117. Brücke mit Ball

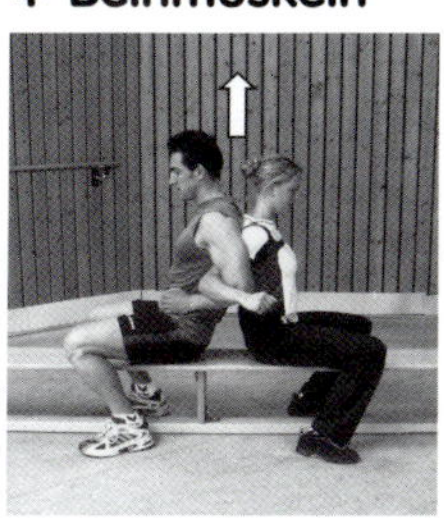

118. Von Bank aufstehen

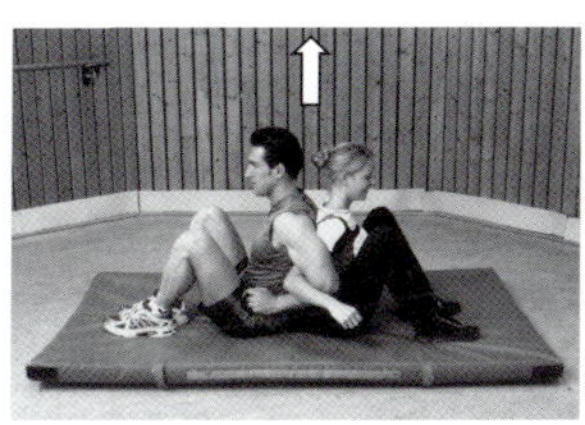

119. Von Boden aufstehen

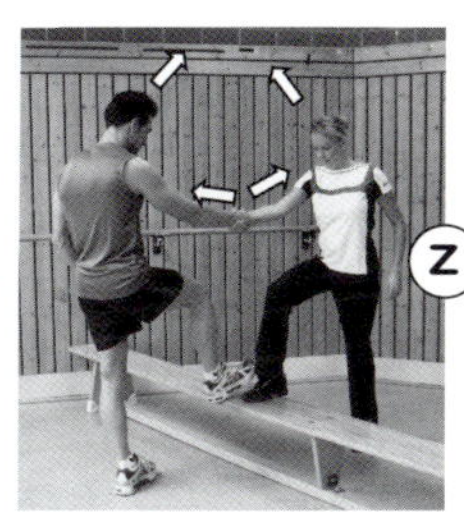

120. Außenseite re. Füße nebeneinander, re. Hand reichen u. aufsteigen

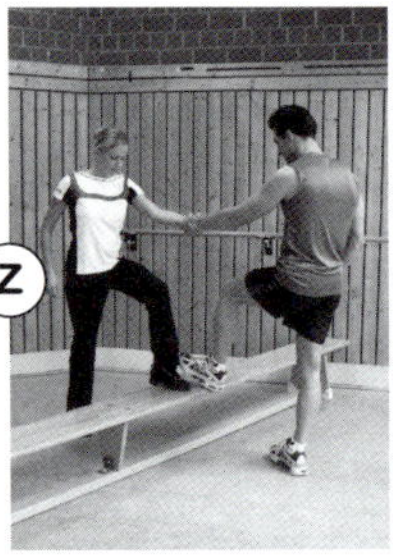

121. Links

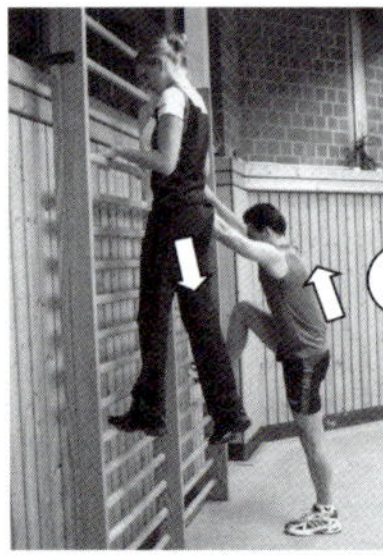

122. Mit re. Bein hochsteigen

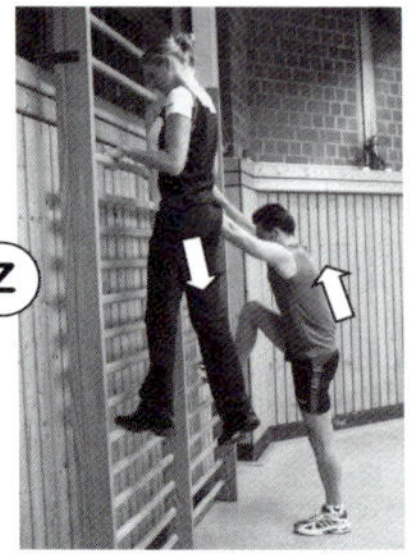

123. Links

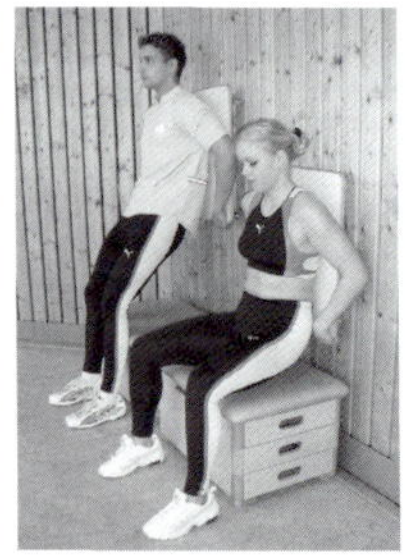

124. Kniebeugen mit Rollbrett

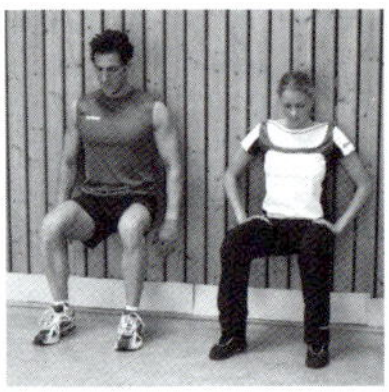

125. Halbe Hocke

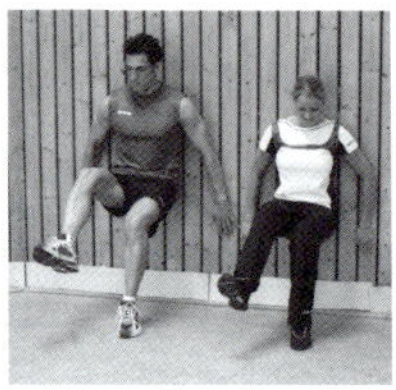

126. Re. u. li. Bein anheben

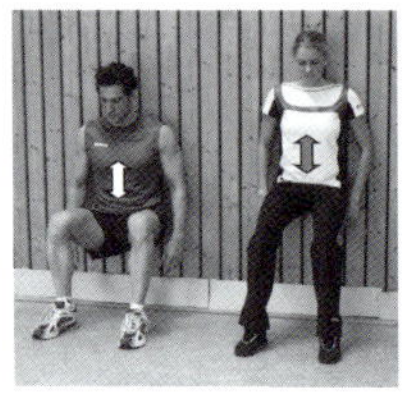

127. Rauf u. runter

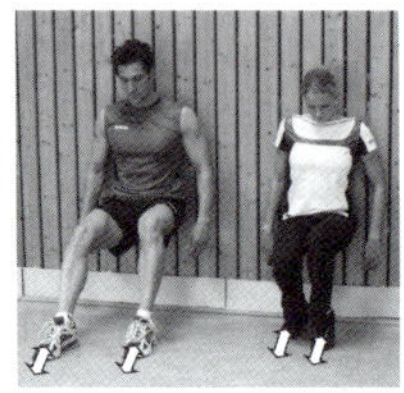

128. Vor- u. zurücktrippeln

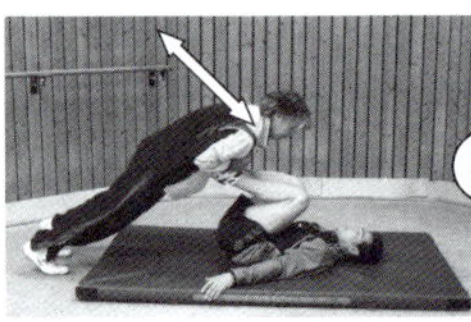

129. A: Partner wegstoßen

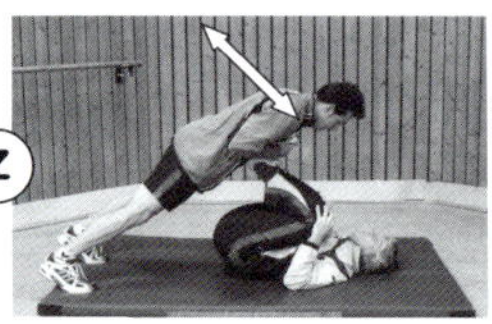

130. B: Partner wegstoßen

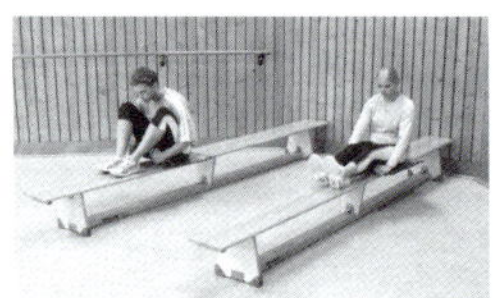

131. Beinbeugen u. -strecken (Füße auf Bank)

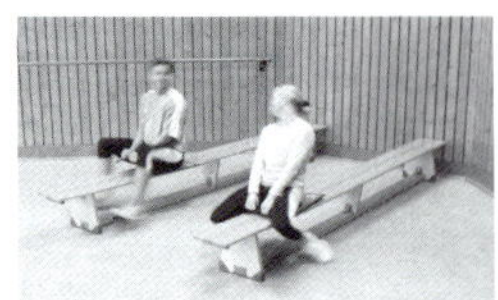

132. Beinbeugen u. -strecken (Füße auf Boden)

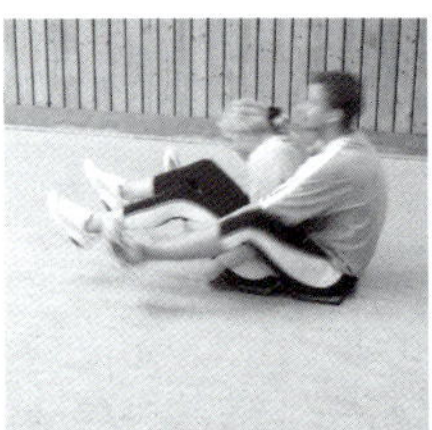

133. Beinbeugen zu zweit

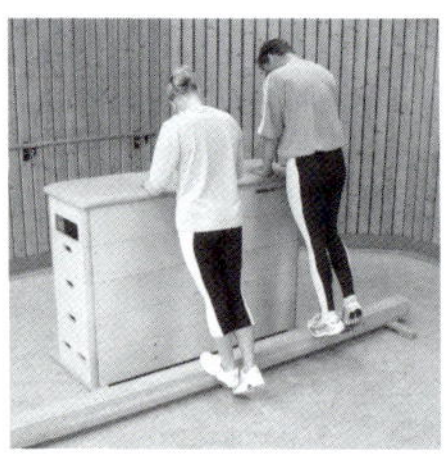

134. Wadenheben

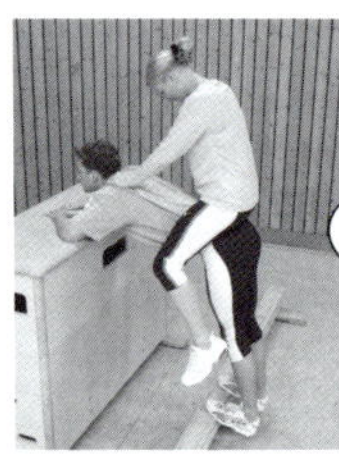

135. A: Wadenheben

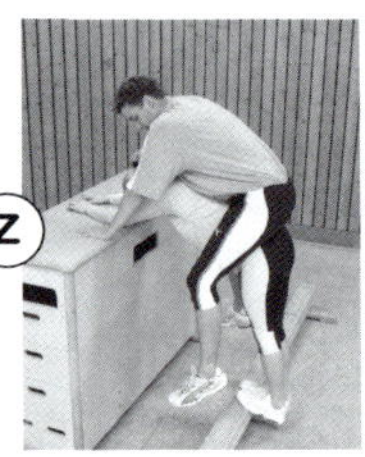

136. B: Wadenheben

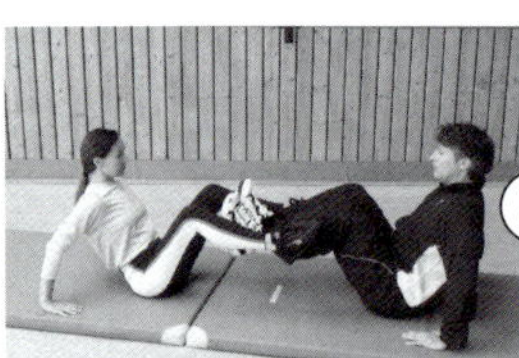

137. A: Adduktoren, B: Abduktoren

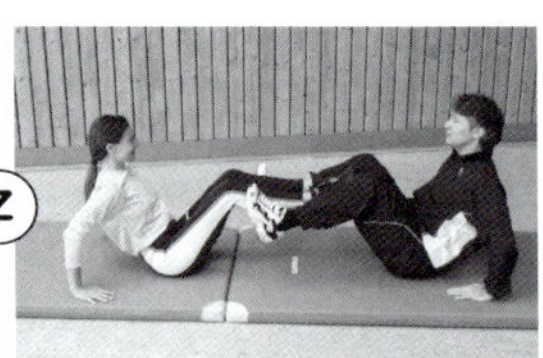

138. B: Adduktoren, A: Abduktoren

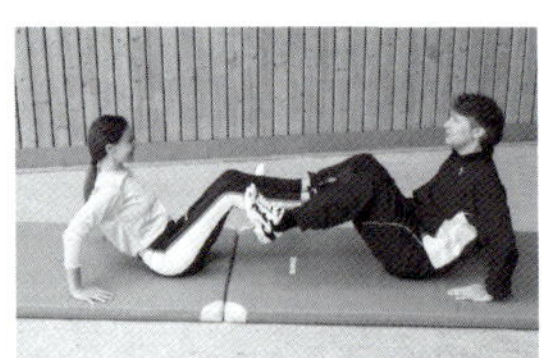

139. Ad-/Abduktoren im Wechsel

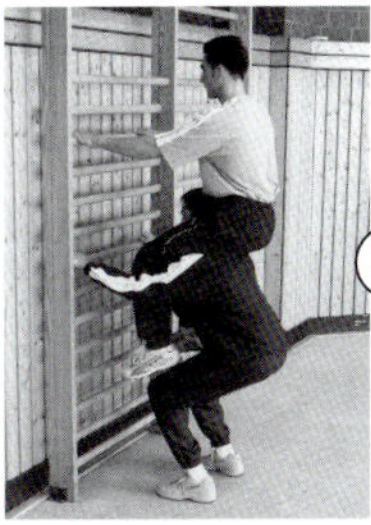

140. A: Kniebeugen

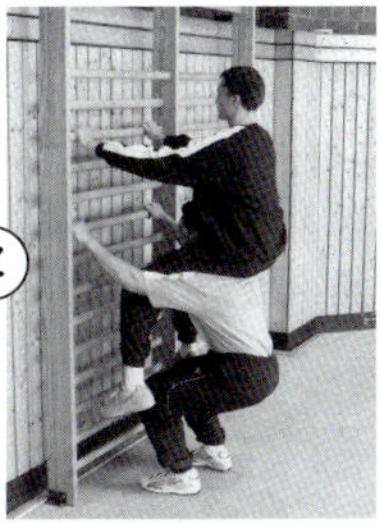

141. B: Kniebeugen

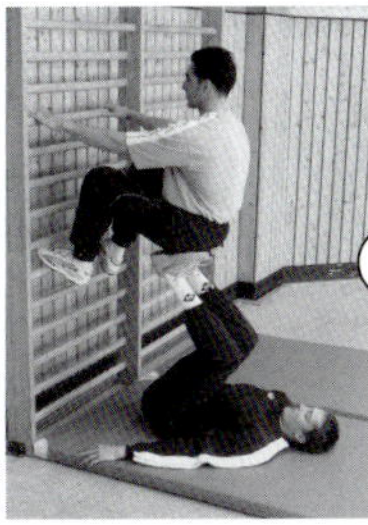

142. A: Beinpresse

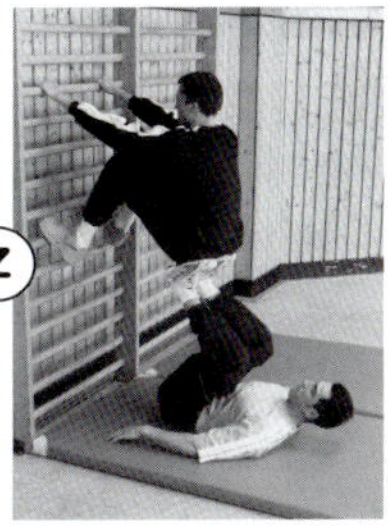

143. B: Beinpresse

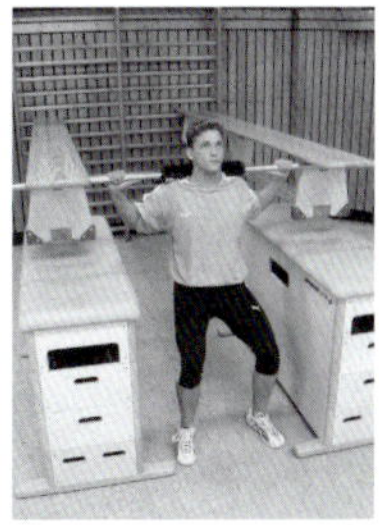

144. Kniebeugen

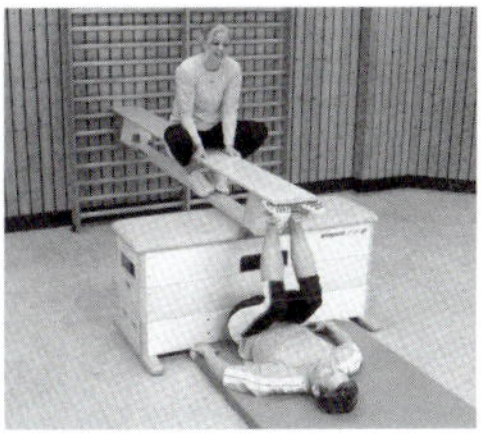

145. Beinpresse

5 Ausdauer

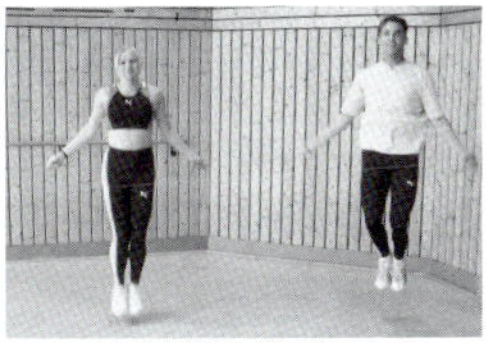

146. Seilspringen

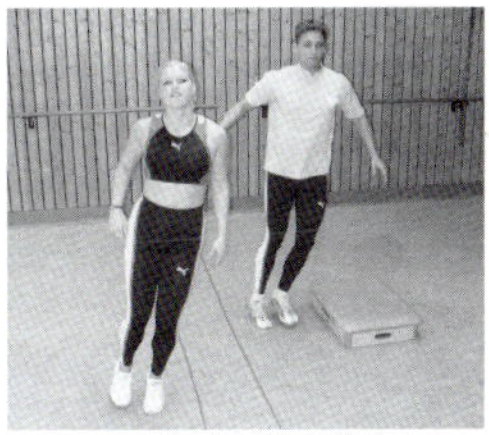

147. Seithüpfen

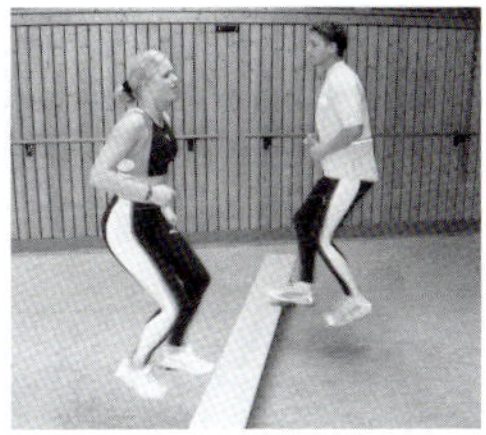

148. Banksteigen

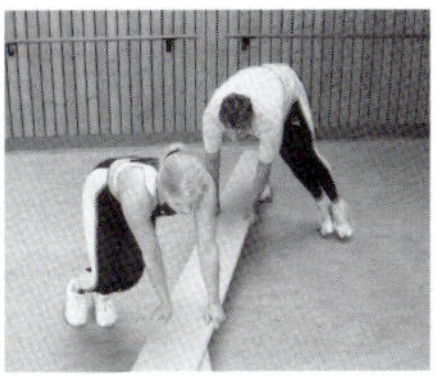

149. Stützhüpfen über Bank

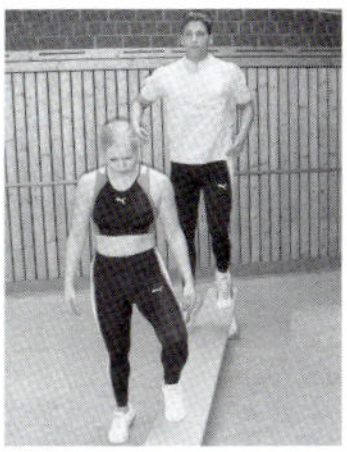

150. Banksteigen quer

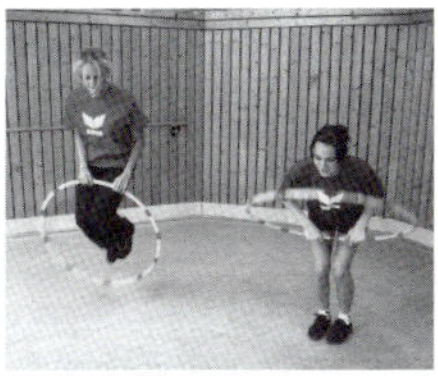

151. Hula-Hoop durchspringen

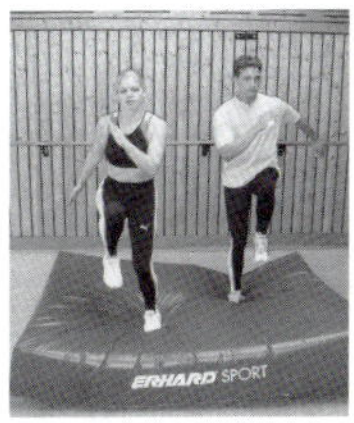

152. Skippings

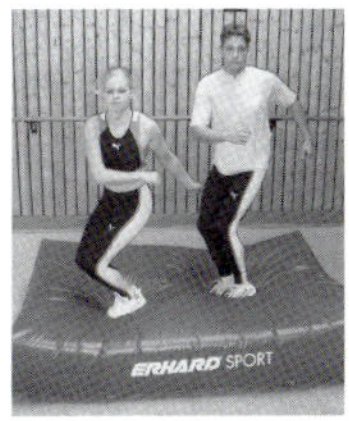

153. Tiefschneesprünge

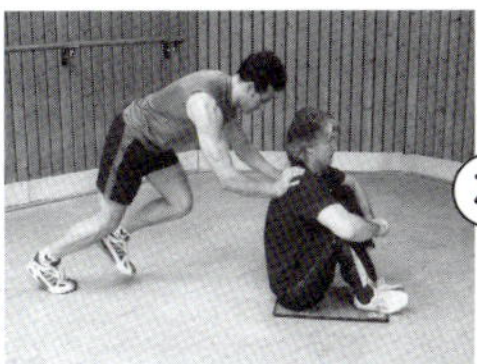

154. A: Teppichfliesen schieben

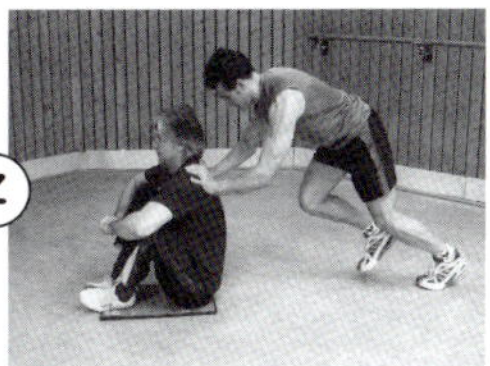

155. B schiebt

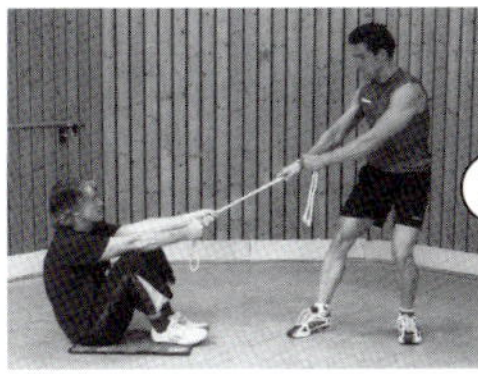

156. A: Partner auf Teppichfliesen ziehen

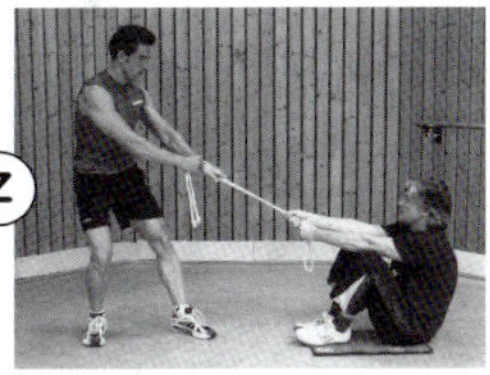

157. B zieht

Im Rundlauf

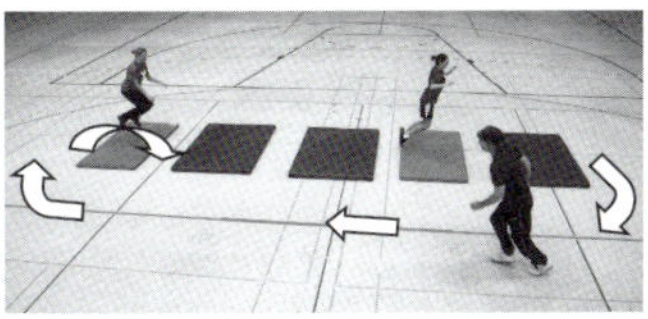

158. Schlusssprünge über Mattenbahnen

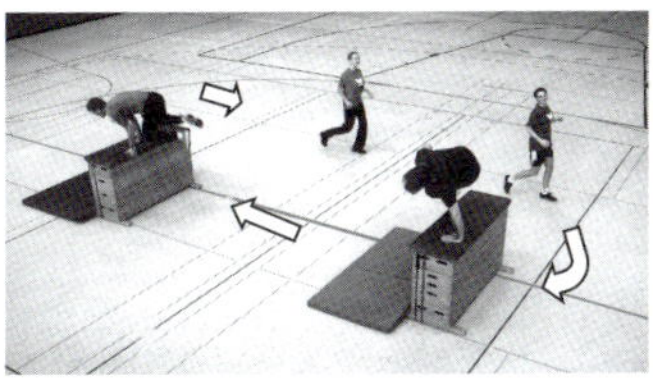

159. Über Kästen springen

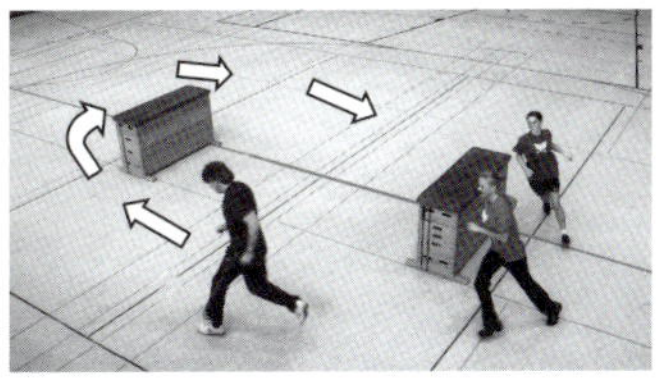

160. Um Kästen

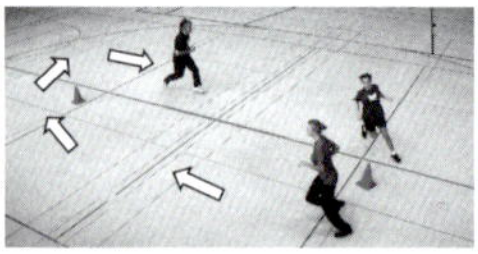
161. Um Hütchen

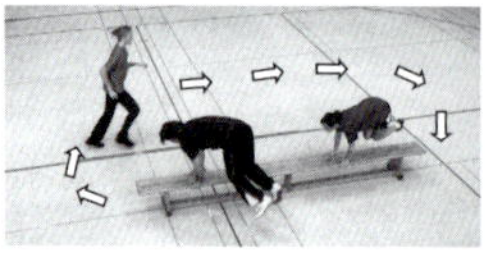
162. Stützhüpfen

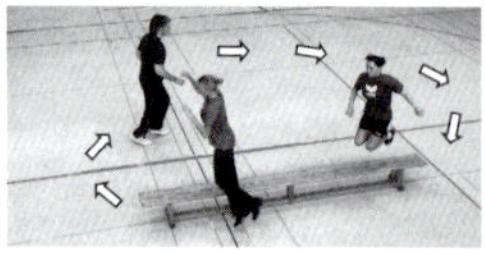
163. Schlusssprünge

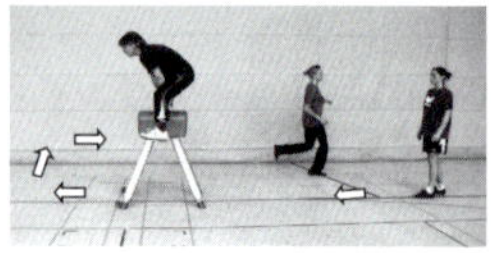
164. Über Bock springen

6 Dehnung/Mobilisation

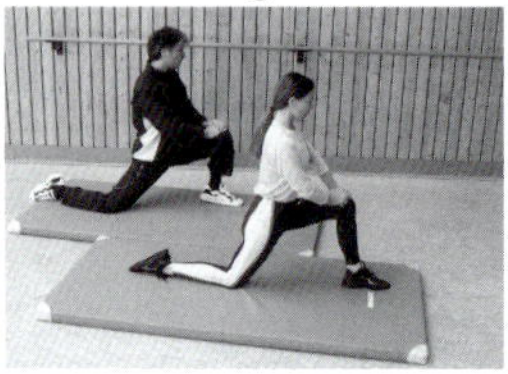
165. Hüftbeuger

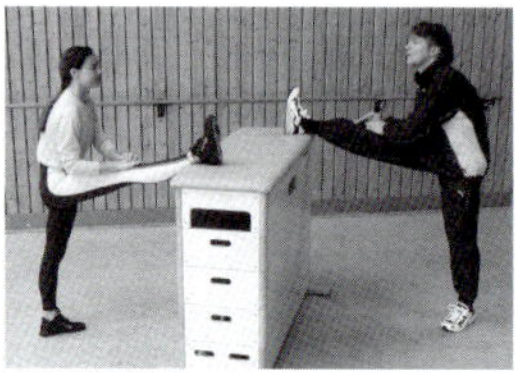
166. Beinbeuger

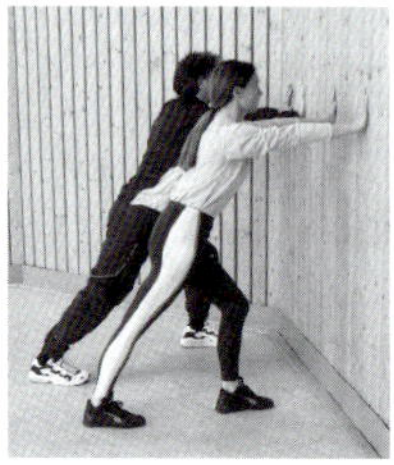
167. Waden

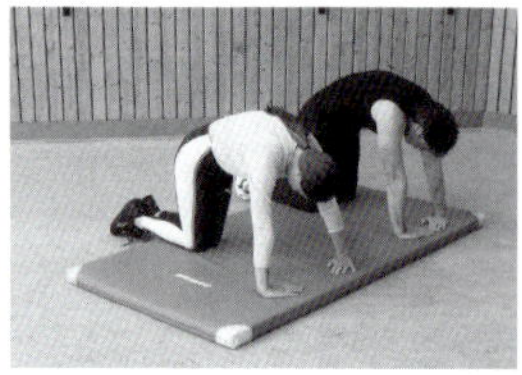
168. Katzenbuckel u. Pferderücken im Wechsel

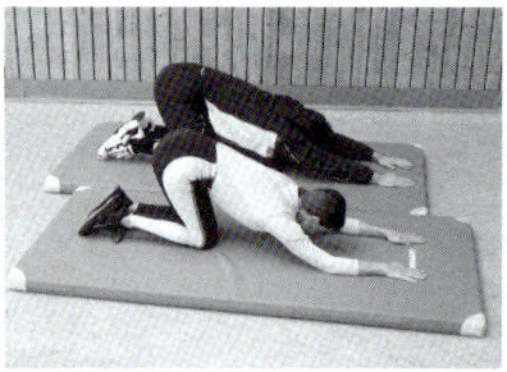
169. Rutschhalte

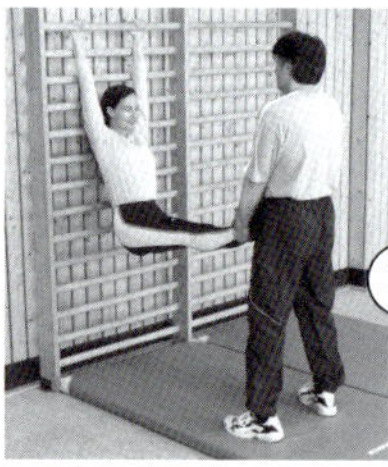
170. A: „Durchsaftung" Wirbelsäule

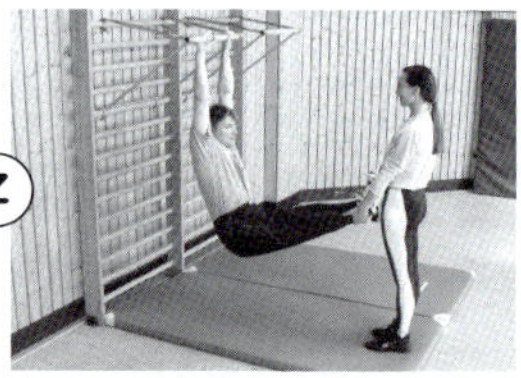
171. B: „Durchsaftung" WS

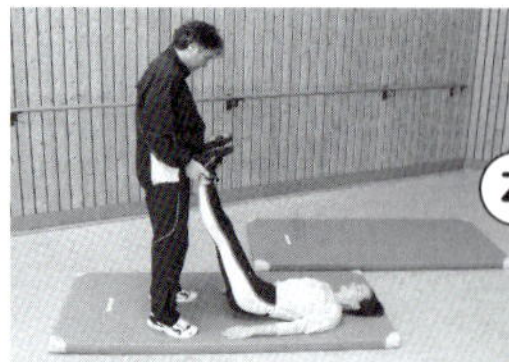
172. A: Beine ausschütteln

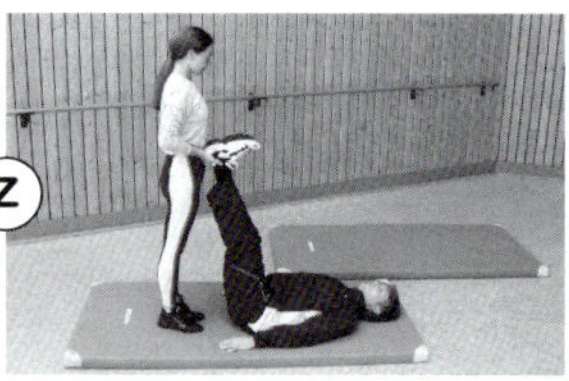
173. B: ausschütteln

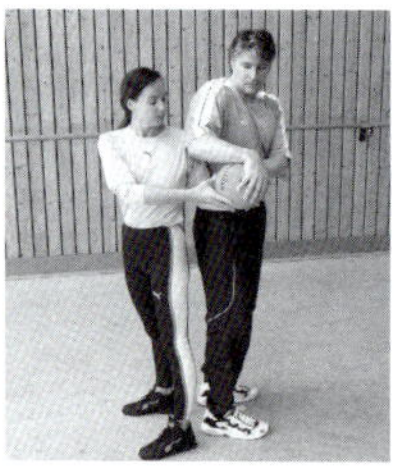
174. Medizinballkreisen um Hüften

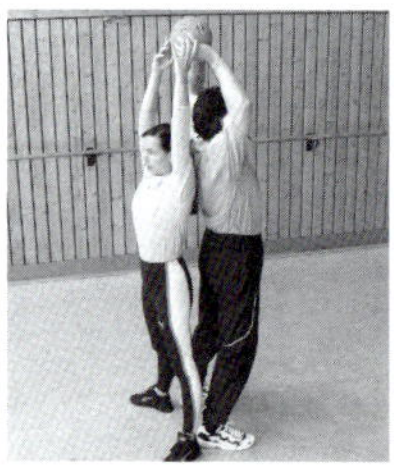
175. Medizinball oben – unten

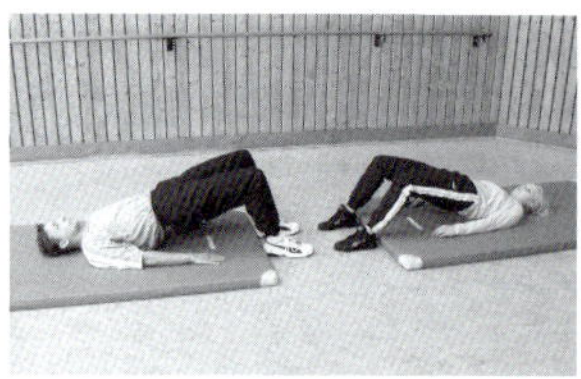
176. Brücke

7 Gleichgewicht

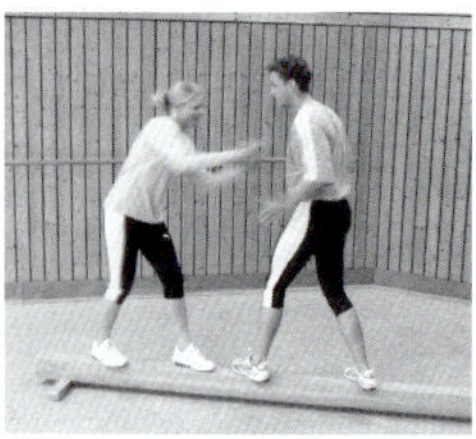
177. Zweikampf

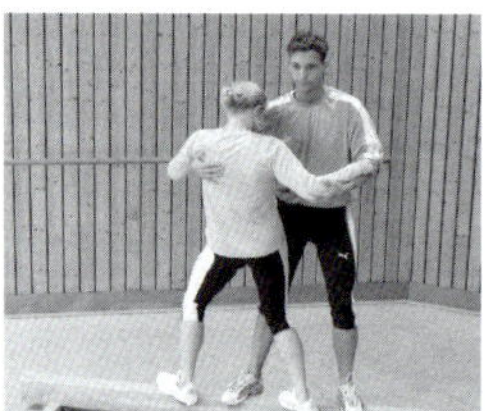
178. „Aneinander vorbei"

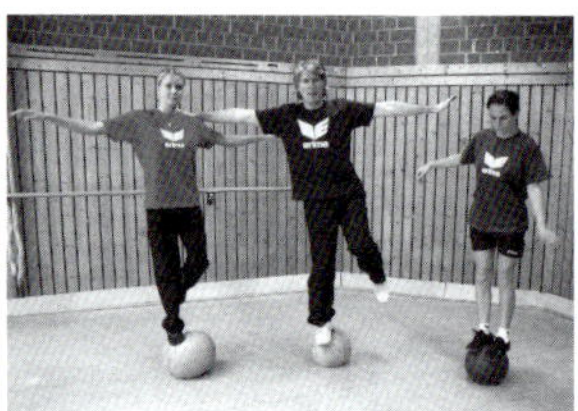
179. Auf Medizinball stehen

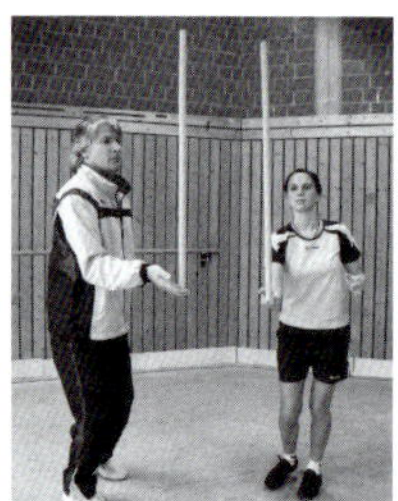
180. Gymnastikstab auf Fingern balancieren

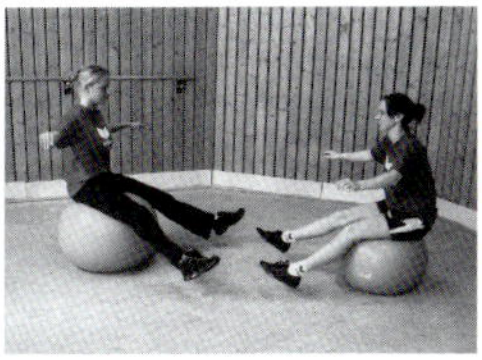

181. Sitzen

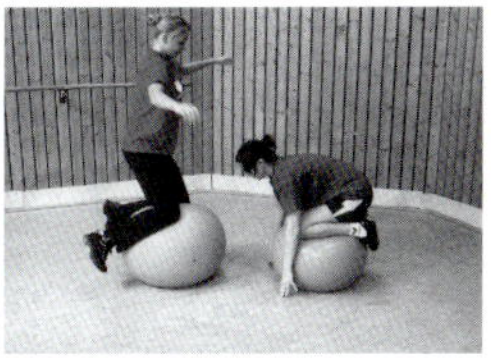

182. Knien

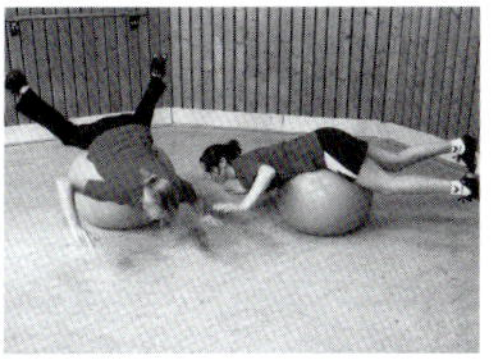

183. Bauchlage

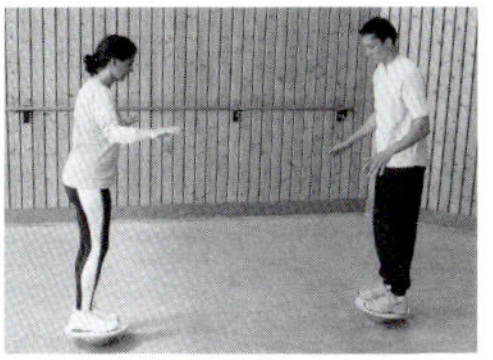

184. Therapiekreisel

8 Spiele, Motivation

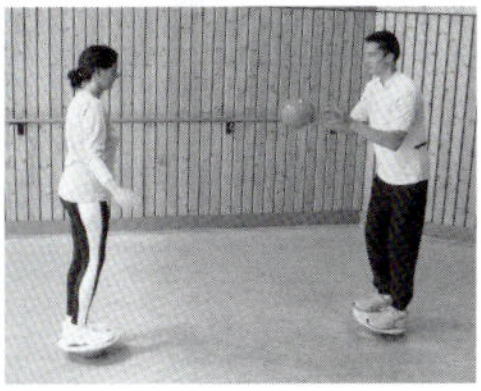

185. Therapiekreisel mit Ball

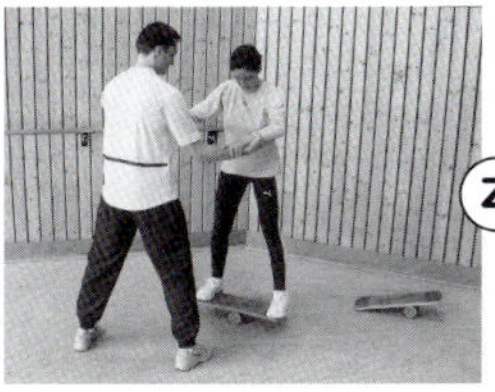

186. A: Balancier-Rolle

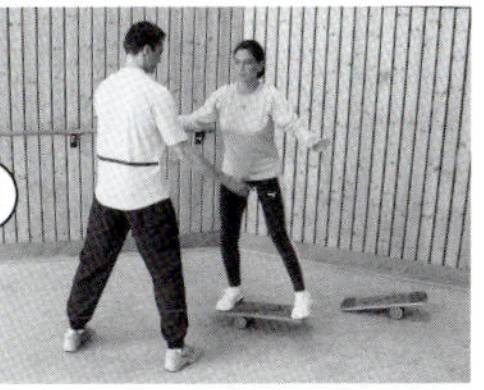

187. B: Balancier-Rolle

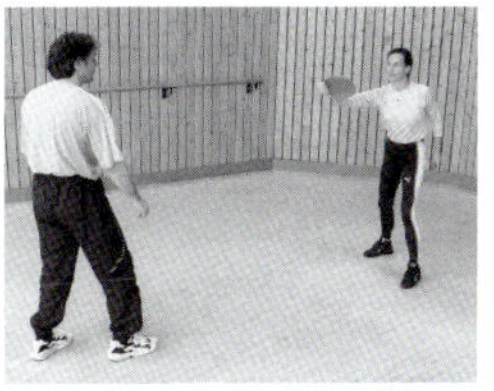

188. Frisbee

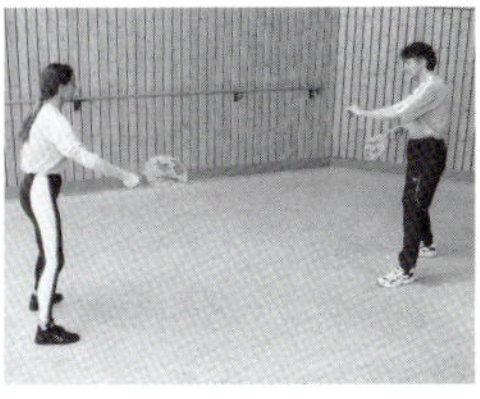

189. Beach Ball

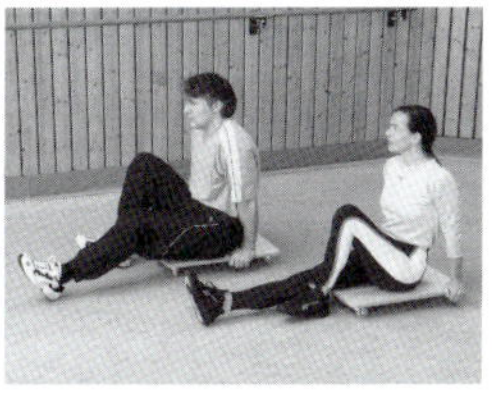

190. Rollbrettrennen

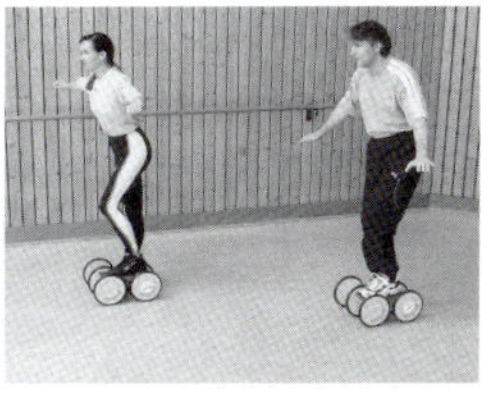

191. Pedalorennen

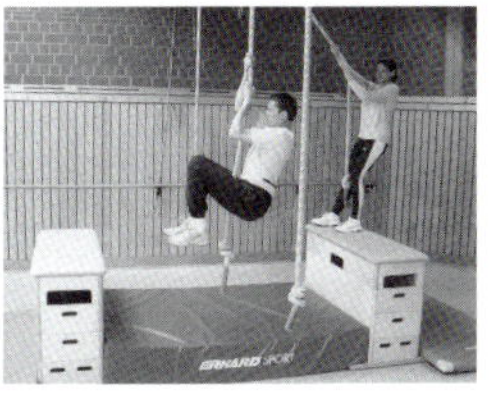

192. Schwingen am Tau

9 Sportspiele

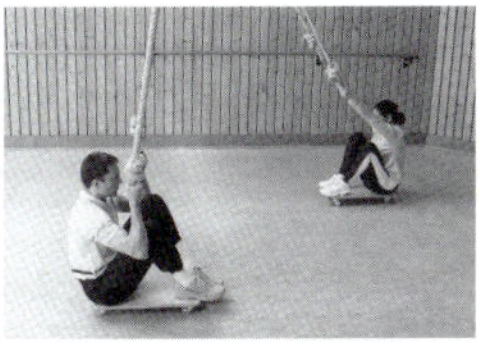

193. Rollbrettziehen

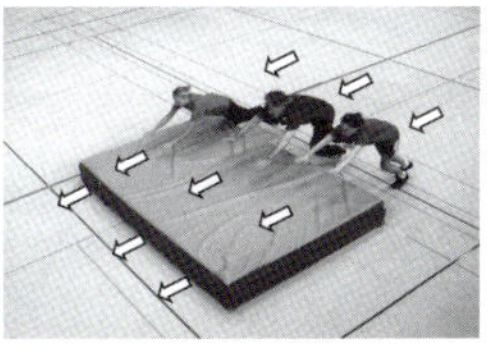

194. Weichbodenmatten-rutschen

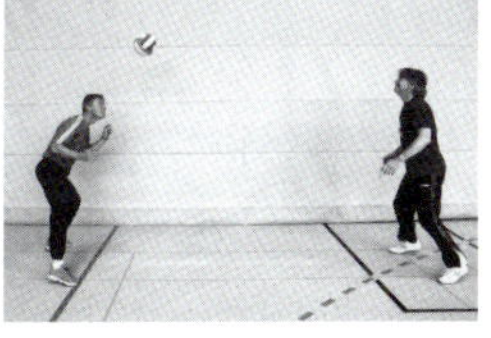

195. **Fußball:** Kopfball

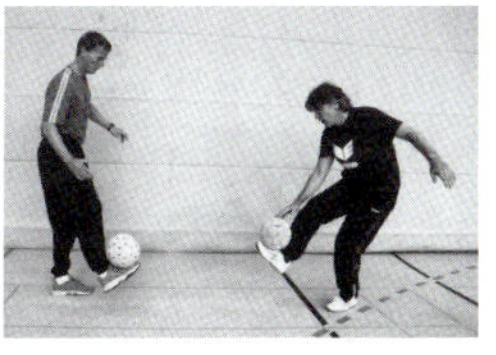

196. Auf Fuß balancieren

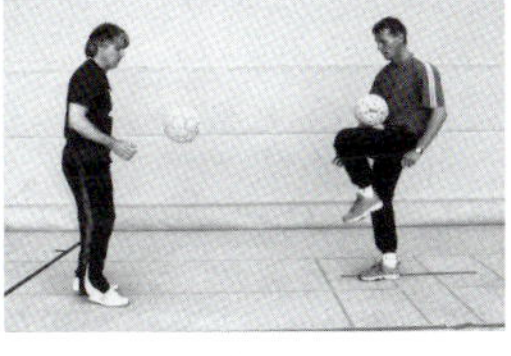

197. Hochhalten

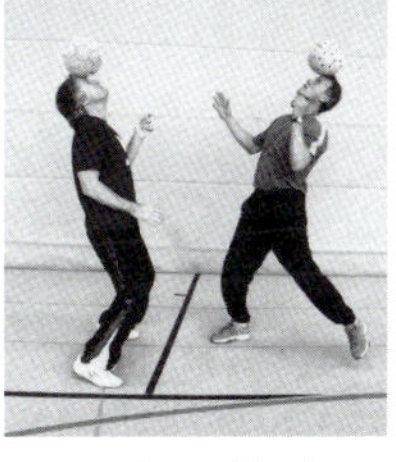

198. Auf Kopf balancieren

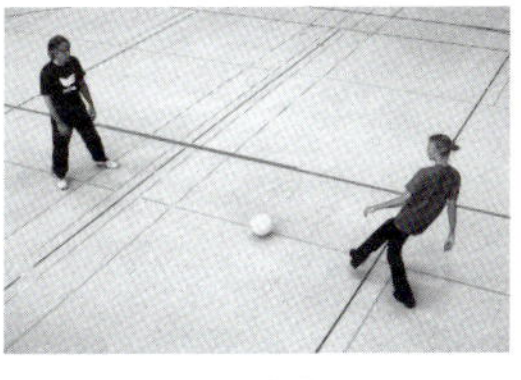

199. Passen mit Partner

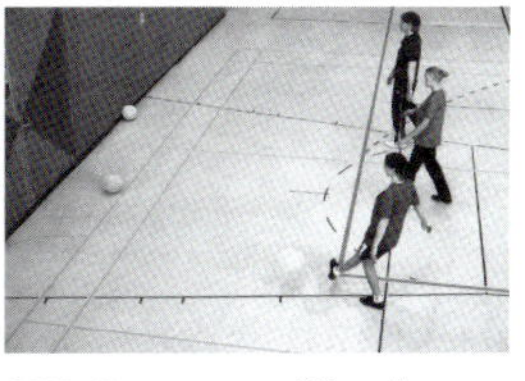

200. Passen an Wand

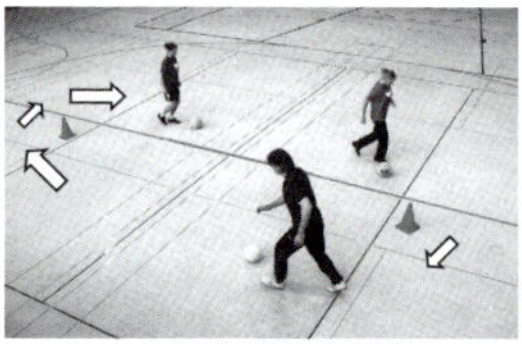
201. Rundlauf um Hütchen

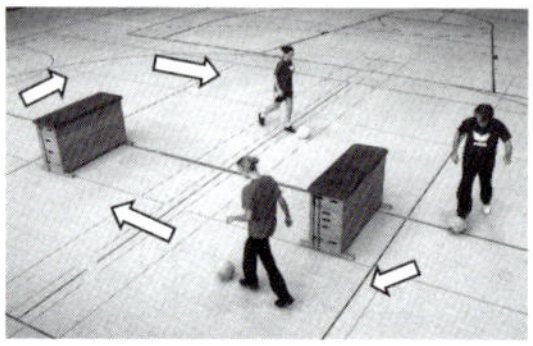
202. Rundlauf um Kästen

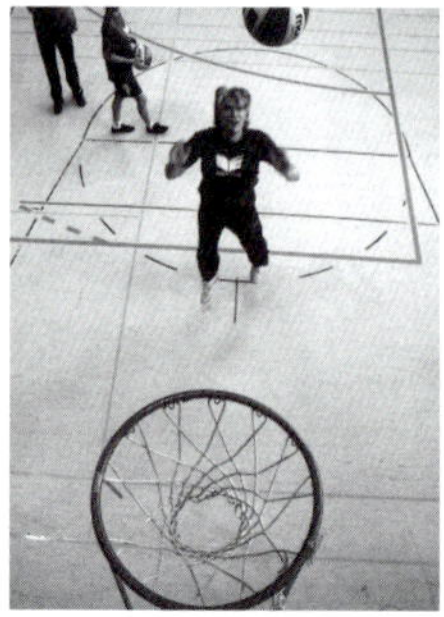
203. **Basketball:** Positionswurf

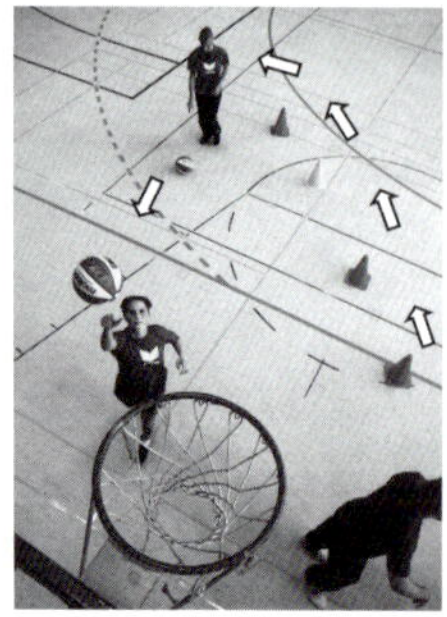
204. Korbleger im Rundlauf

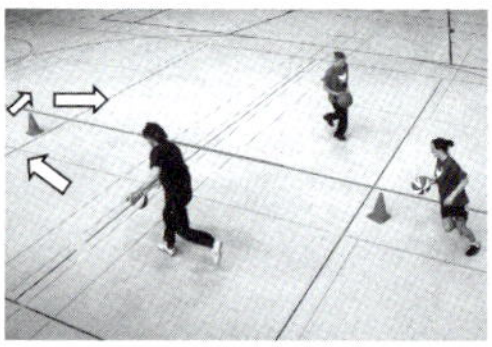
205. Rundlauf um Hütchen

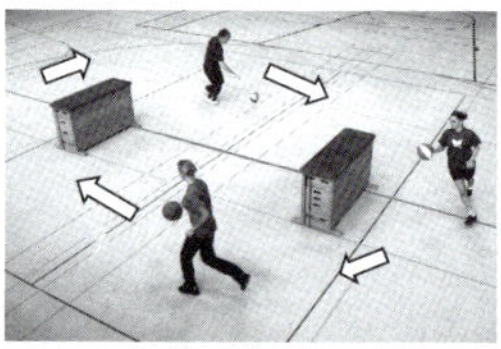
206. Rundlauf um Kästen

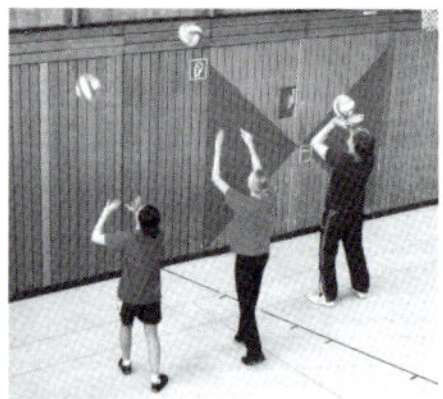
207. **Volleyball:** An Wand pritschen

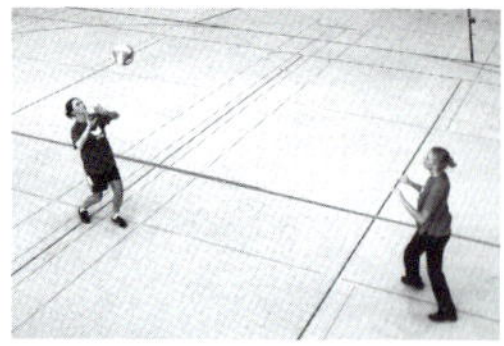
208. Mit Partner zupritschen

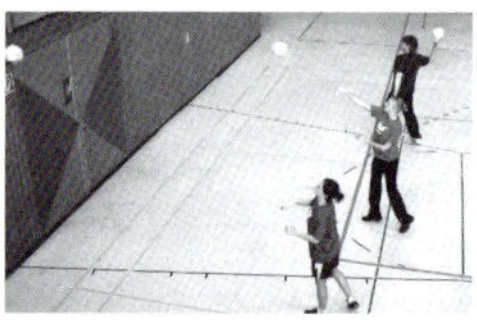
209. **Handball:** Gegen Wand werfen

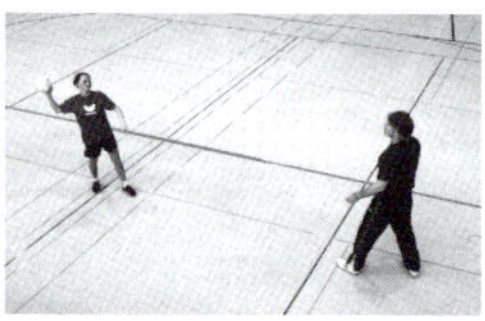
210. Zuwerfen mit Partner

10 Ski-Gymnastik

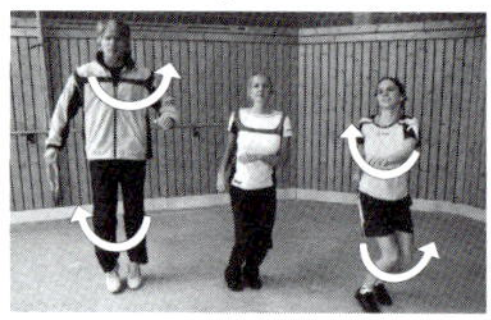
211. Skigymnastikhüpfen

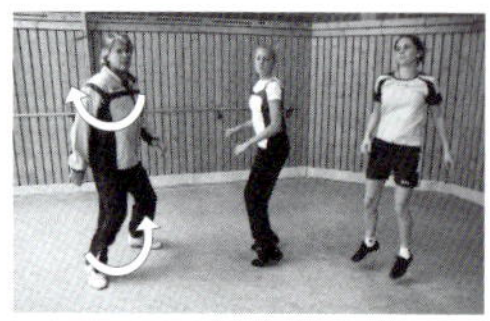
212. Füße grätschen u. weit drehen

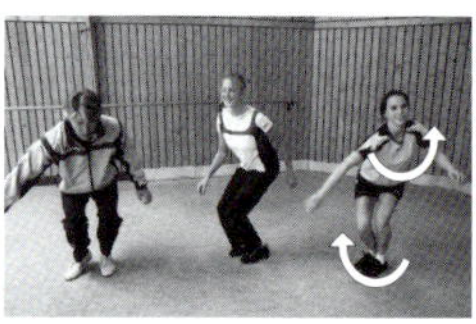
213. Beine etwas beugen

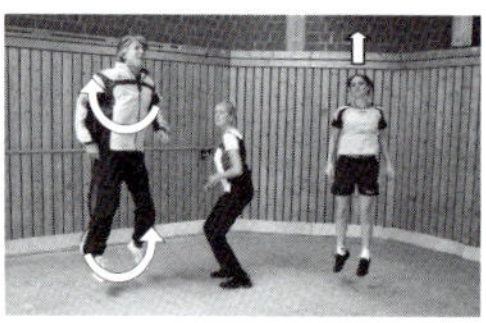
214. Beim Skigymnastikhüpfen hochspringen

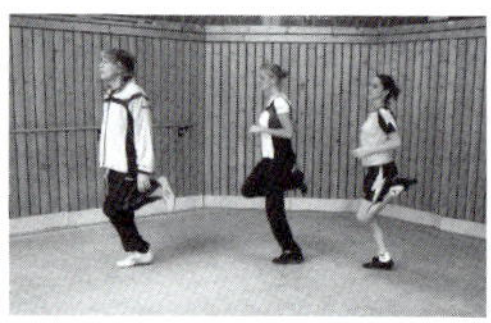
215. Auf der Stelle laufen mit Anfersen

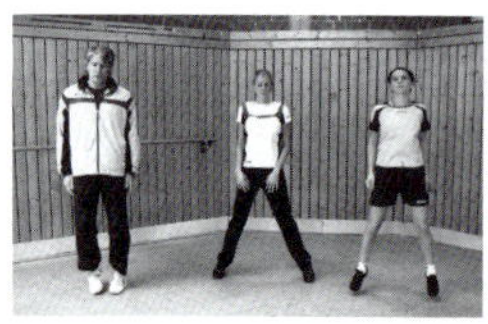
216. Grätschhüpfen

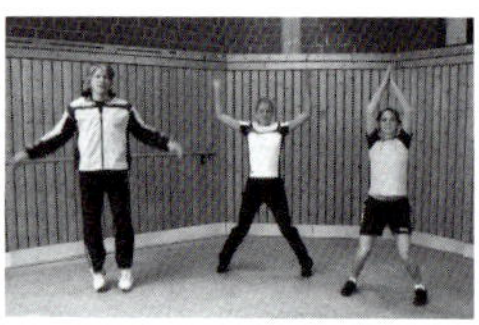
217. Hampelmann seitwärts

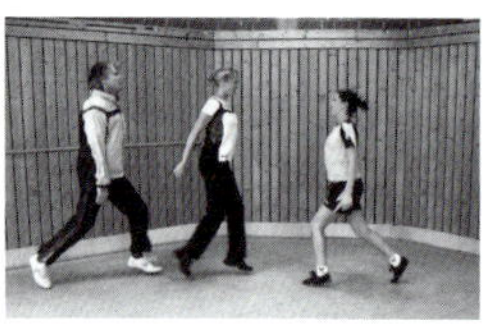
218. Schrittsprünge

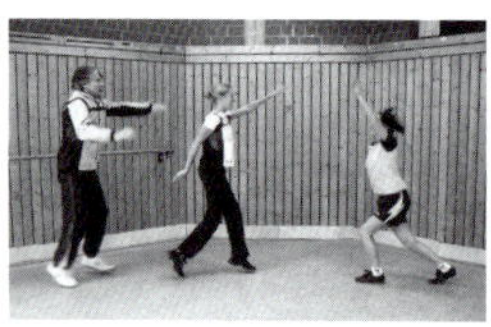
219. Hampelmann vorwärts

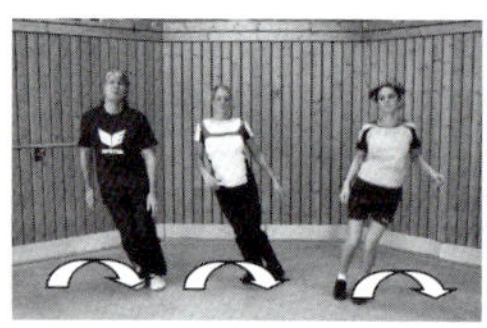
220. Von re. nach li. hüpfen (geschlossene Beine)

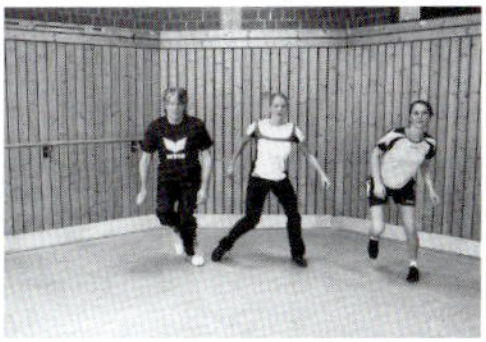
221. Mit äußerem Bein landen u. kurz verharren

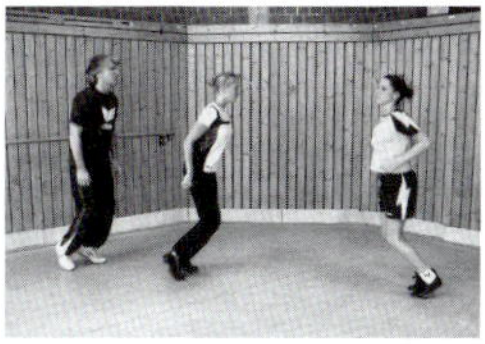
222. Vor- u. zurückhüpfen

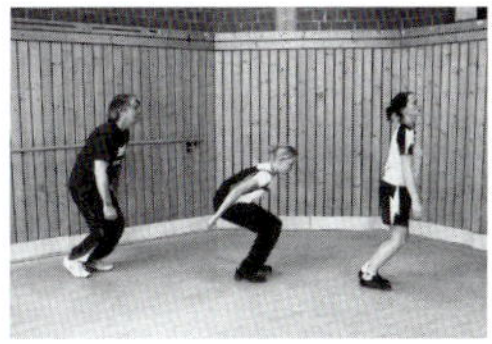
223. Dabei vorne Beine etwas beugen

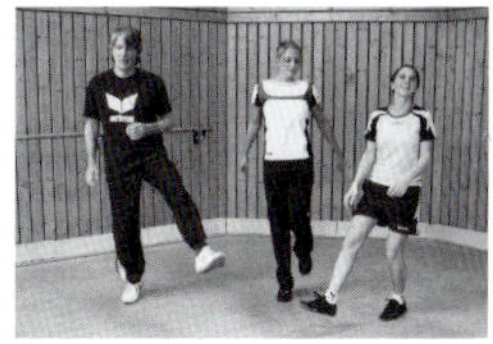
224. Beim Hüpfen Beine auslockern

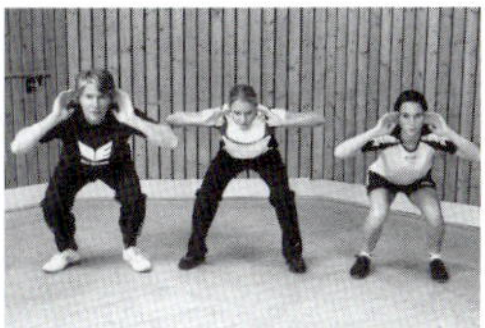
225. Abfahrtshocke, dabei leicht federn

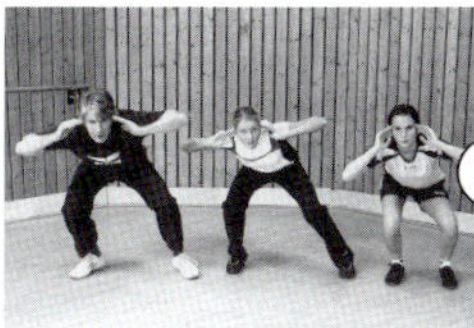
226. Dabei re. Bein belasten

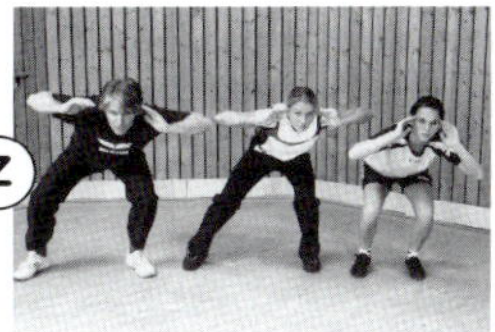
227. Links

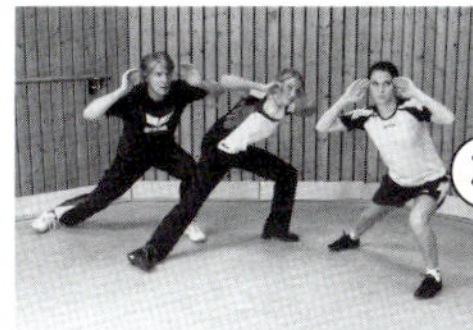
228. Re. Bein ausstellen

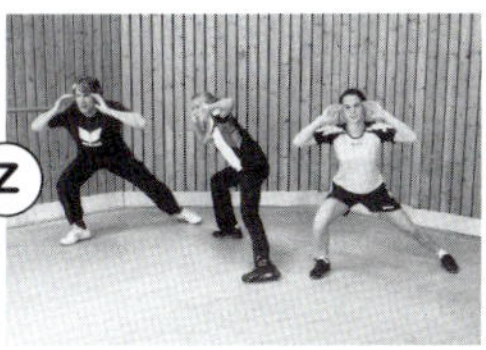
229. Links

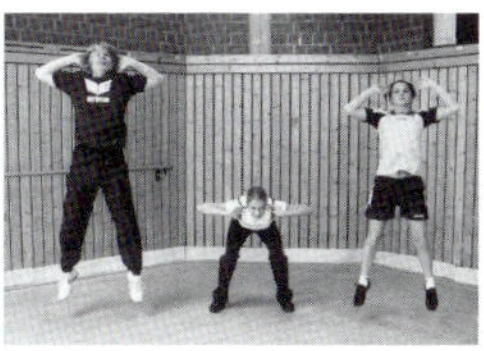
230. Aus Abfahrtshocke dreimal springen (3 Buckel)

11 Aufwärmen Schultergürtel

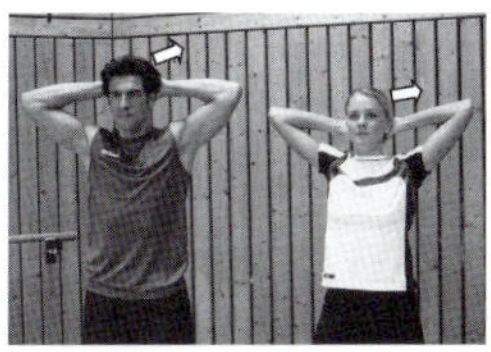
231. Hände in Nacken, nach hinten drücken

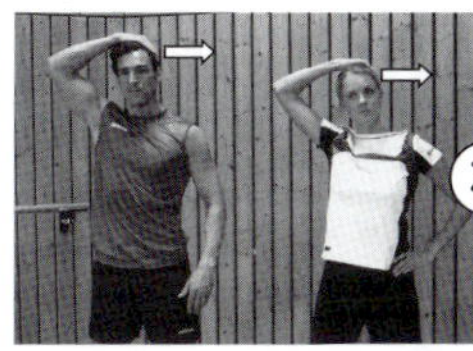
232. Von re. Seite festhalten, zur Seite drücken

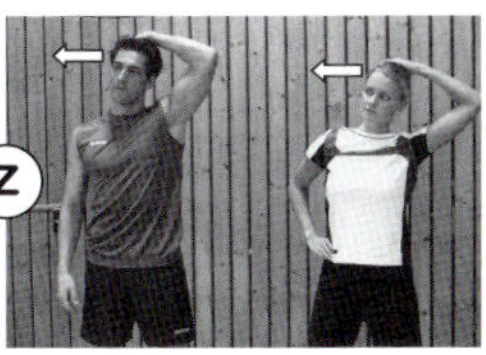
233. Links

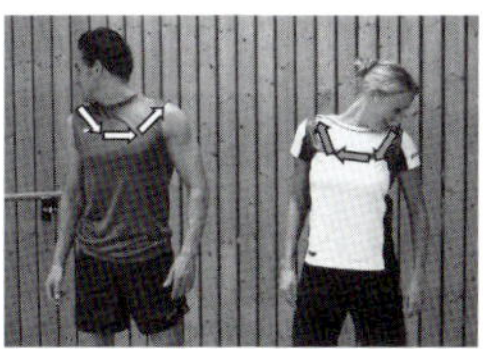
234. Kopf von re. nach li.

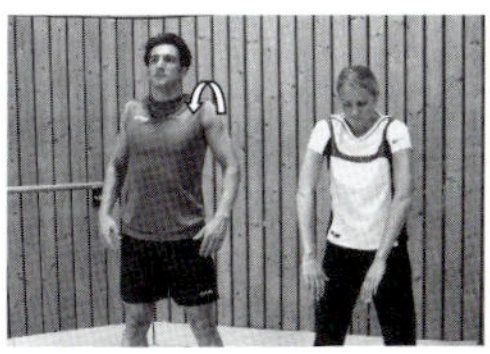
235. Schulterkugeln vorwärts

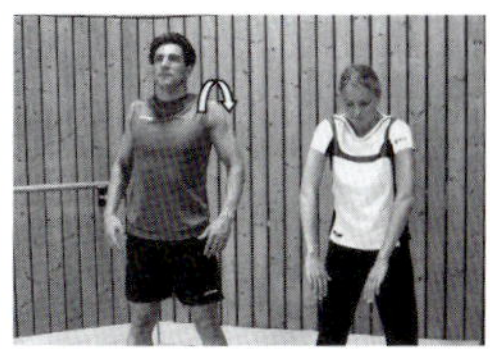
236. Rückwärts

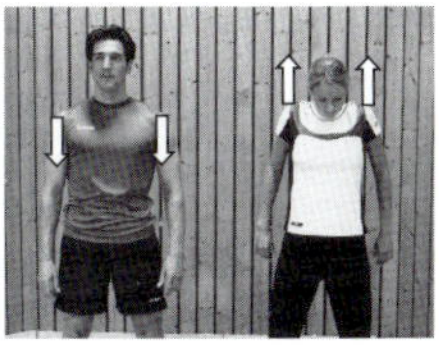
237. Schultern hoch – runter, zusammen

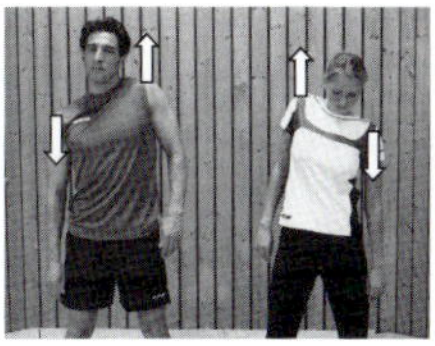
238. abwechselnd

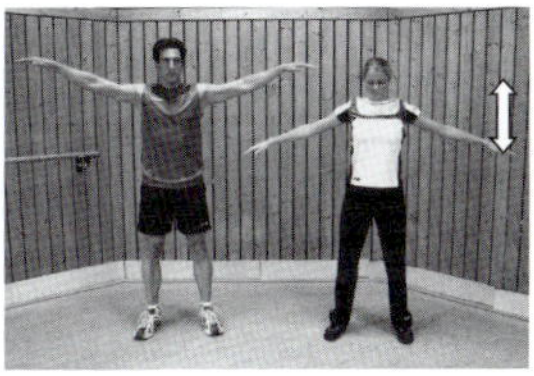
239. Rauf u. runter

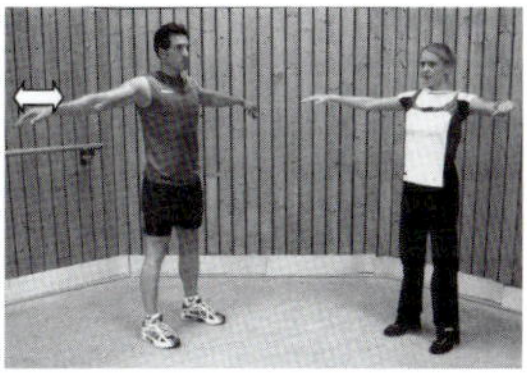
240. Vor u. zurück

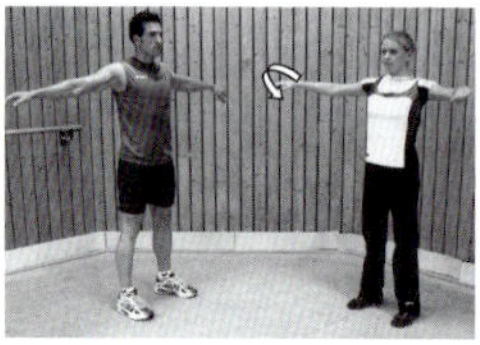
241. Vorwärts kreisen

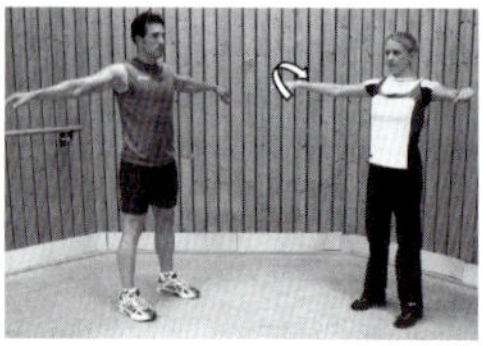
242. Rückwärts

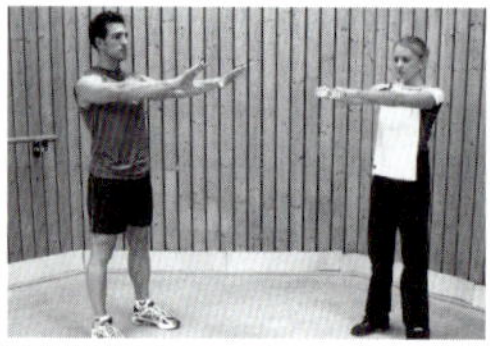
243. Greifen vorne

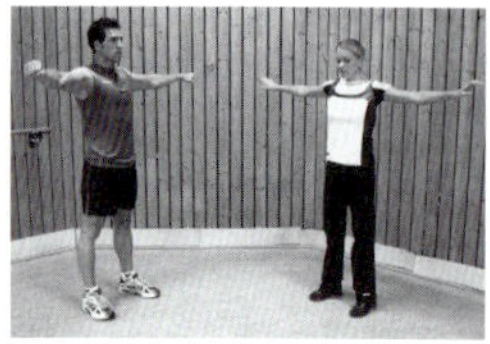
244. Seite

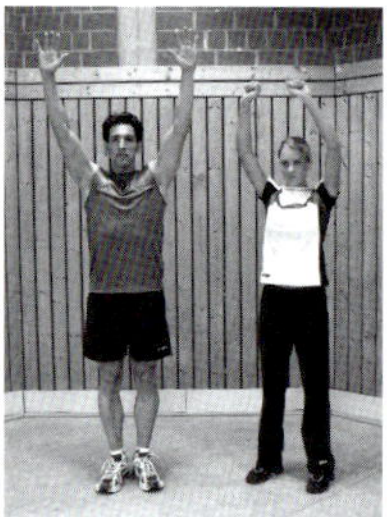
245. Oben

12 Fitness-Gymnastik

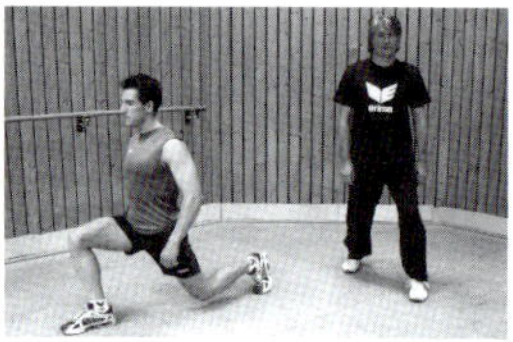
246. Ausfallschritte

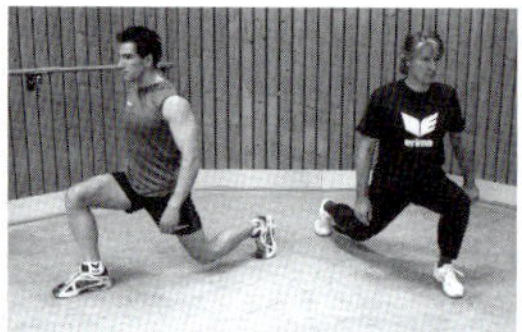
247. Ausfallschritte halten

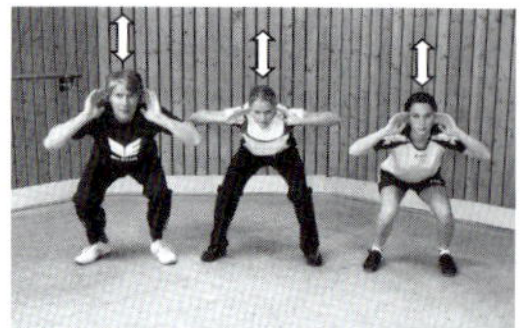
248. Kniebeugen

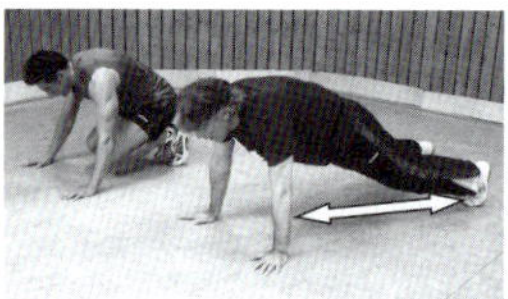
249. Liegestütz – anhocken ...

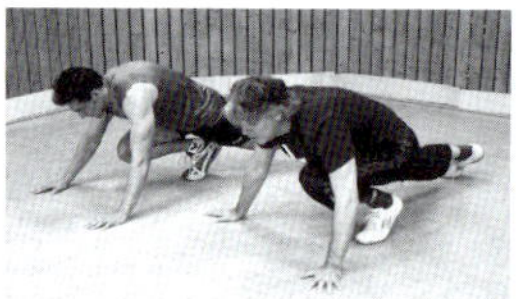
250. Wechselseitig anhocken

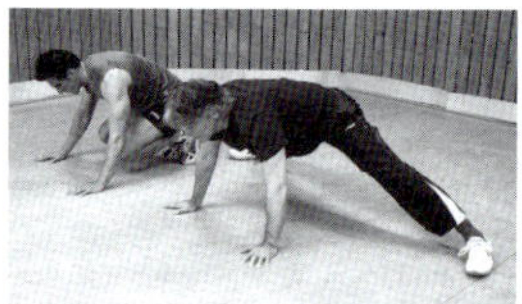
251. Anhocken – Grätsche ...

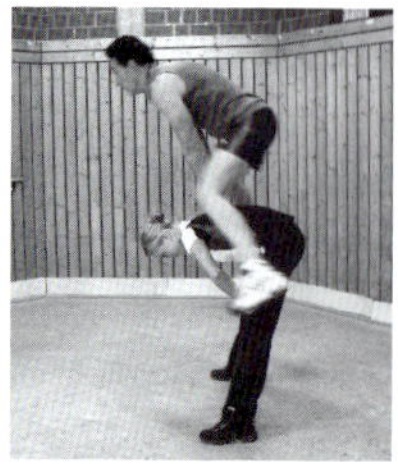
252. Bockspringen

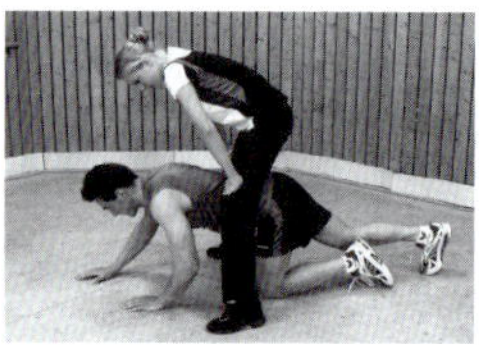
253. Drüber – drunter

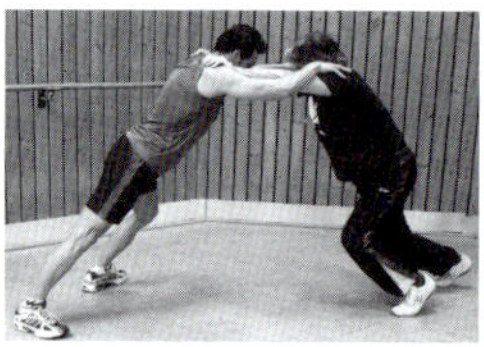
254. Schiebewettkampf im Stehen

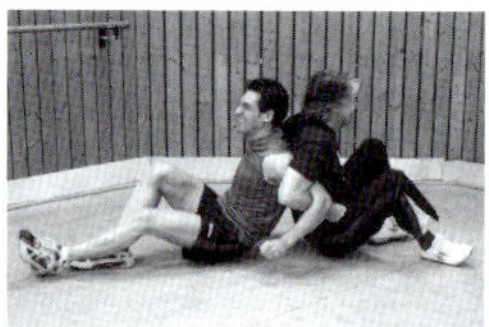
255. Im Sitzen

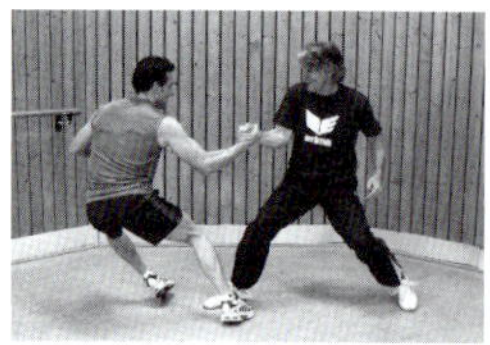
256. Ziehwettkampf

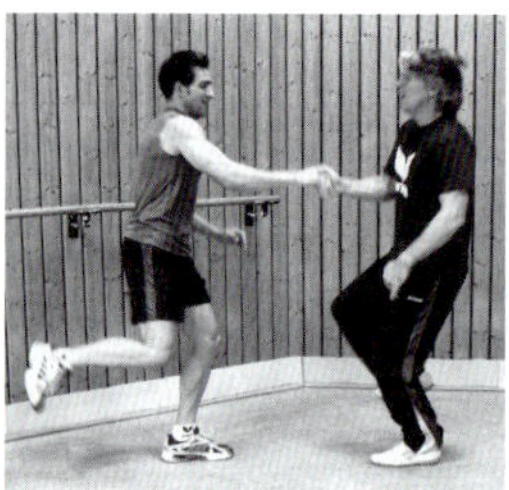
257. Hahnenkampf mit Handfassung

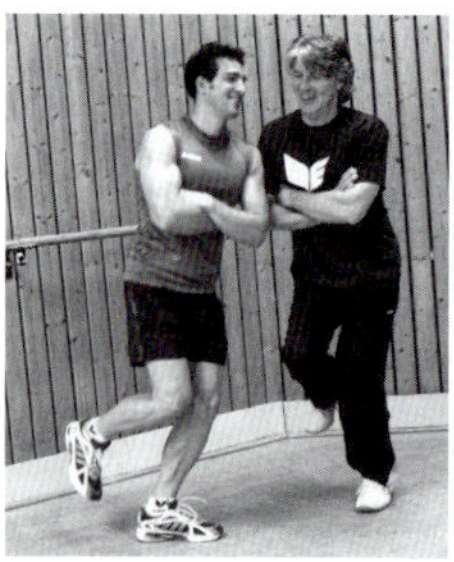
258. Ohne Handfassung

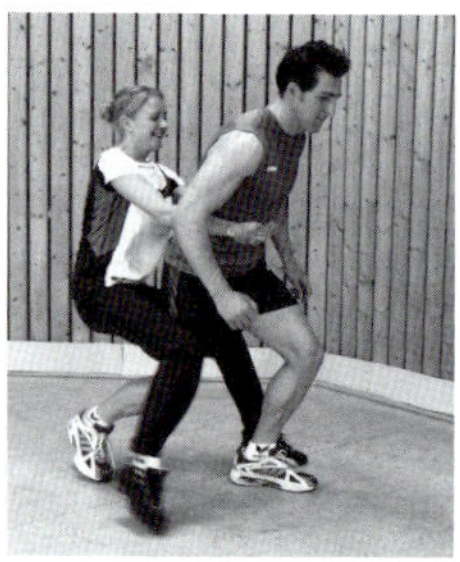
259. Wegsprinten mit Festhalten

Akrobatik

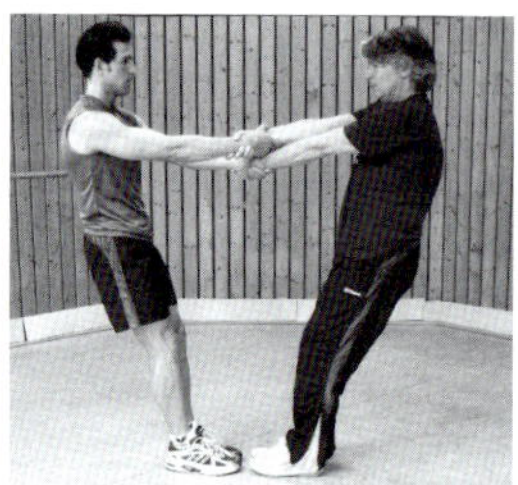
260. Frontal

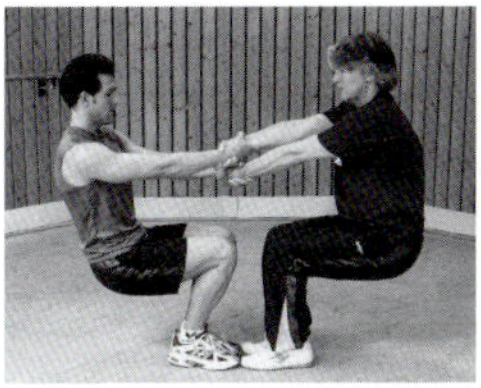
261. Frontal, Kniebeuge

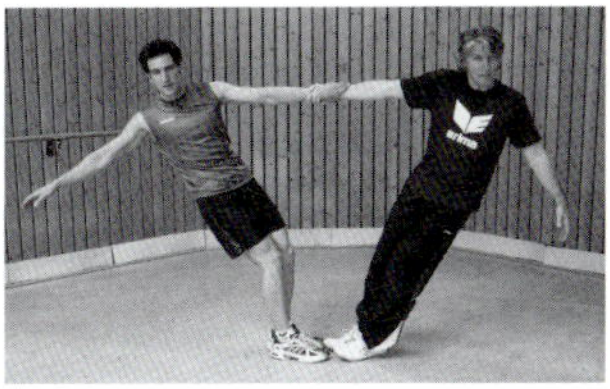
262. Seitlich

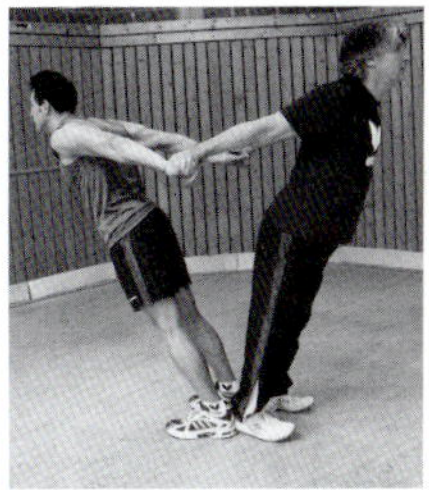
263. Rücken an Rücken

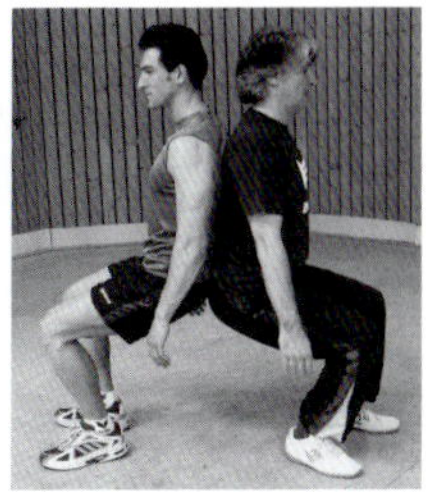
264. Rücken an Rücken, Kniebeuge

Auf der Matte

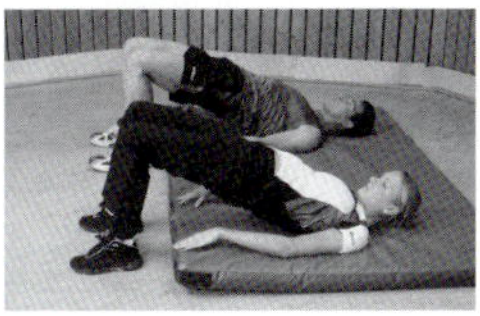
265. Brücke

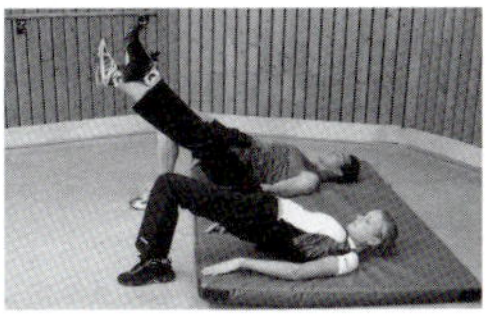
266. Einbeinig

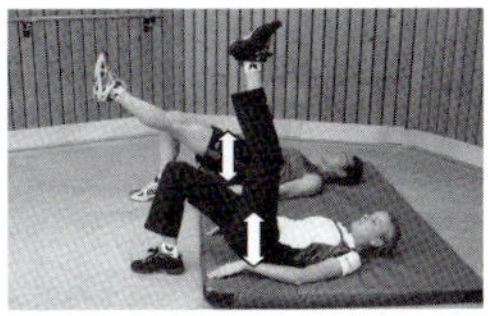
267. Einbeinig anheben u. absenken

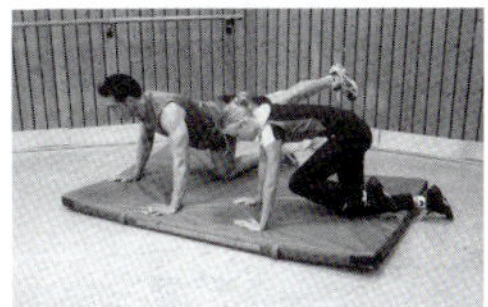
268. Bein anhocken u. wegstrecken

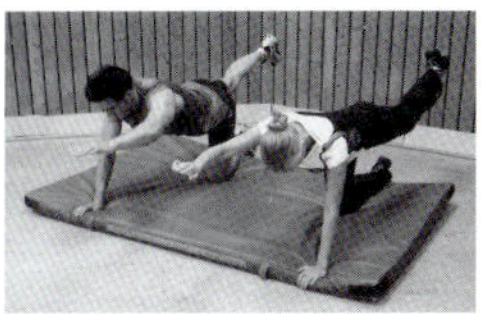
269. Re. Arm u. li. Bein anheben u. halten

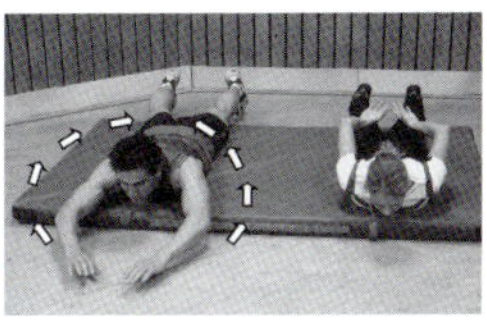
270. Trockenschwimmen

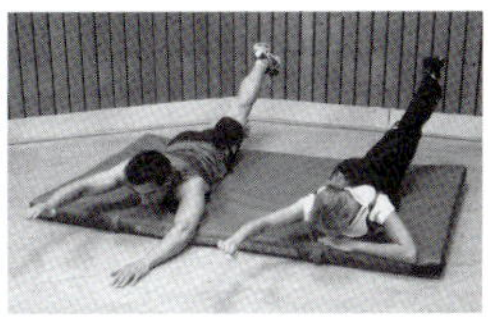
271. Re. Arm u. li. Bein anheben

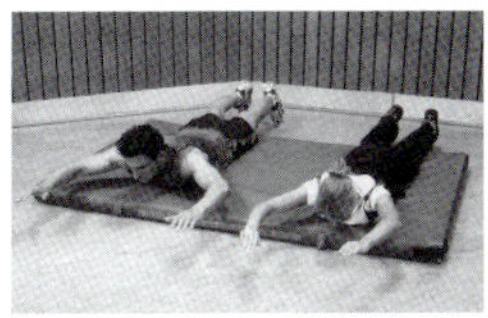
272. Nur Arme anheben

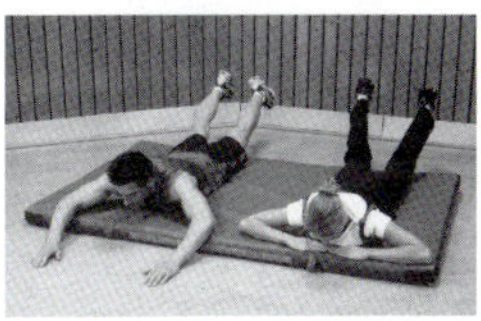
273. Nur Beine anheben

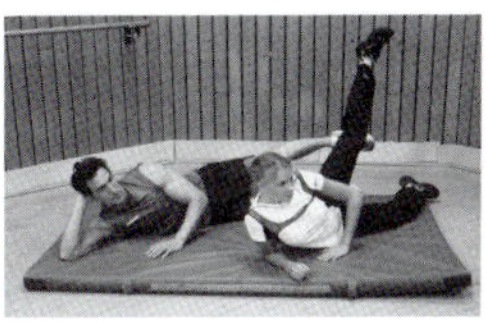
274. Seitenlage, Bein anheben

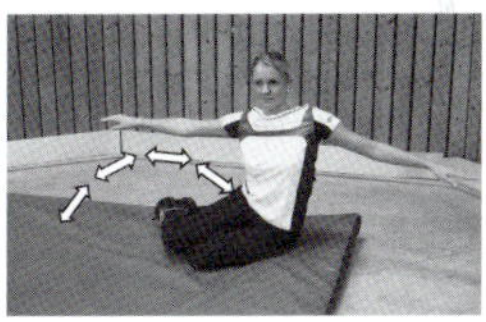
275. Im Knien neben Füße setzen

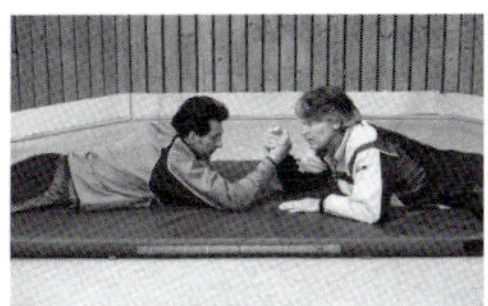
276. Armdrücken in Bauchlage

13 Dehnung im Stehen

Oberkörper

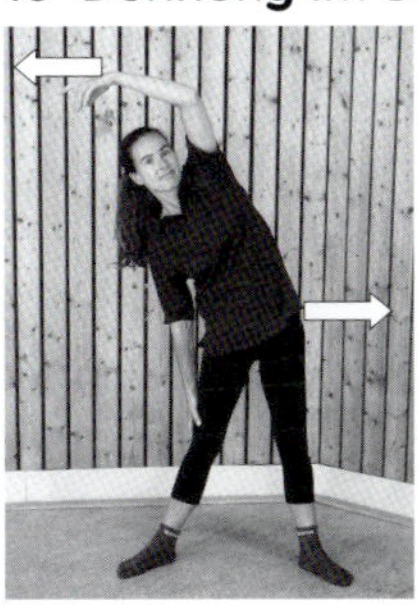
277. Seitbeugen

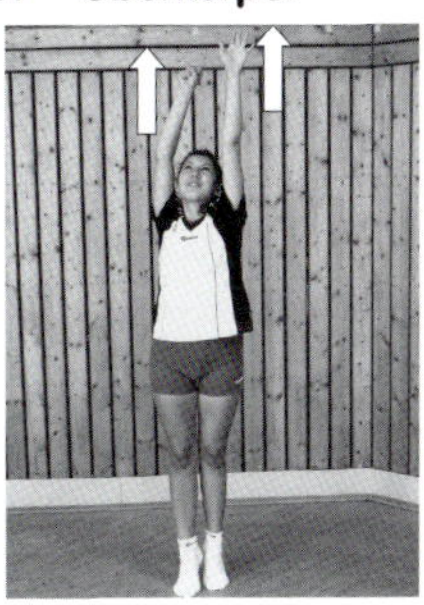
278. Äpfelpflücken

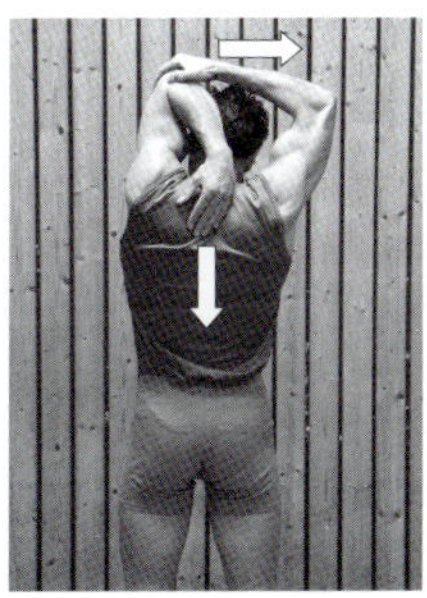
279. Latissimus/Trizeps

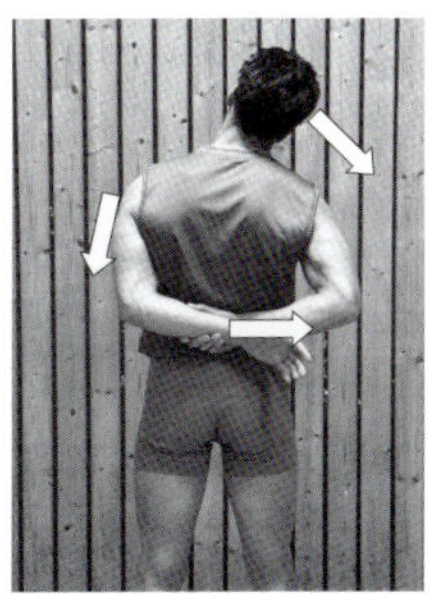
280. Nacken/Schulter

Brust

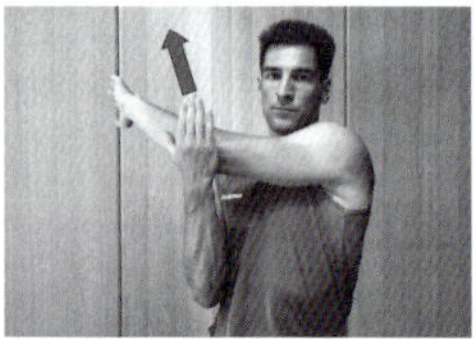
281. Hintere Schulter

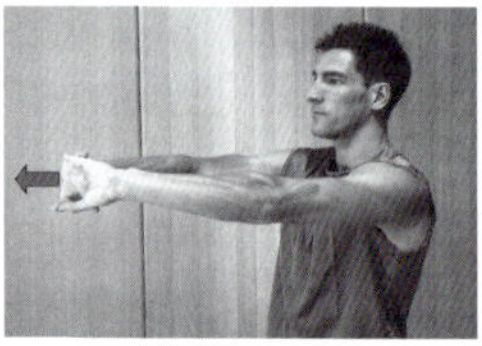
282. Finger

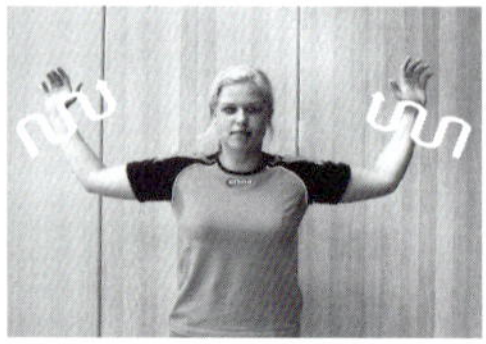
283. Kurz-kurz-lang

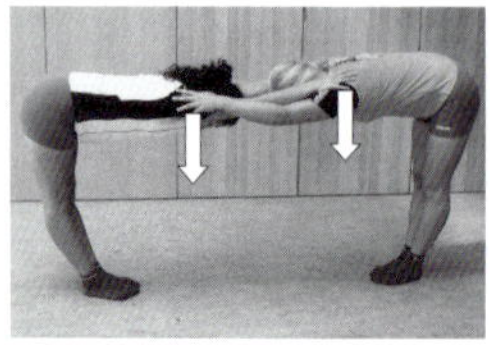
284. Brust mit Partner

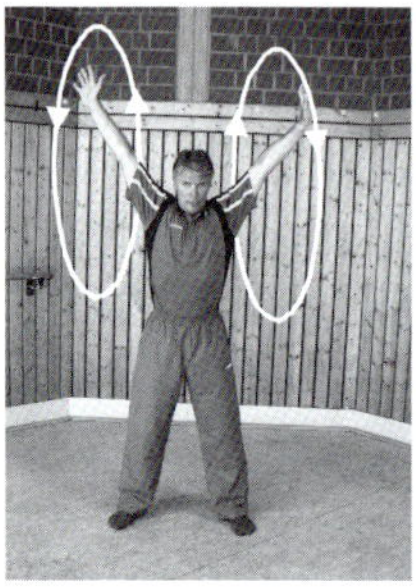
285. Armkreisen

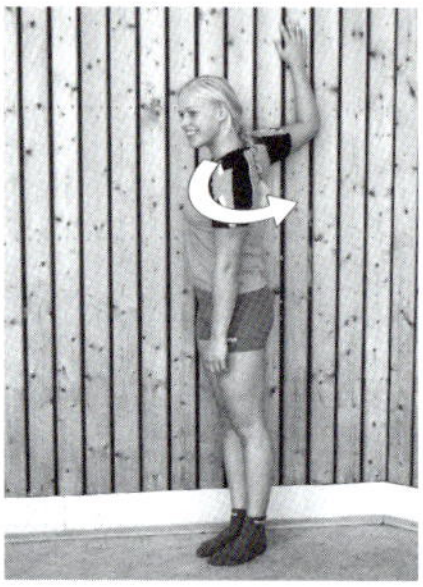
286. Brust an der Wand

Beine

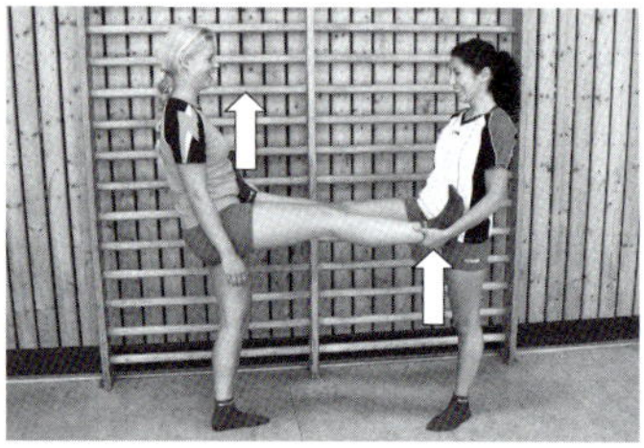
287. Hintere Oberschenkel mit Partner gleichzeitig

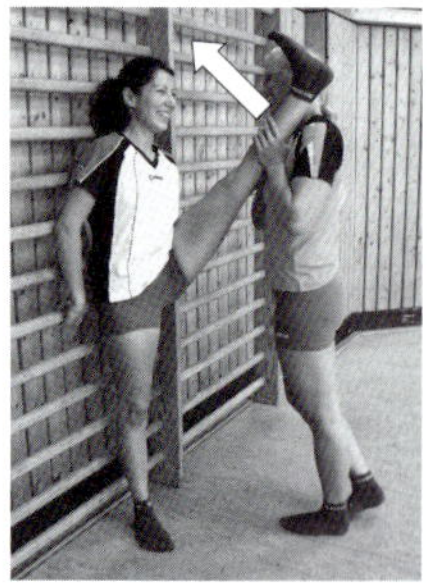
288. An der Wand

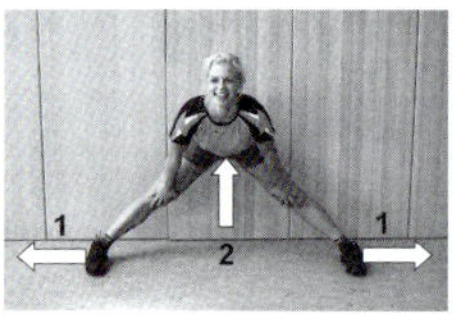

289. Grätschstand: Adduktoren beidseitig

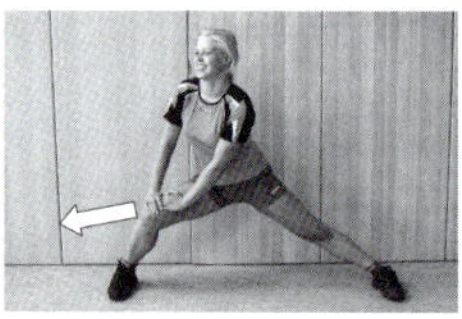
290. Grätschstand: Adduktoren einseitig

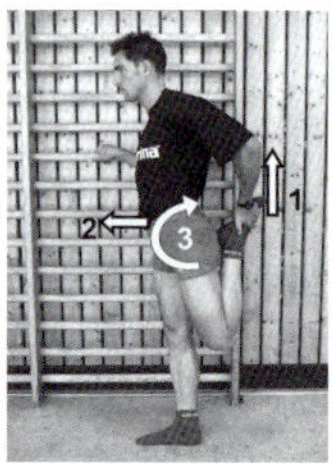

291. Quadrizeps

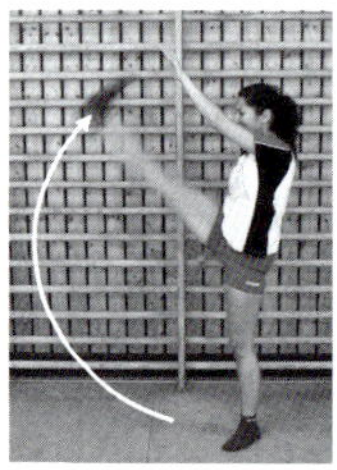
292. Hintere Oberschenkel mit Schwung

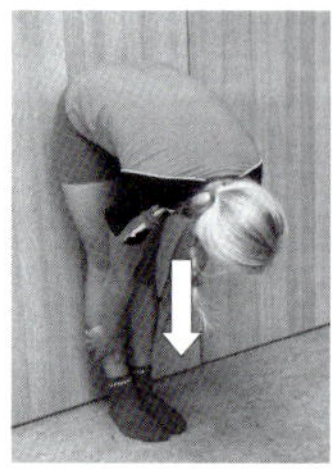
293. Rumpfbeuge

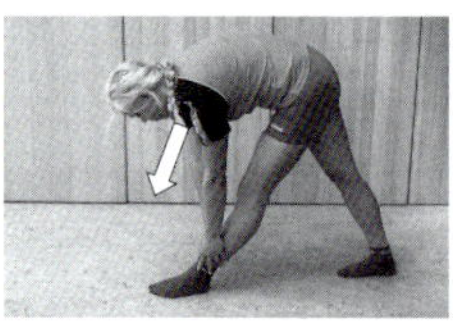
294. Rumpfbeuge in Schrittstellung

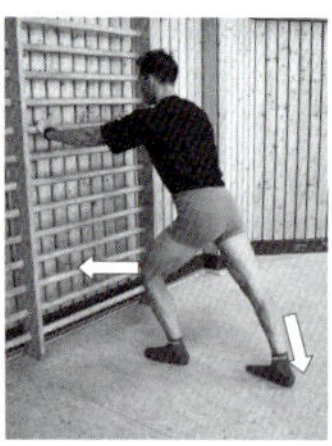
295. Wade mit gestrecktem Knie

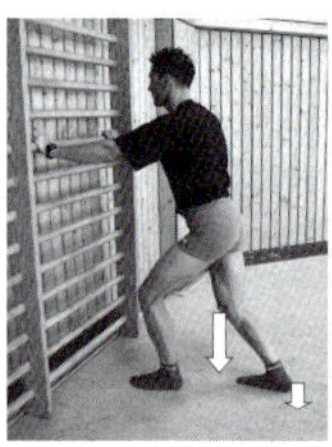
296. Wade mit gebeugtem Knie

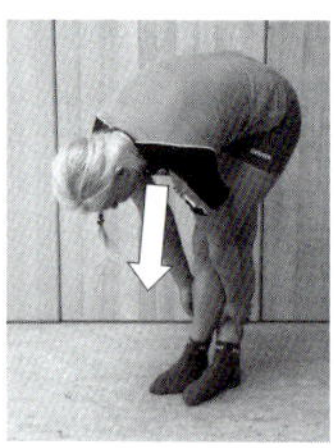
297. Rumpfbeuge mit überkreuzten Füßen (Wade)

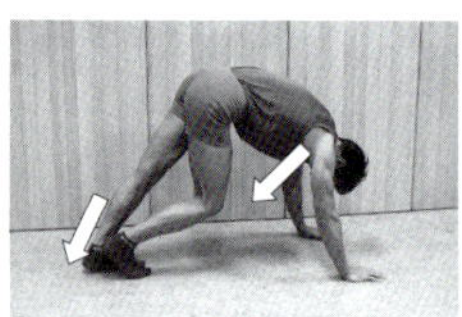
298. Wadendehnung mit Händen auf dem Boden

Dehnung auf der Matte

Im Knien

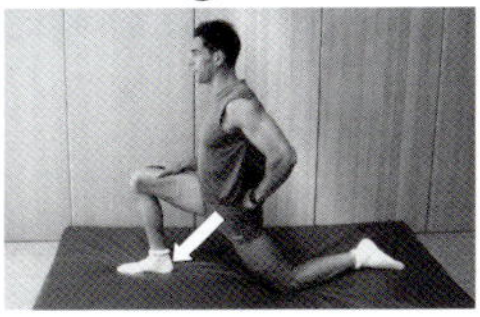

299. Hüftbeuger im Knien

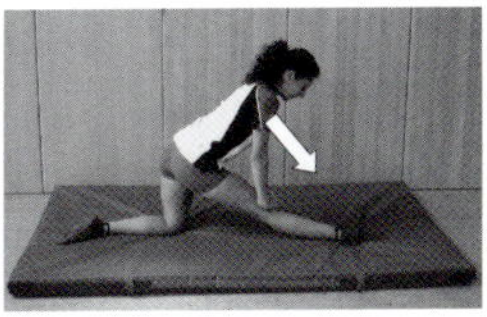

300. Hintere Oberschenkel im Knien

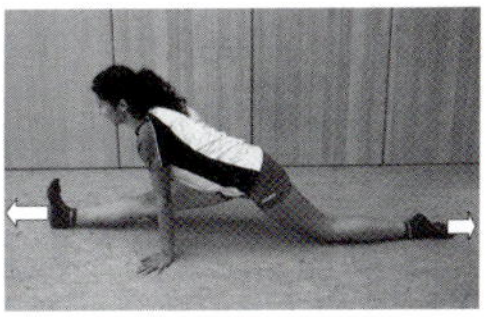

301. Längsspagat

Im Sitzen

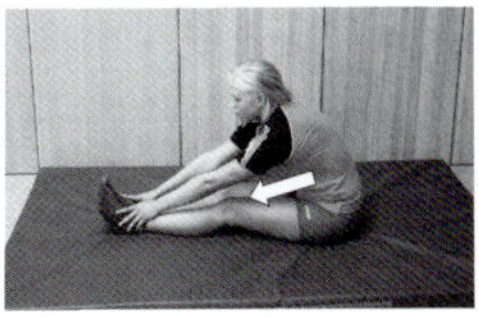

302. Hintere Oberschenkel im Strecksitz

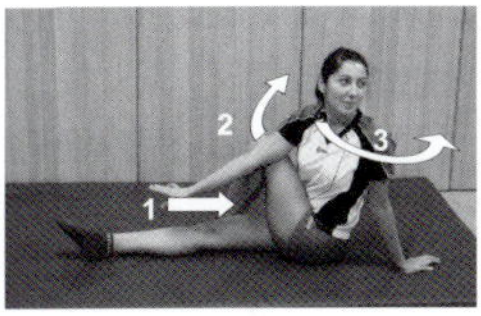

303. Verwringen im Sitzen

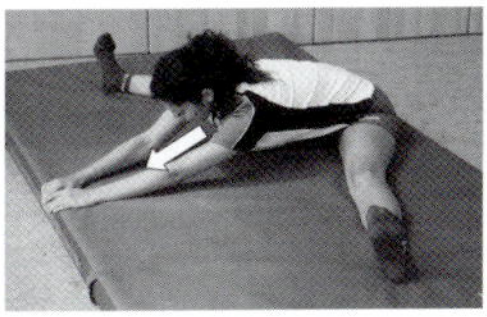

304. Hintere Oberschenkel im Grätschsitz

In Rückenlage

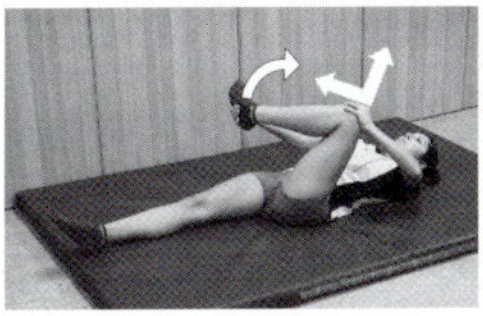

305. Gesäßmuskeln durch Zug am Fuß

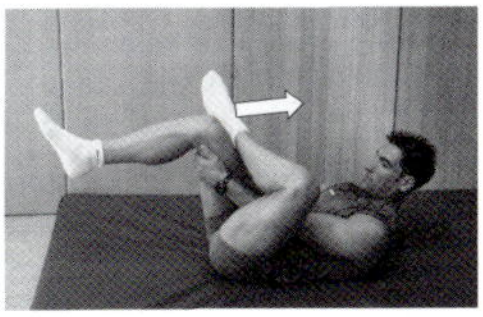

306. Gesäßmuskeln durch Zug am Gegenbein

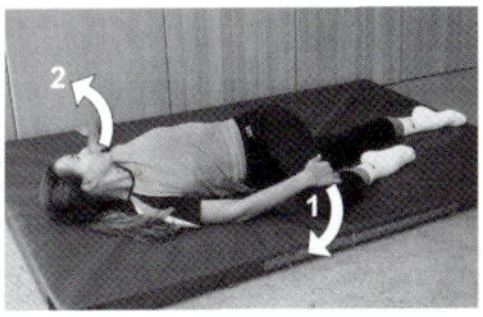

307. Verwringen im Liegen

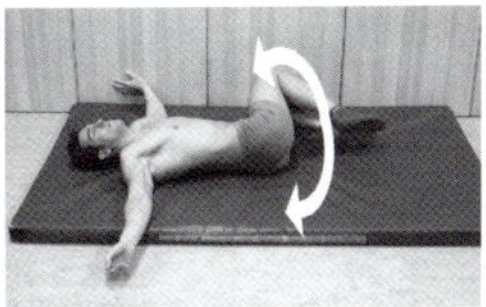

308. Scheibenwischer mit Ablegen

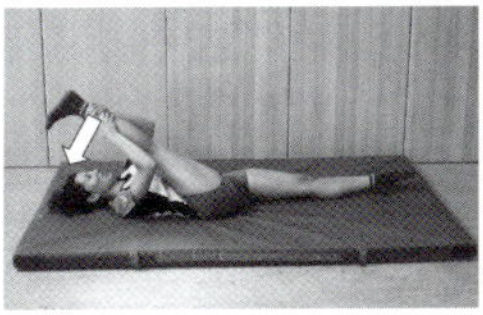

309. Hintere Oberschenkel im Liegen

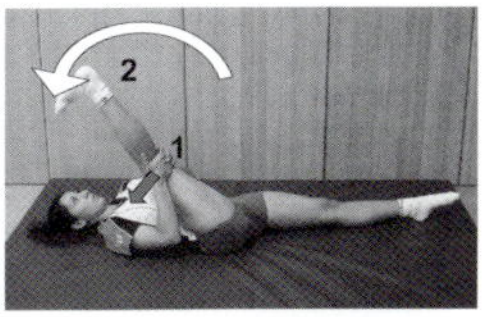

310. Hintere Oberschenkel durch Beinstreckung

Mit Partner

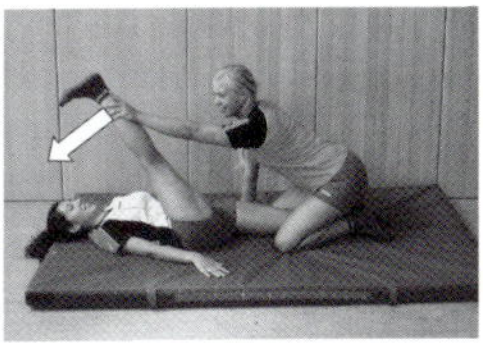

311. Hintere Oberschenkel im Liegen mit Partner

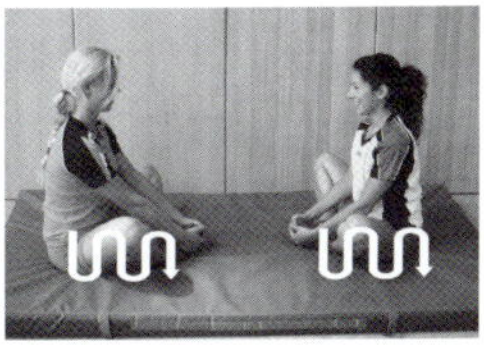

312. Adduktoren: „Mit den Oberschenkeln flattern"

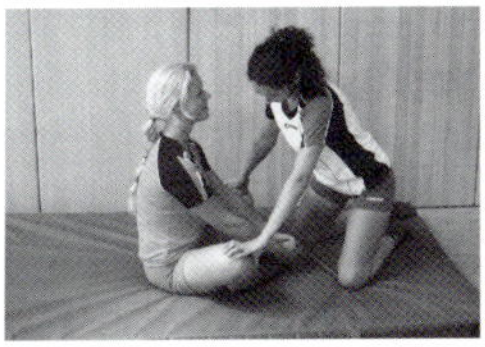

313. Adduktoren mit Partner (auf Knie drücken)

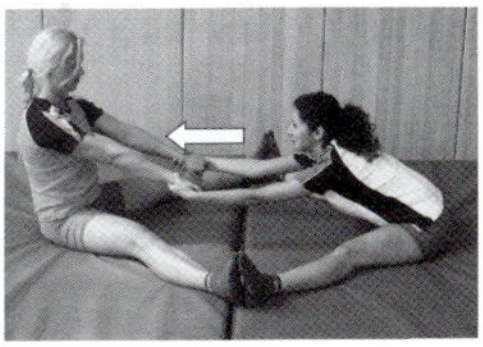

314. Adduktoren mit Partner im Grätschsitz (Ziehen)

Rumpf

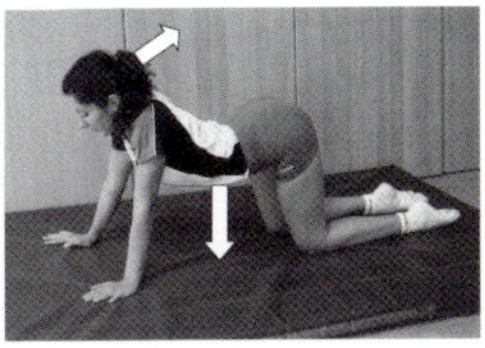

315. Pferderücken

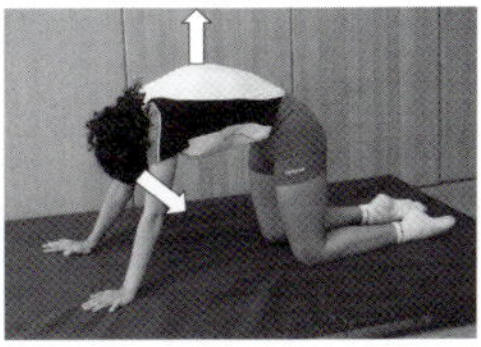

316. Katzenbuckel

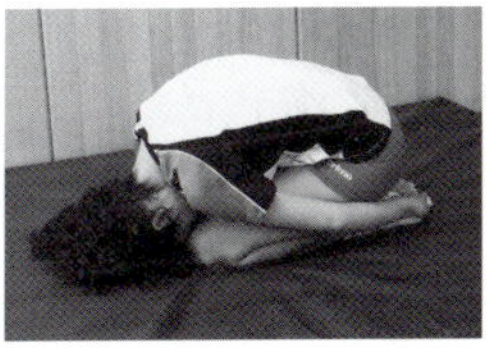

317. Man macht sich ganz klein

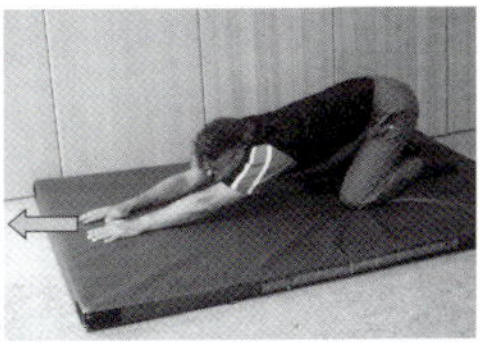

318. Brustdehnung im Knien

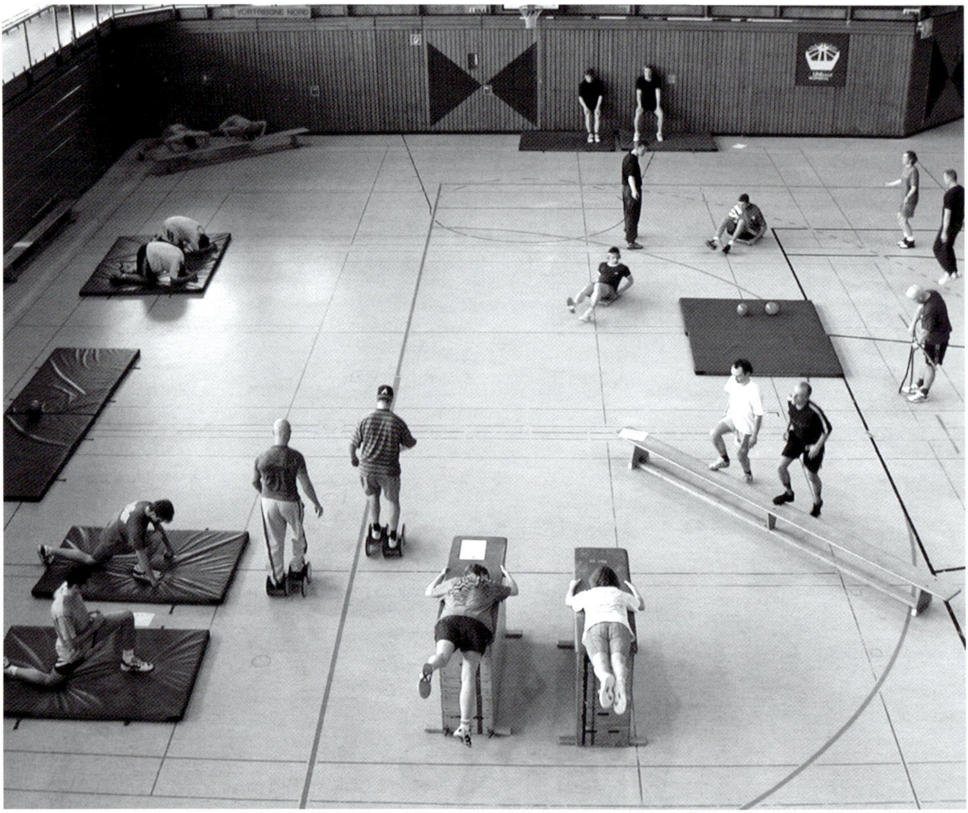

Abb. 12: Der 1. Beispiel-Circuit mit 12 Stationen in der Durchführung

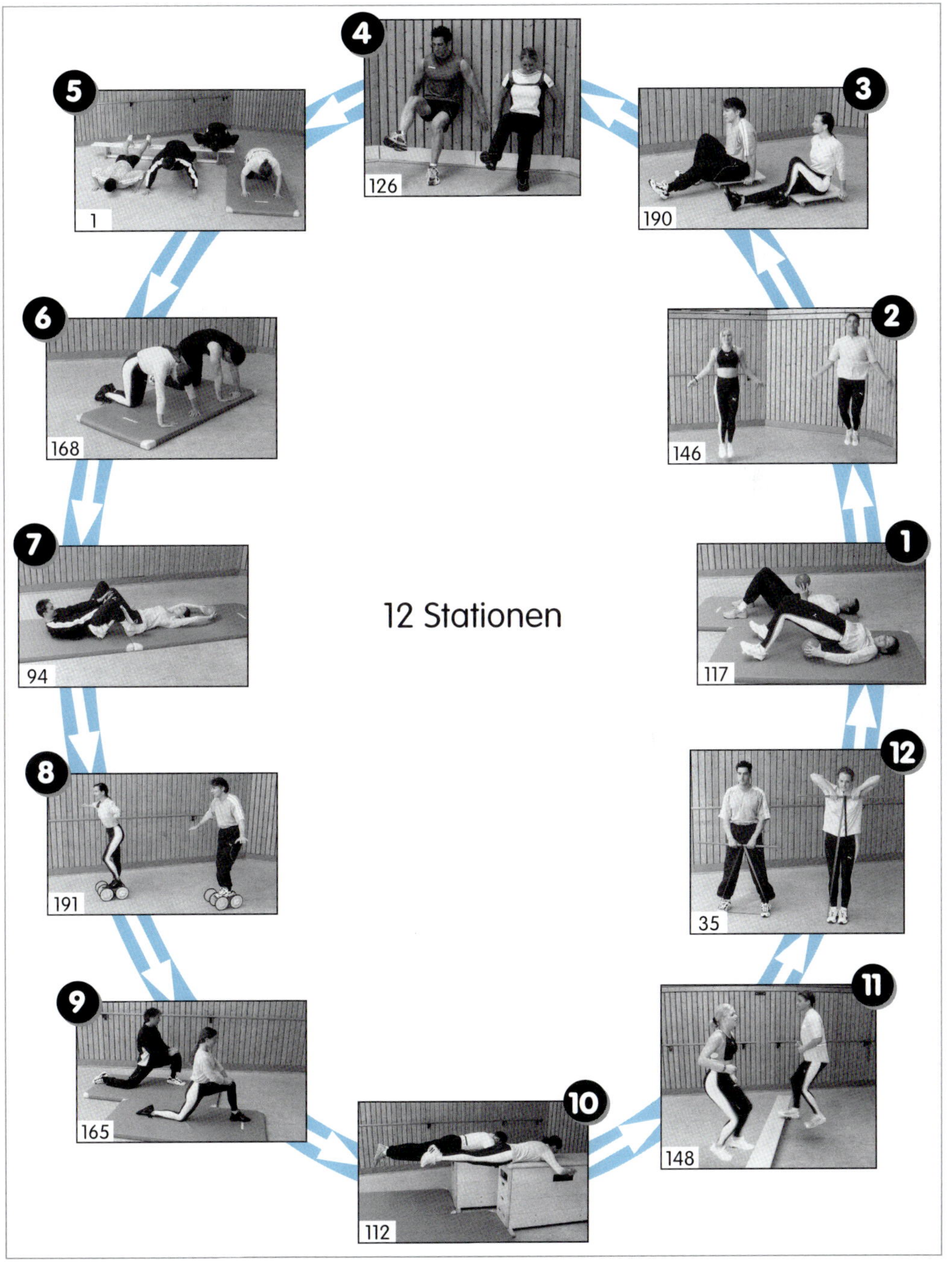
12 Stationen
1
117
2
146
3
190
4
126
5
1
6
168
7
94
8
191
9
165
10
112
11
148
12
35

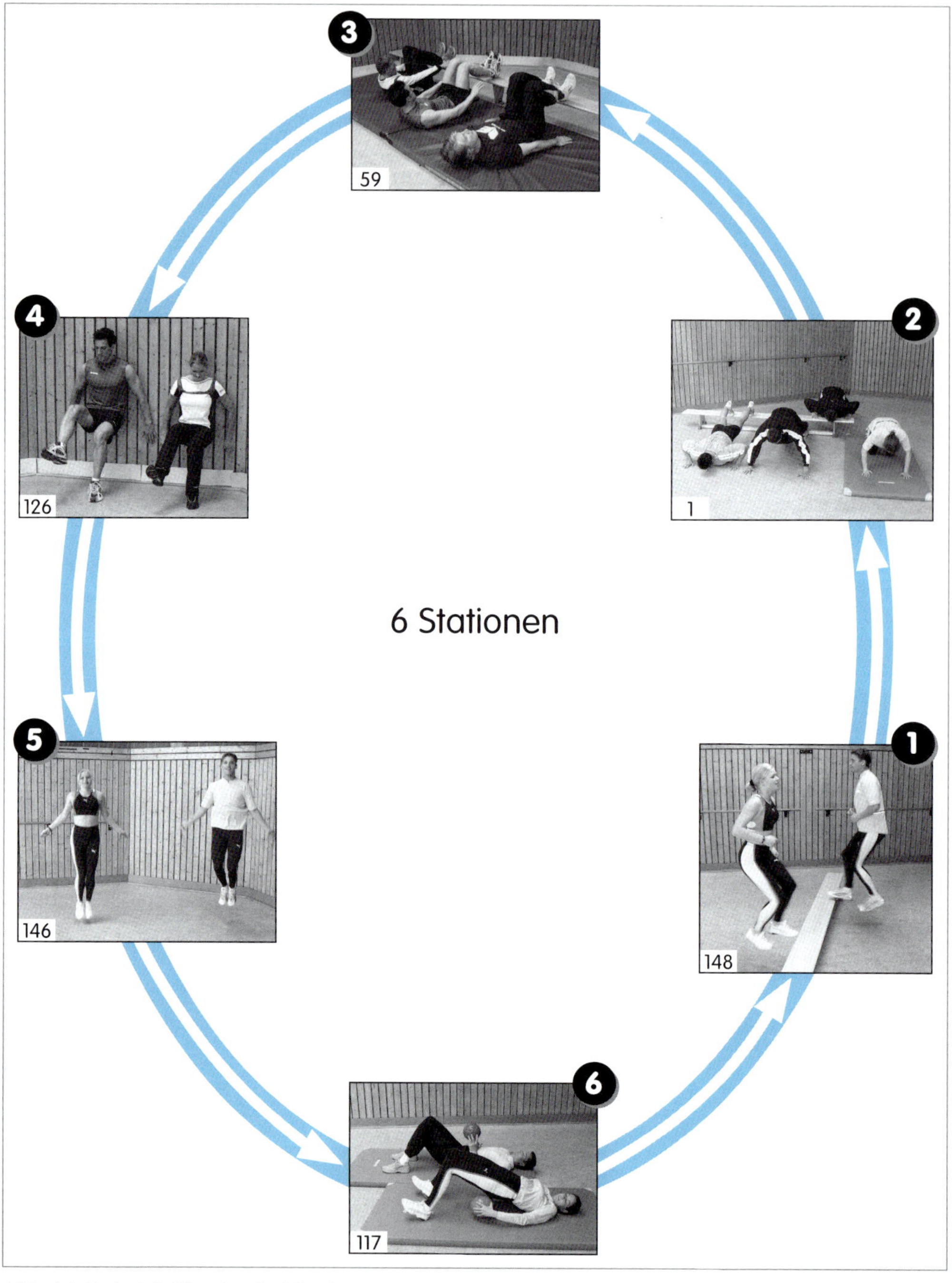

Abb. 14: Beispiel-Circuit mit 6 Stationen

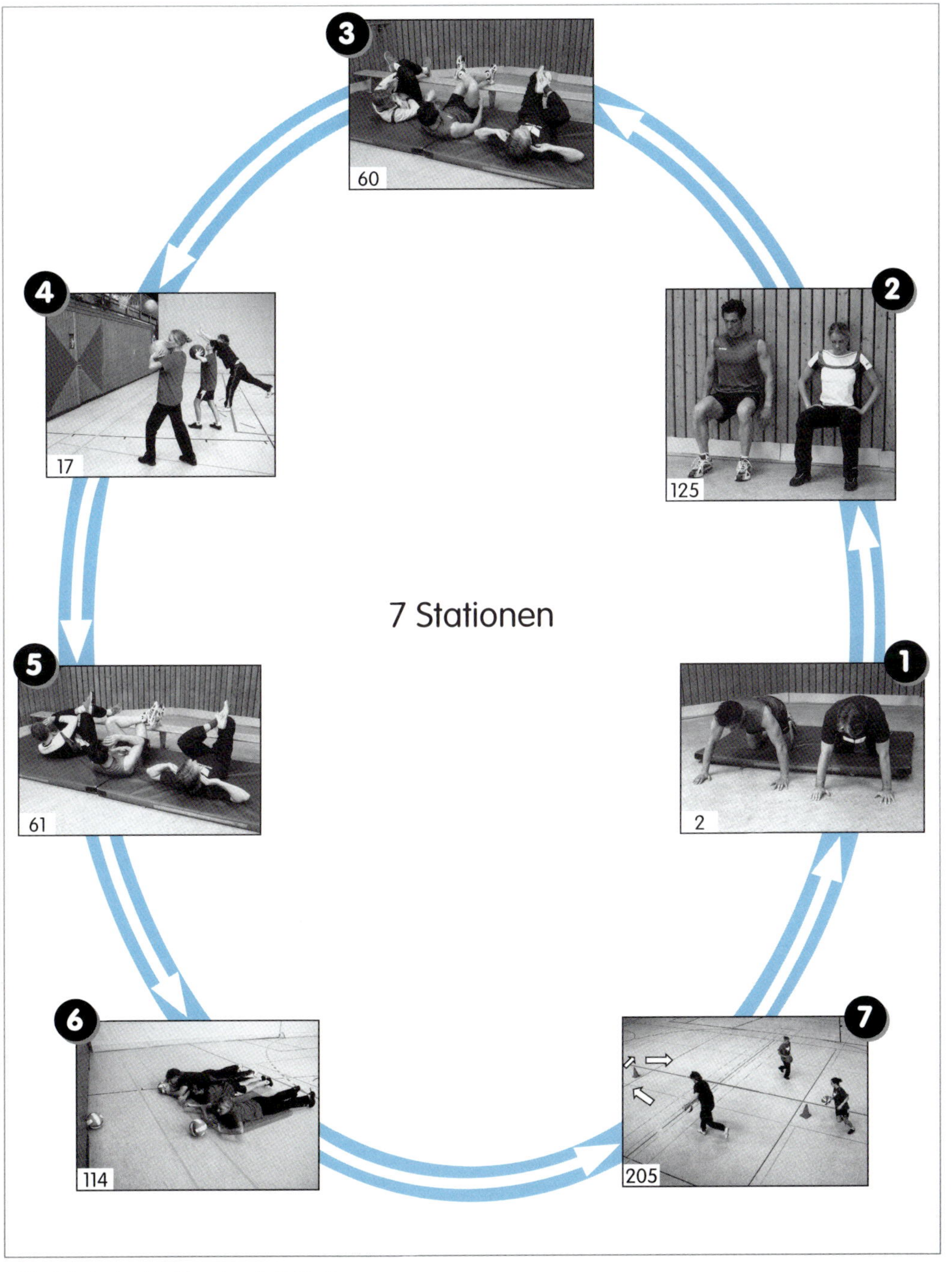

Abb. 15: Beispiel-Circuit mit 7 Stationen

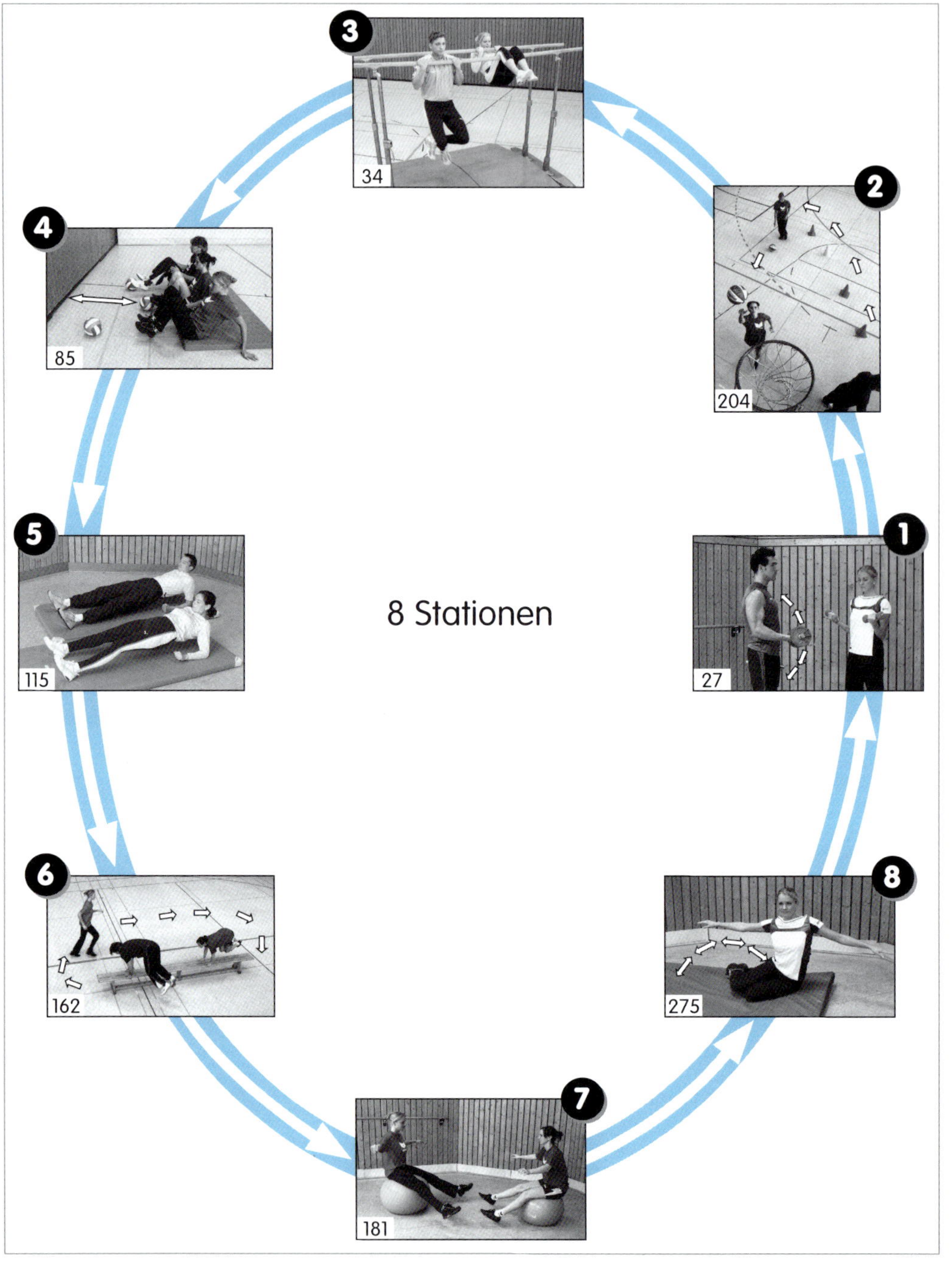

Abb. 16: Beispiel-Circuit mit 8 Stationen

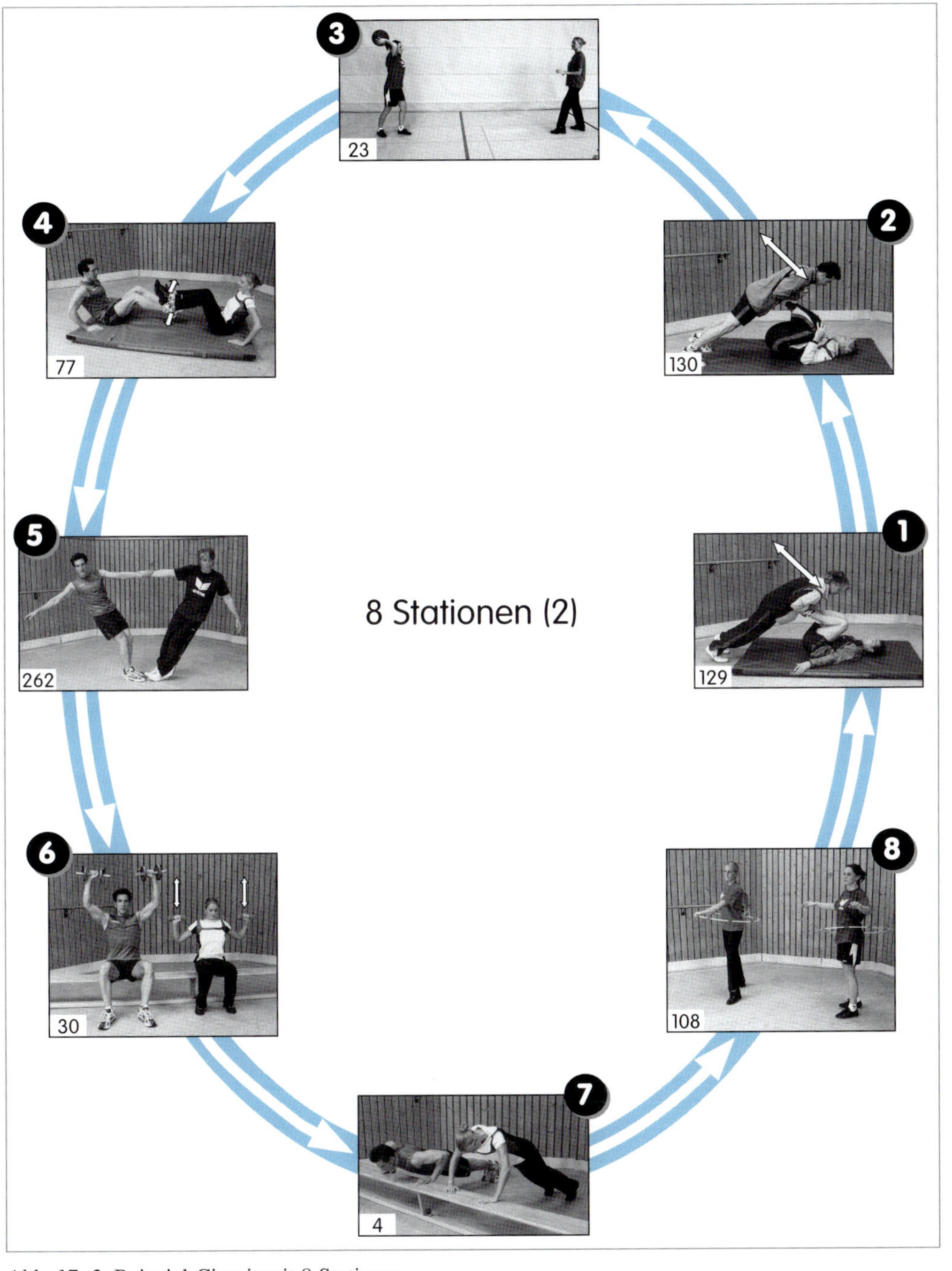

Abb. 17: 2. Beispiel-Circuit mit 8 Stationen

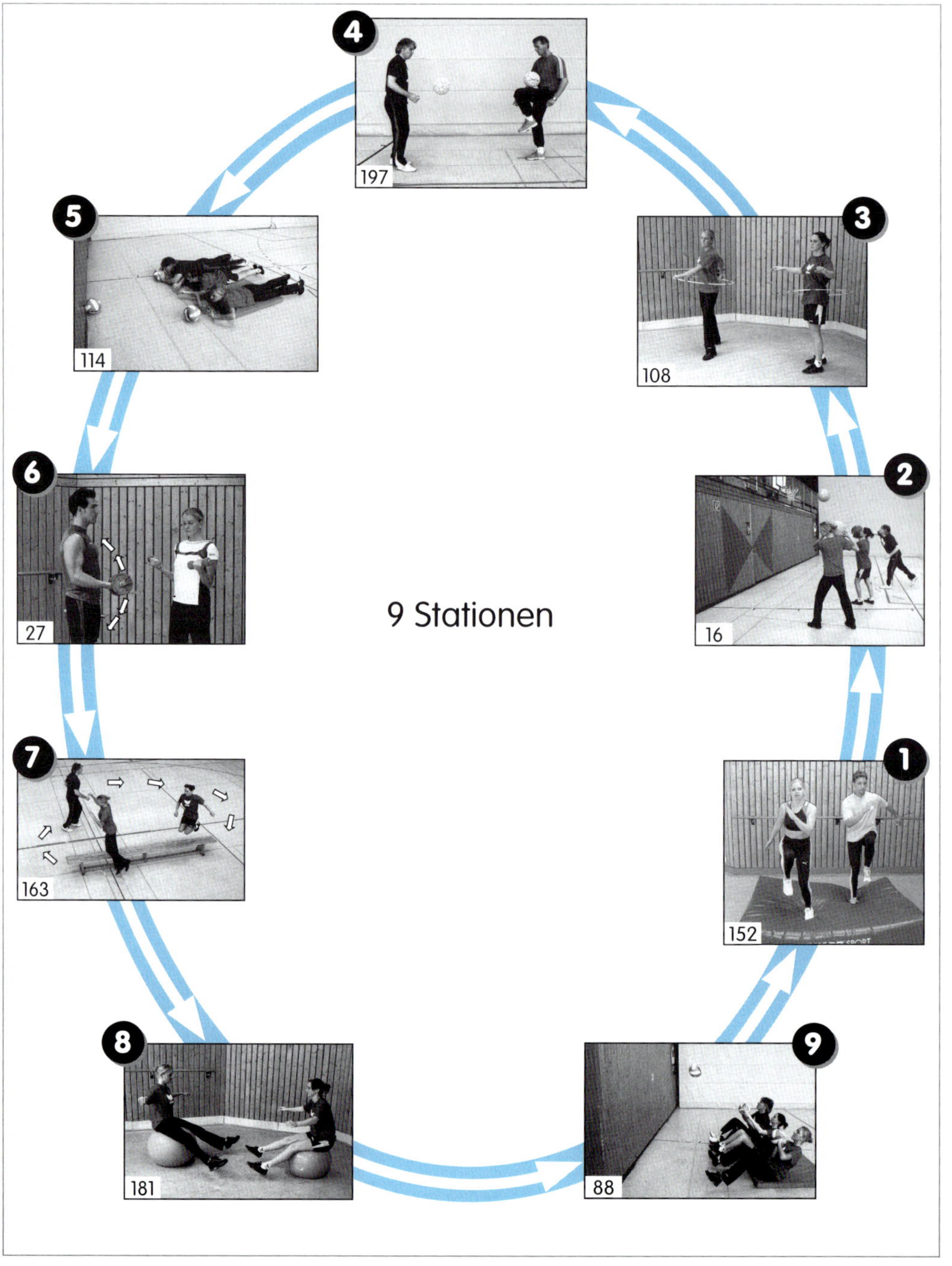

Abb. 18: 1. Beispiel-Circuit mit 9 Stationen

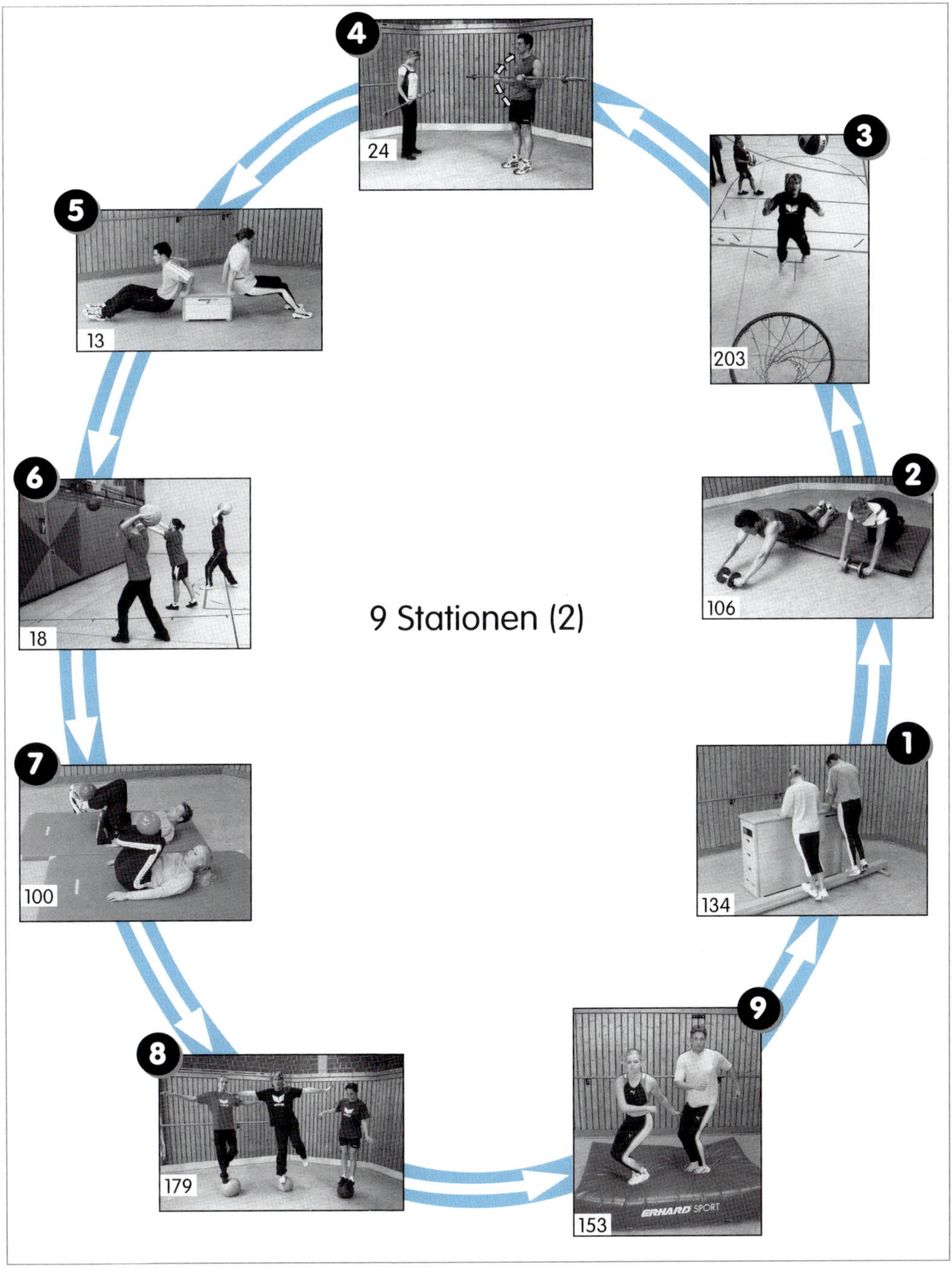

Abb. 19: 2. Beispiel-Circuit mit 9 Stationen

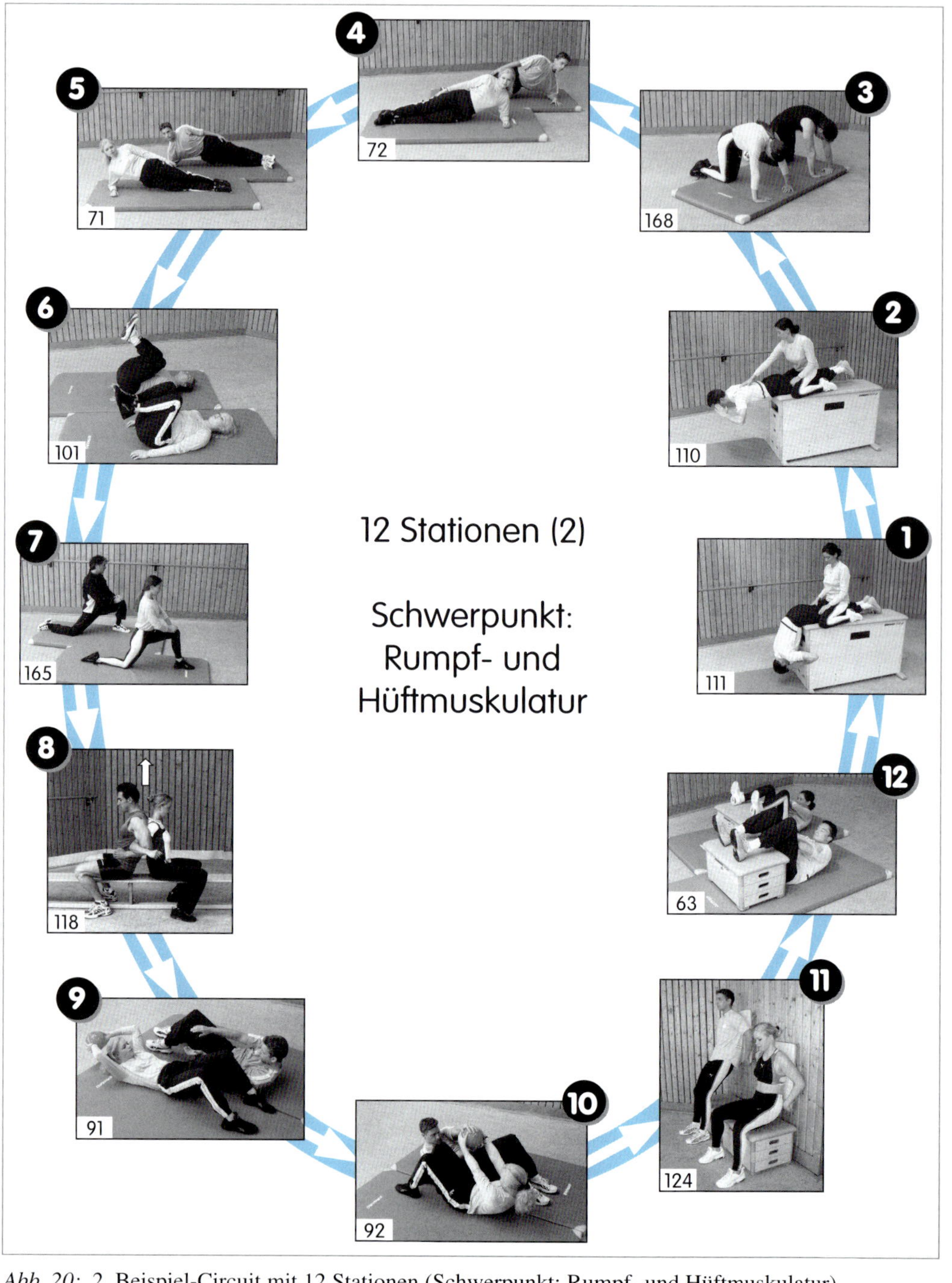

Abb. 20: 2. Beispiel-Circuit mit 12 Stationen (Schwerpunkt: Rumpf- und Hüftmuskulatur)

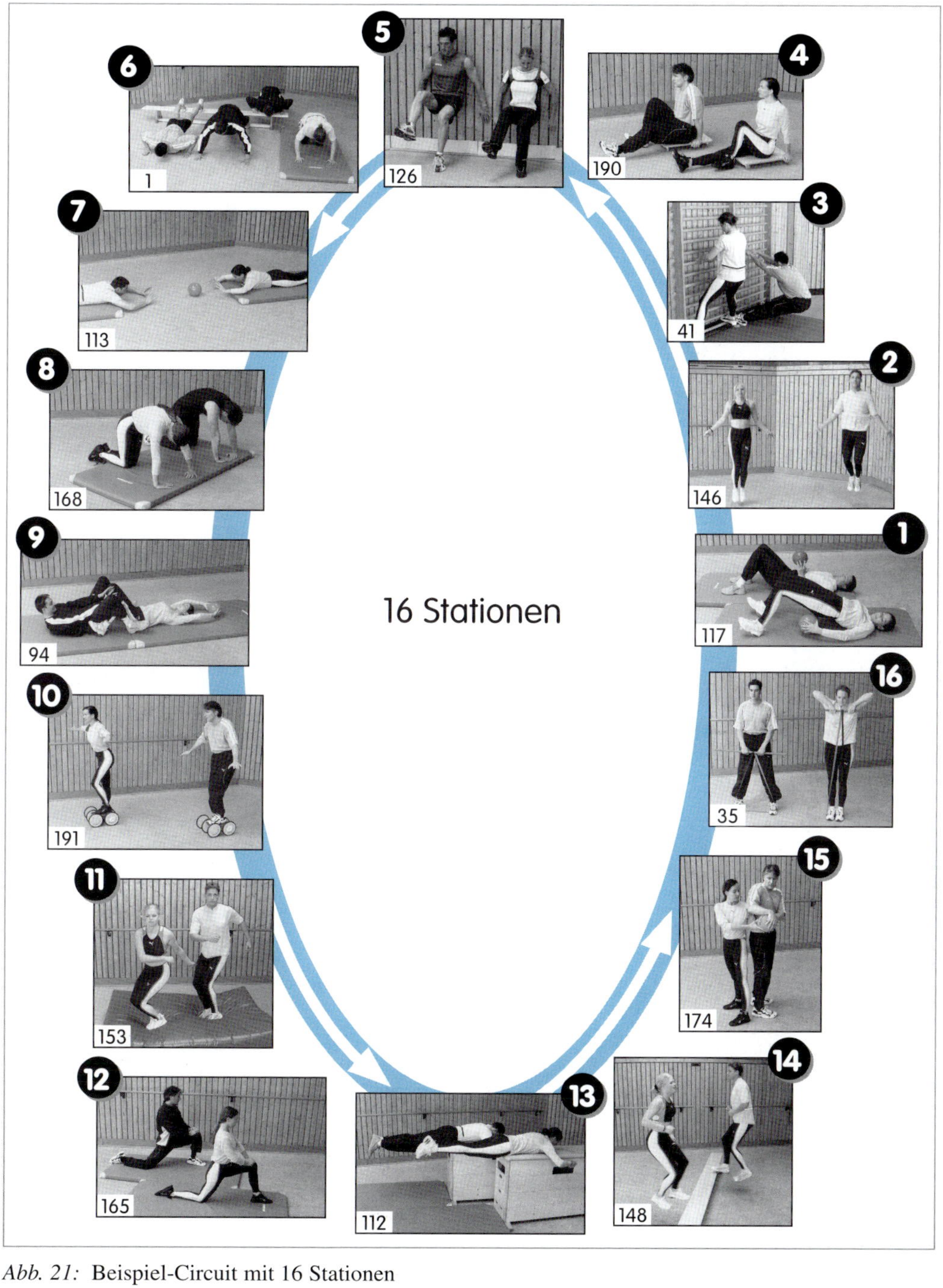

Abb. 21: Beispiel-Circuit mit 16 Stationen

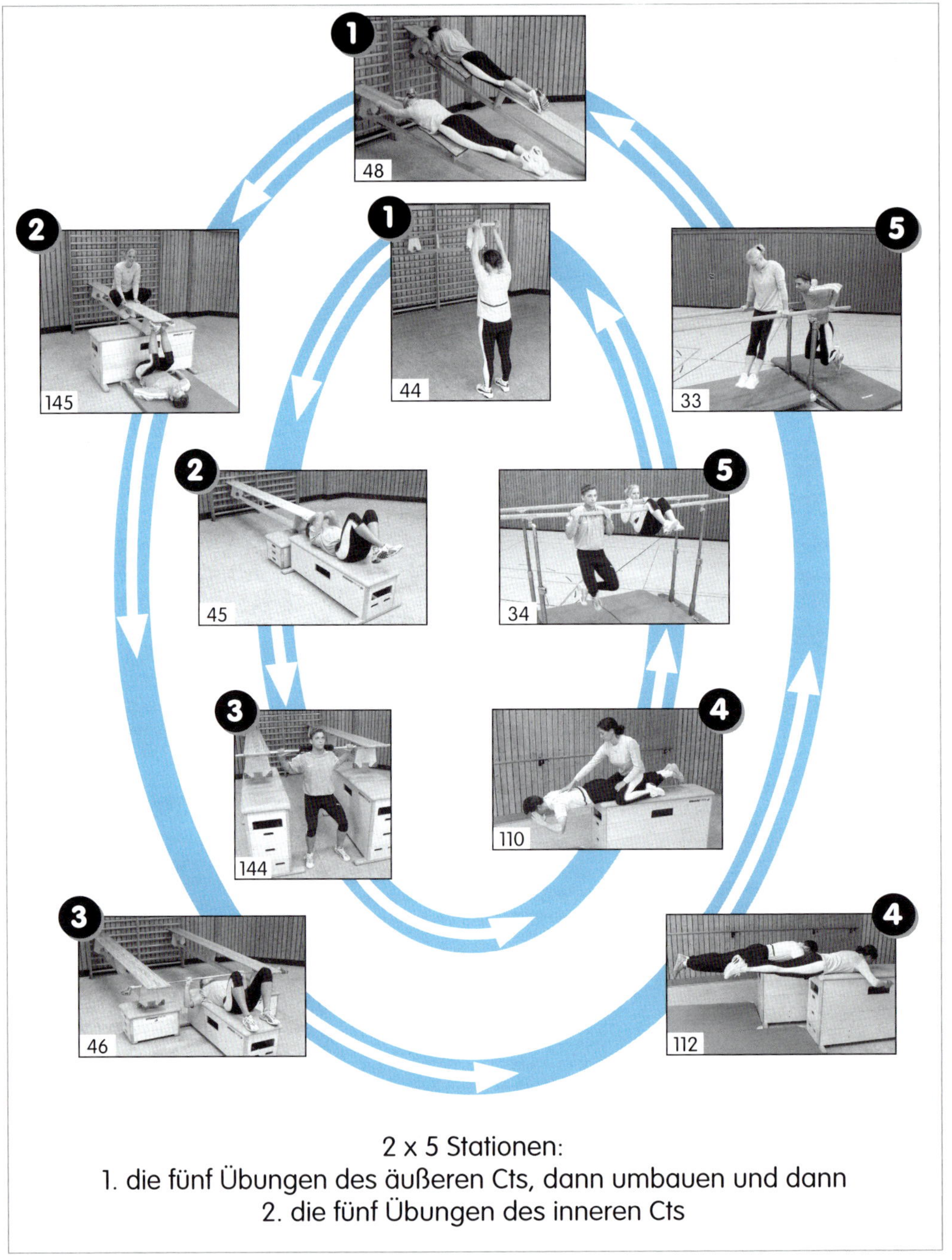

Abb. 22: Beispiel-Circuit mit 2 x 5 Stationen

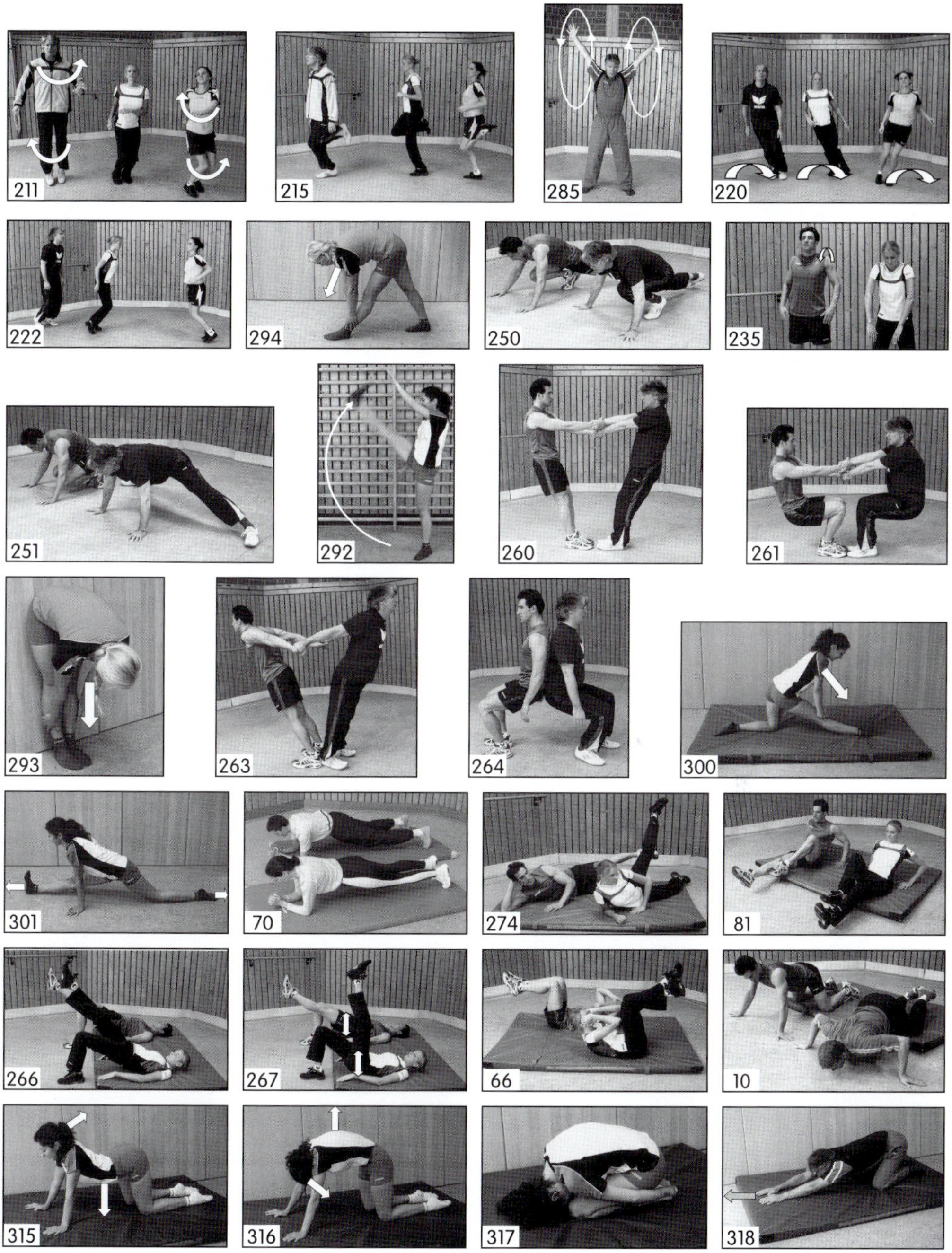

Abb. 23: Fitness-Gymnastik (kurz)

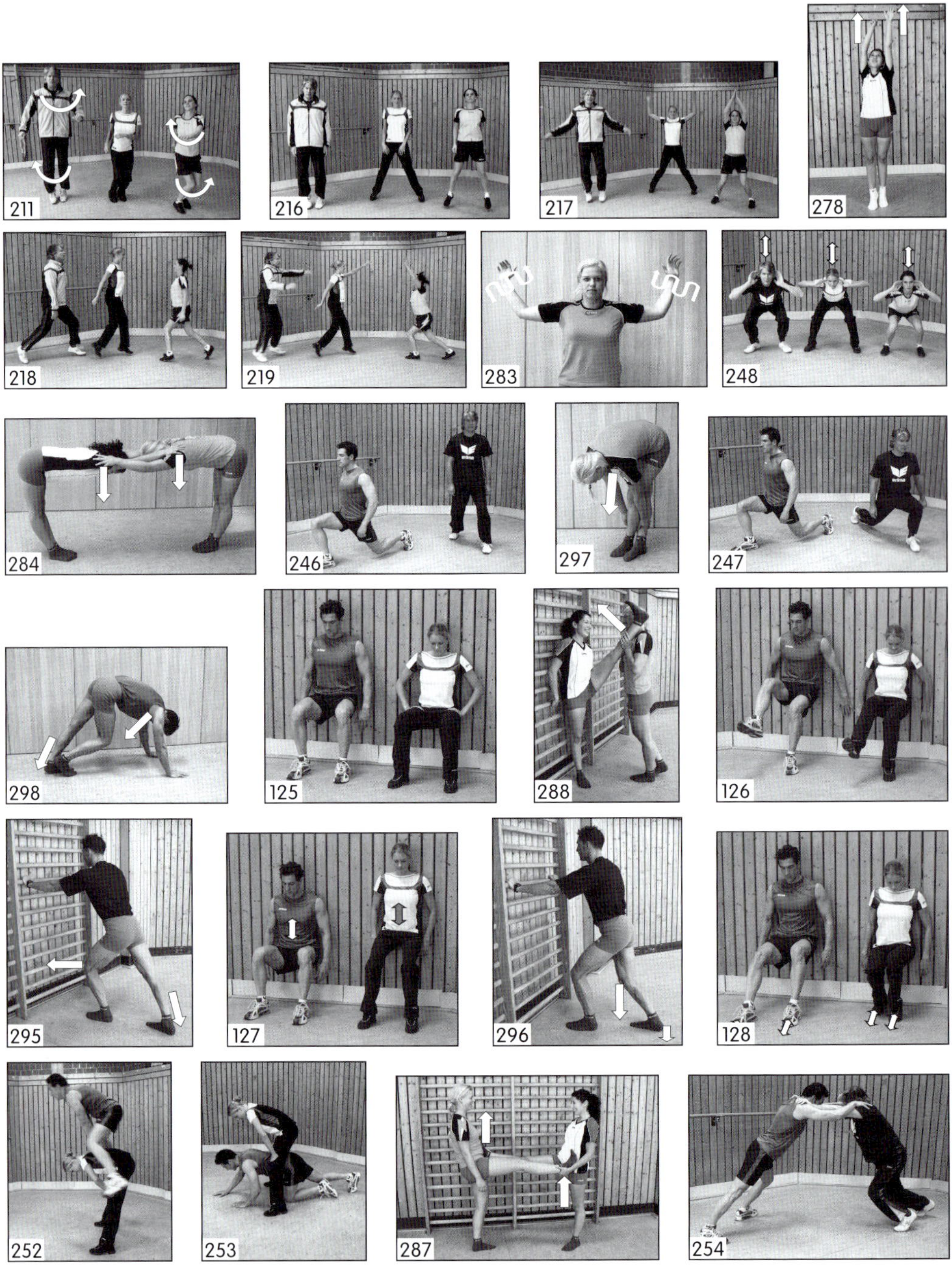

Abb. 24: Fitness-Gymnastik (mittel)

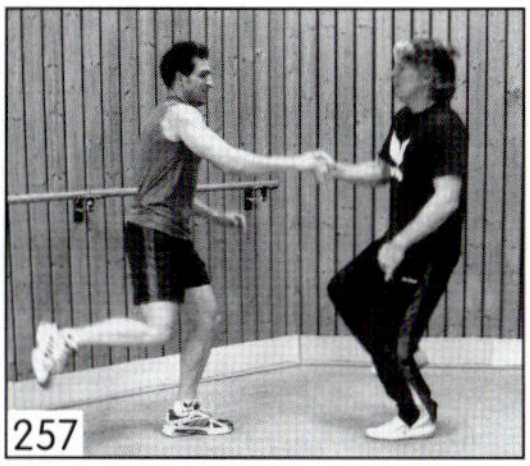
257

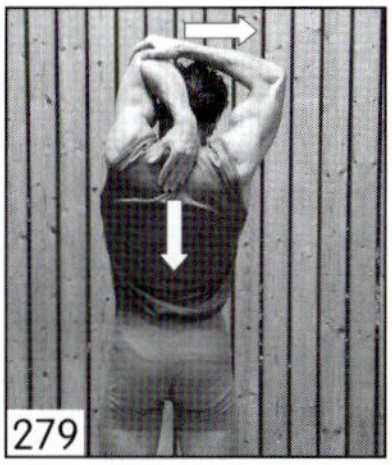
279

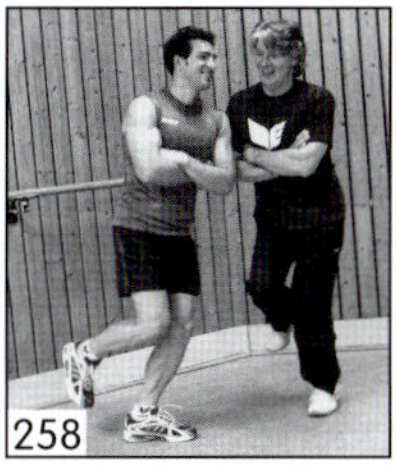
258

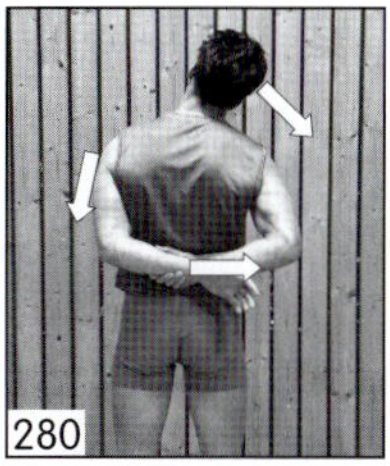
280

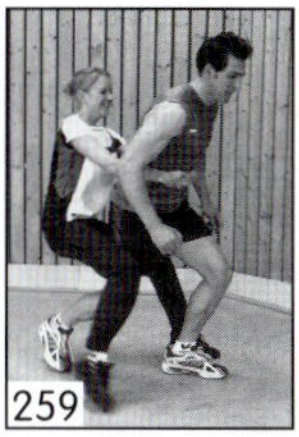
259

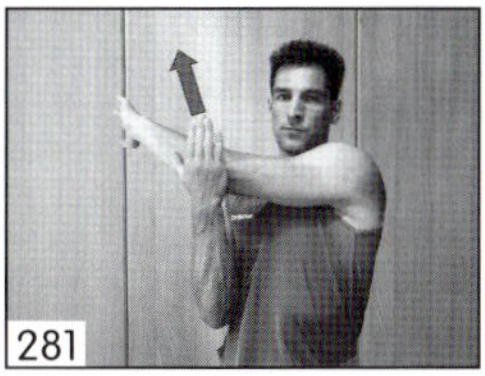
281

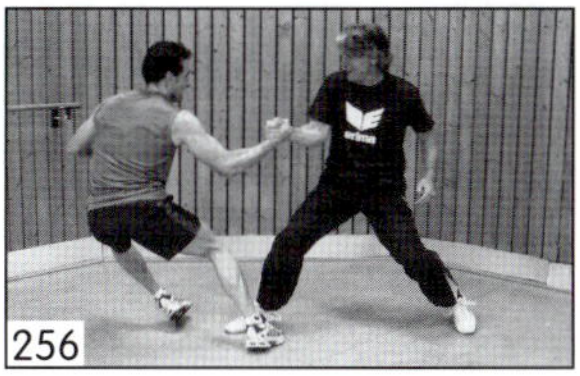
256

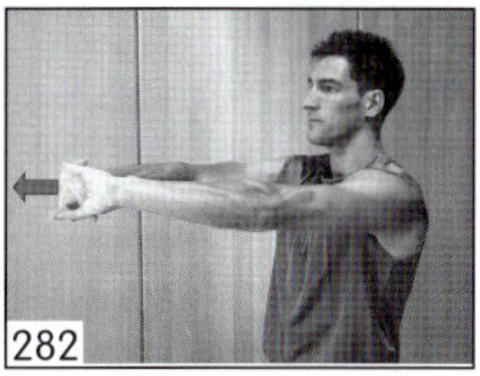
282

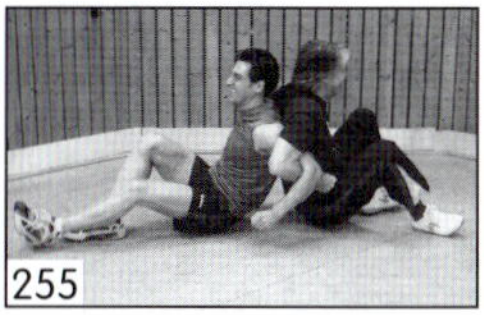
255

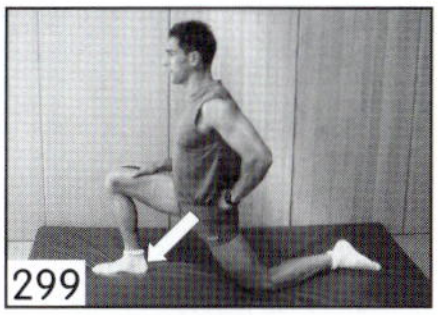
299

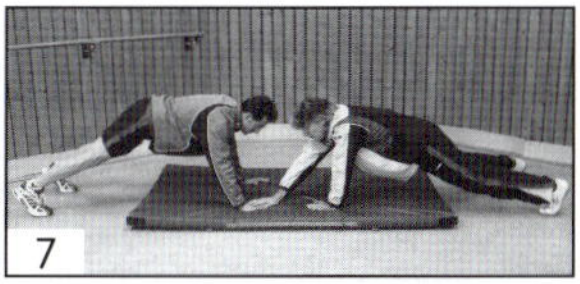
7

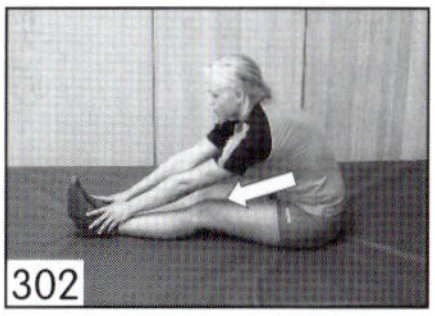
302

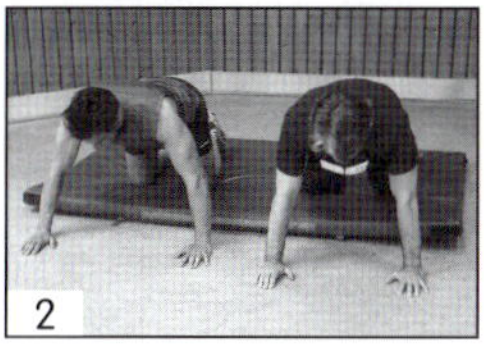
2

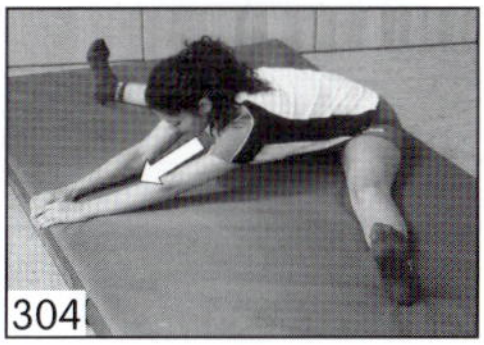
304

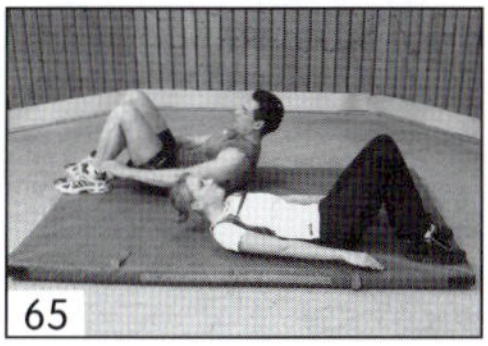
65

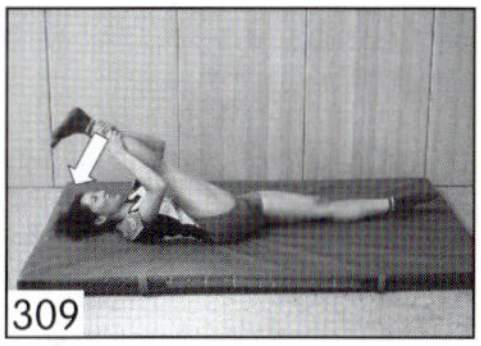
309

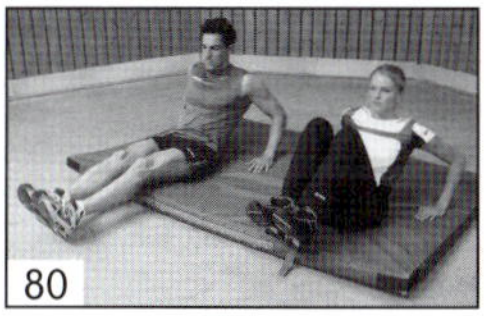
80

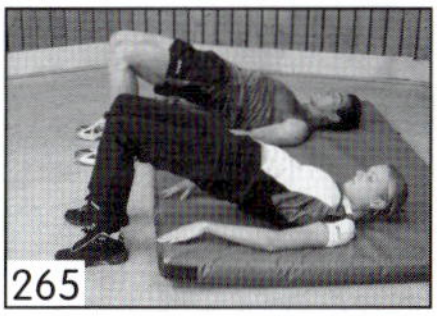
265

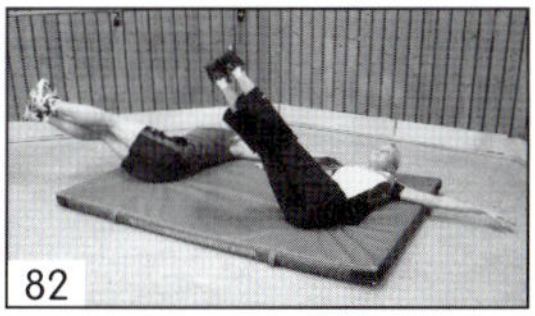
82

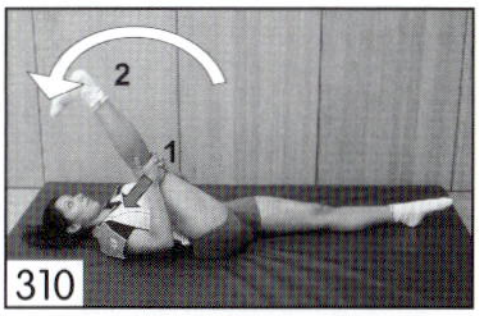

310

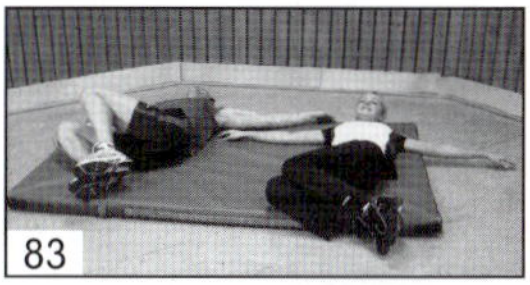
83

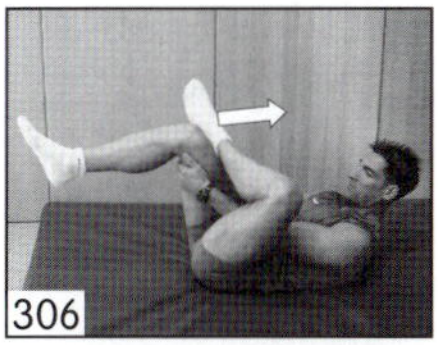
306

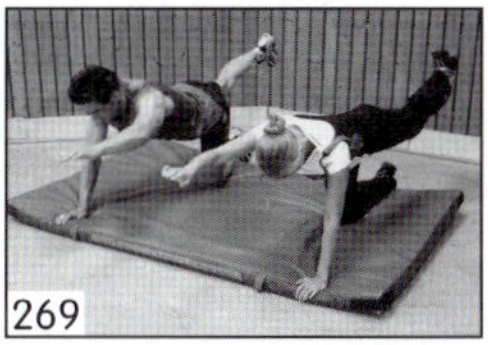
269

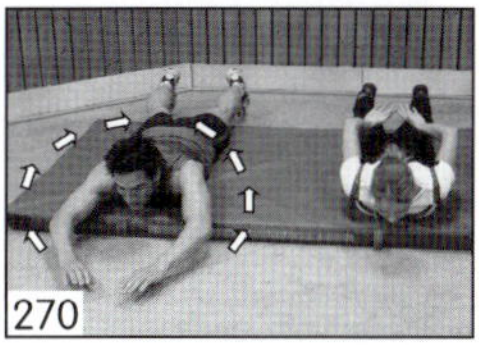
270

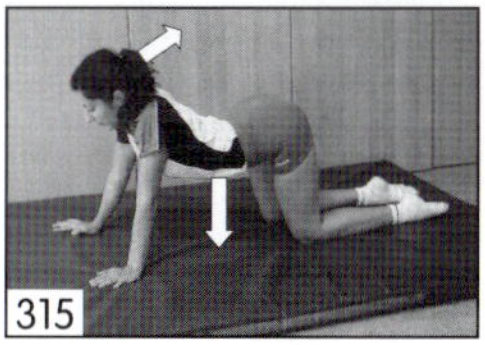
315

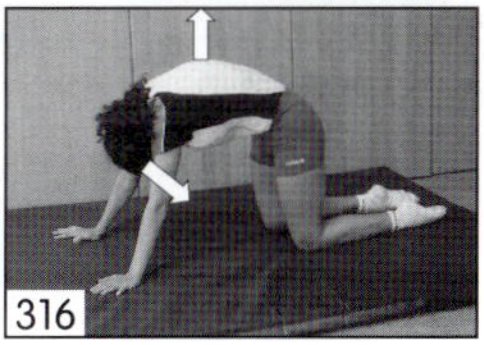
316

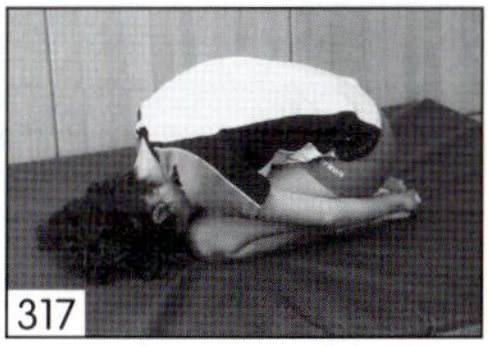
317

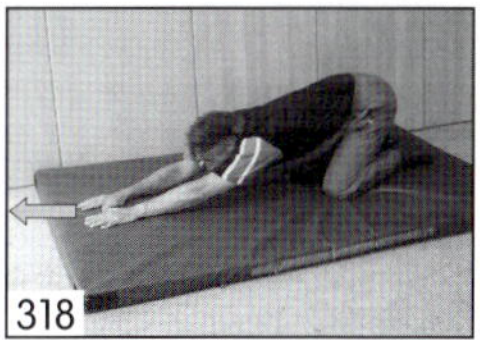
318

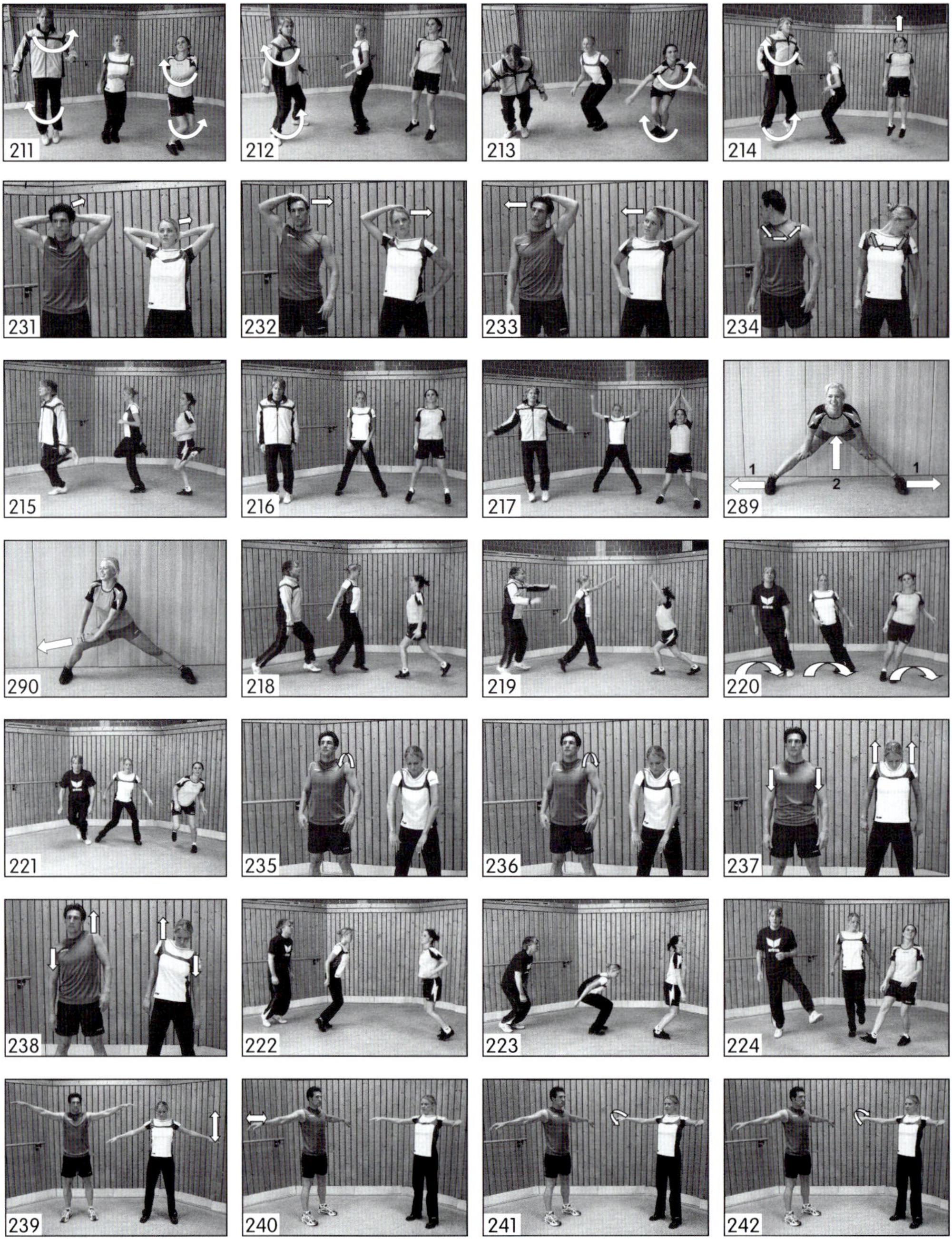

Abb. 25: Fitness-Gymnastik (lang)

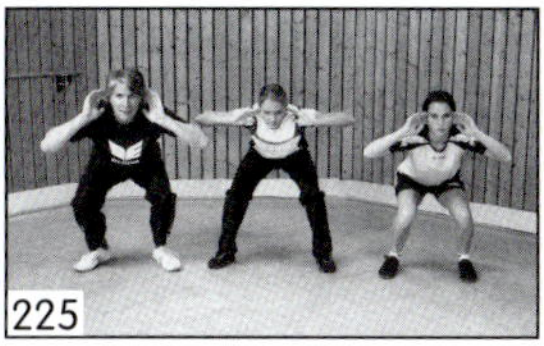
225

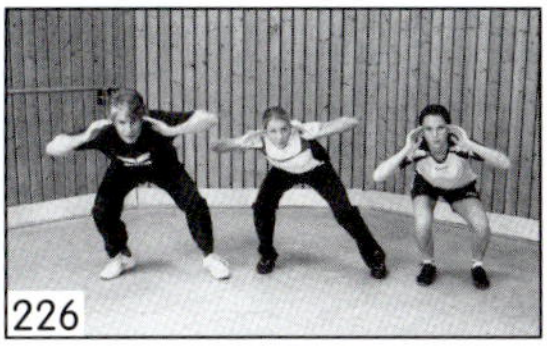
226

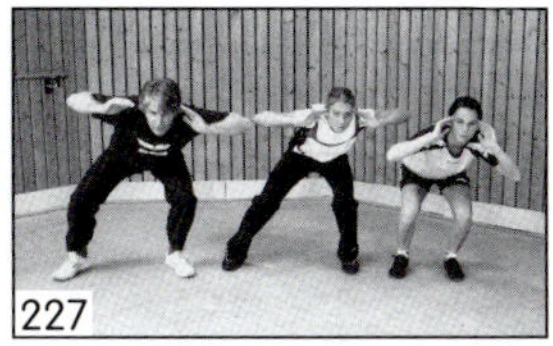
227

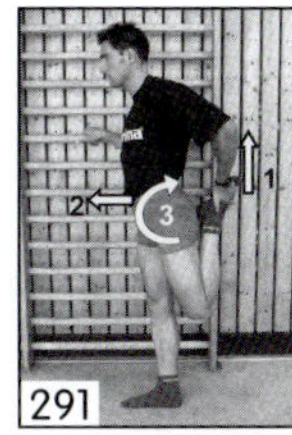

291

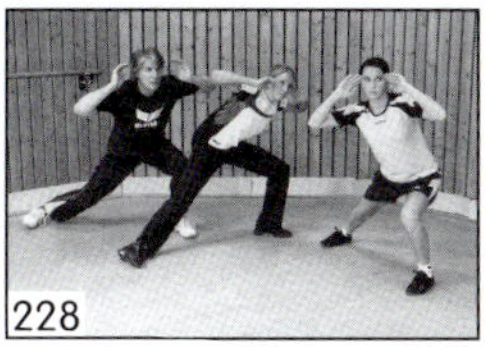
228

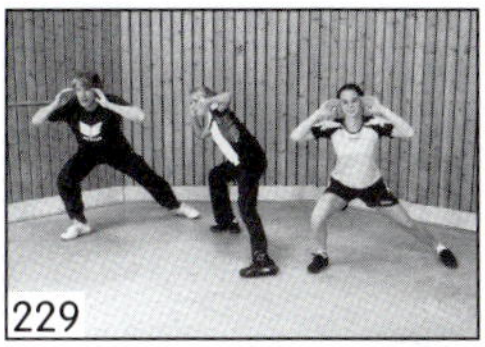
229

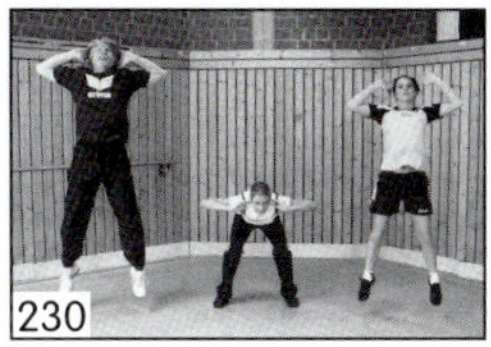
230

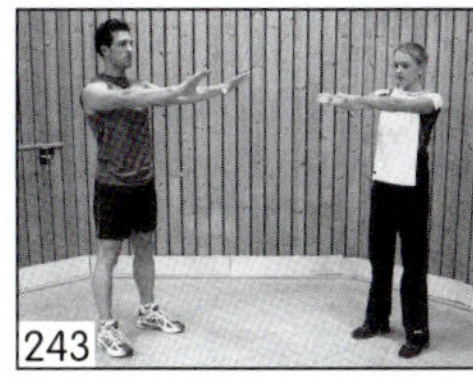
243

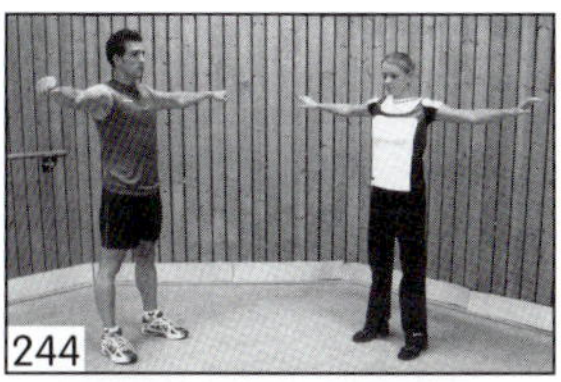
244

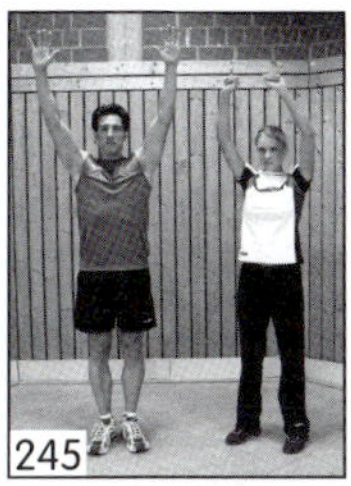
245

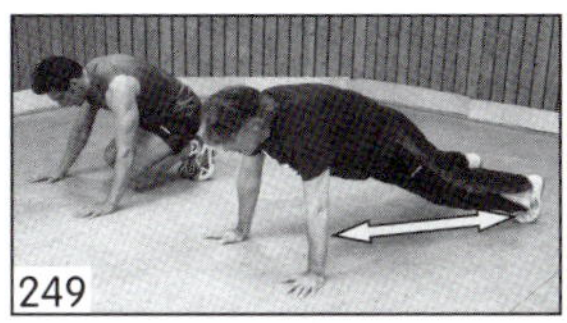
249

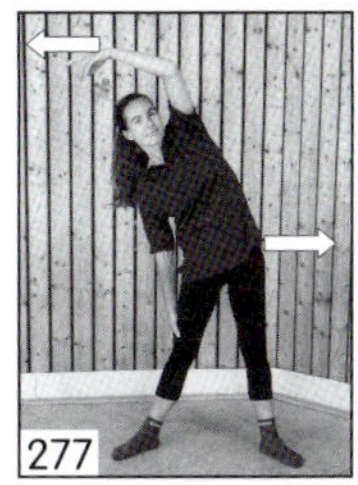
277

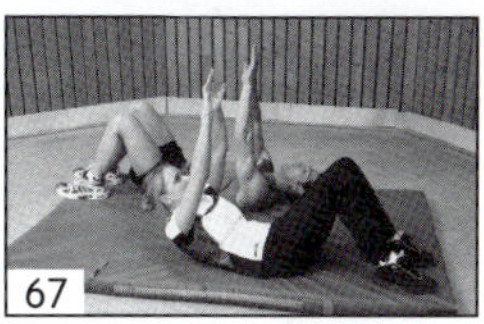
67

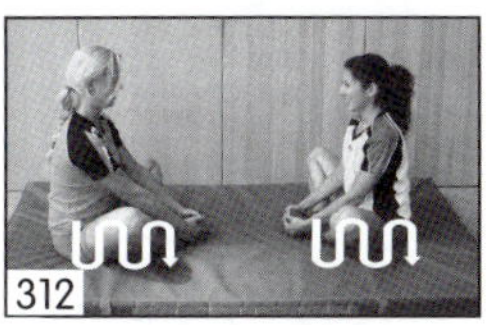
312

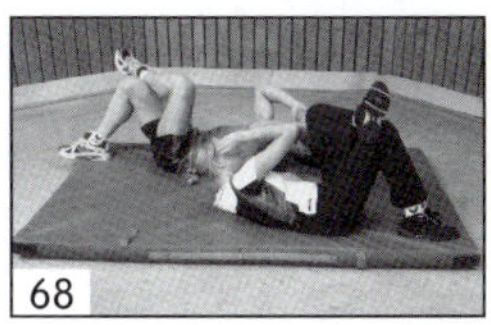
68

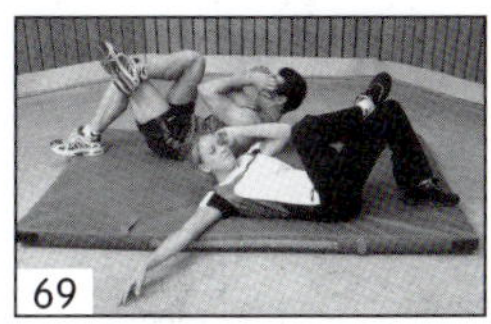
69

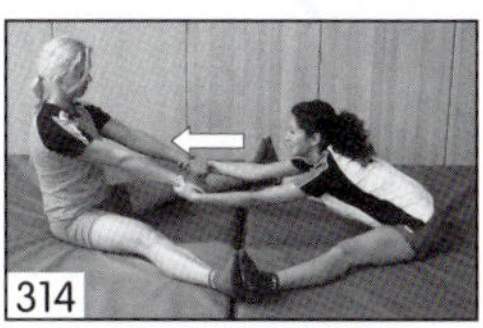
314

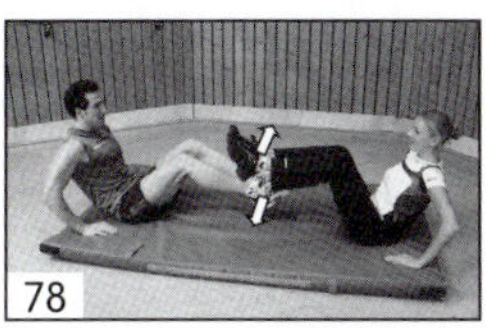
78

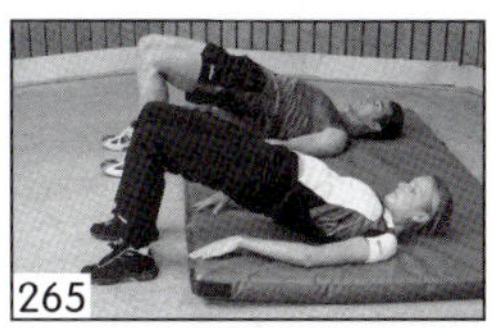
265

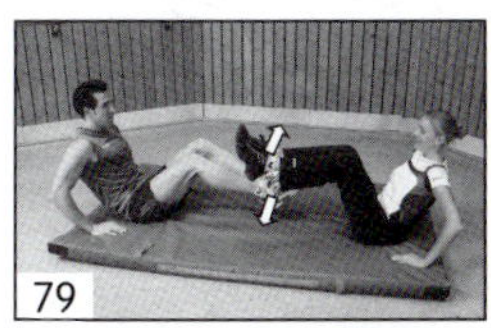
79

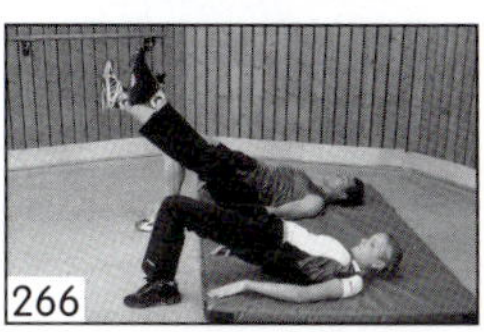
266

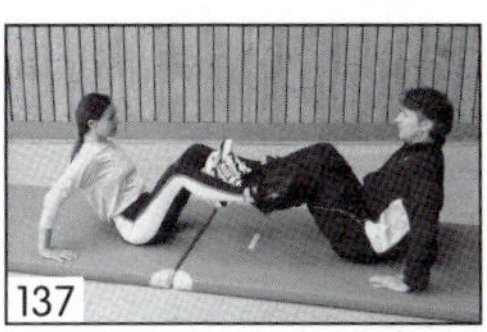
137

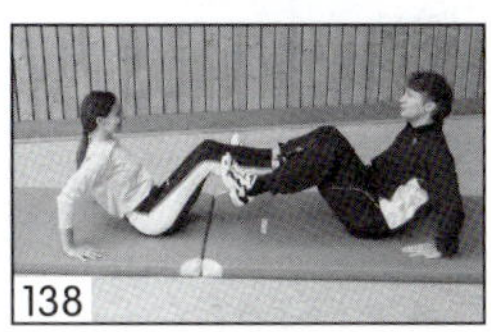
138

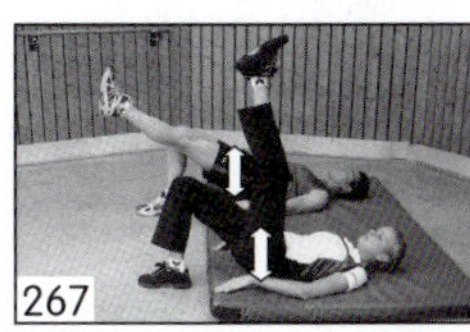
267

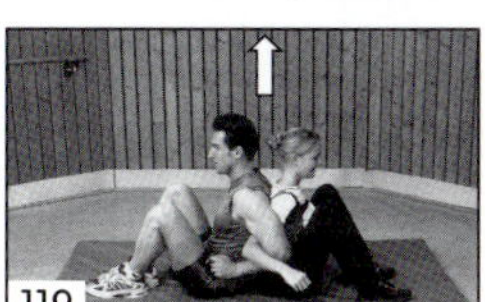
119

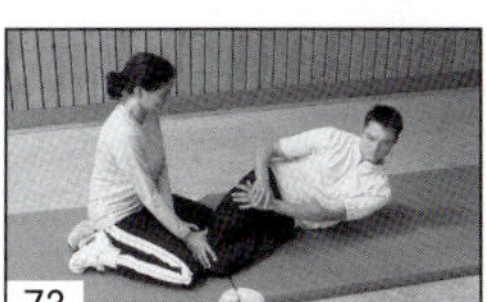
73

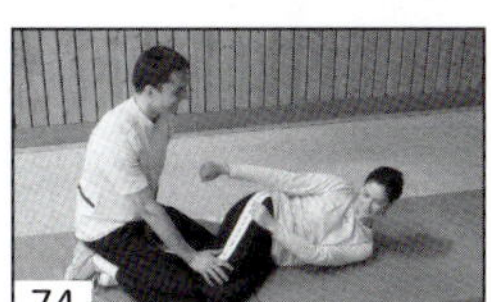
74

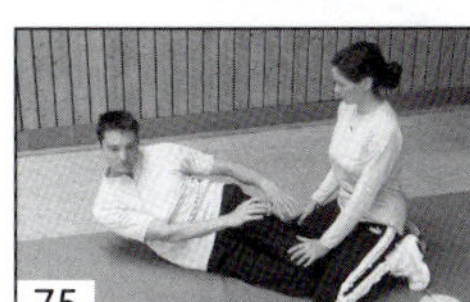
75

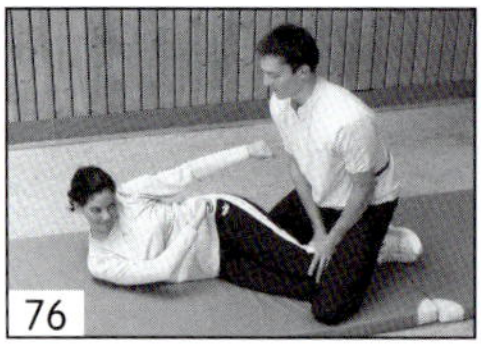
76

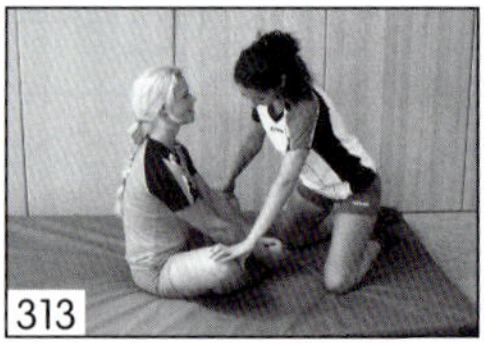
313

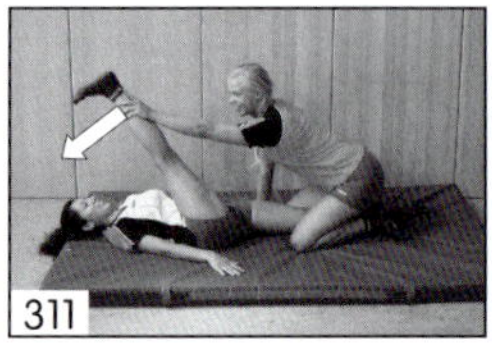
311

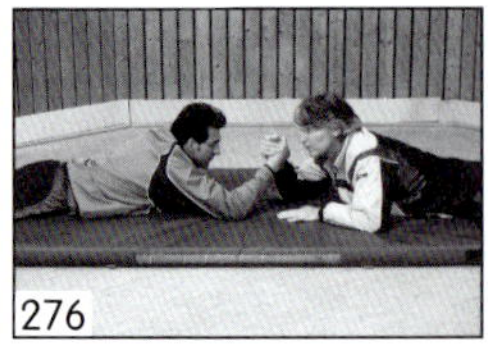
276

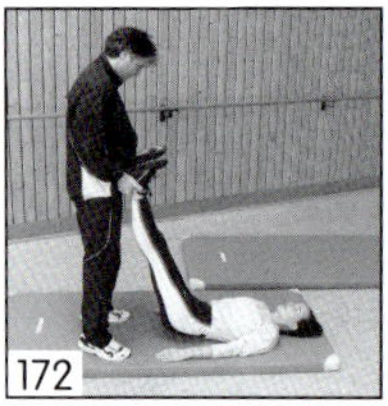
172

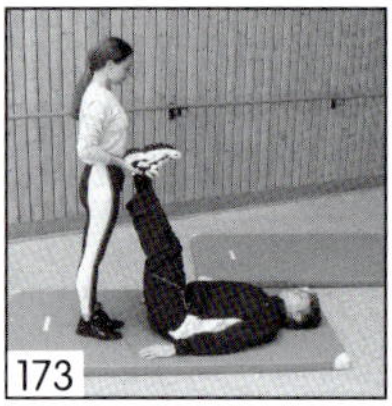
173

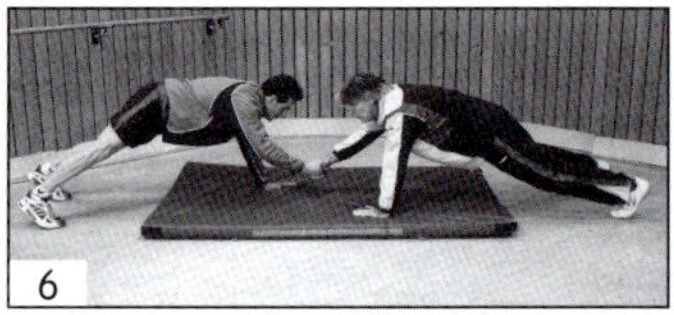
6

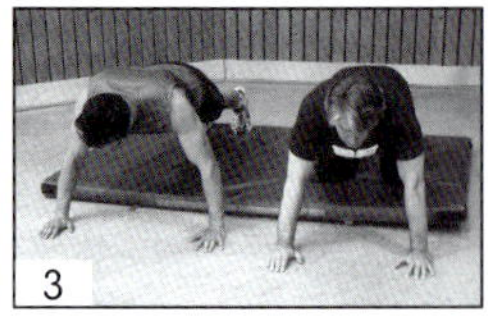
3

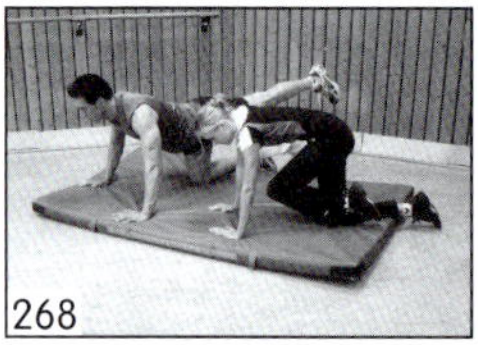
268

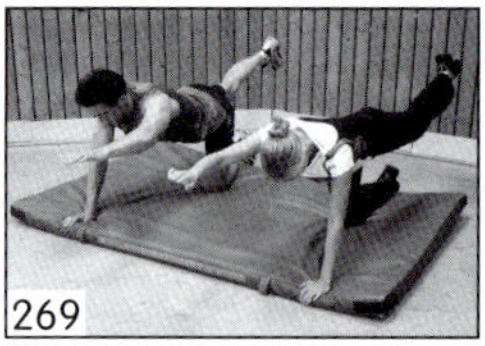
269

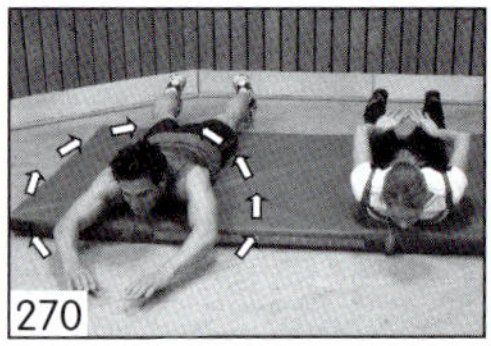
270

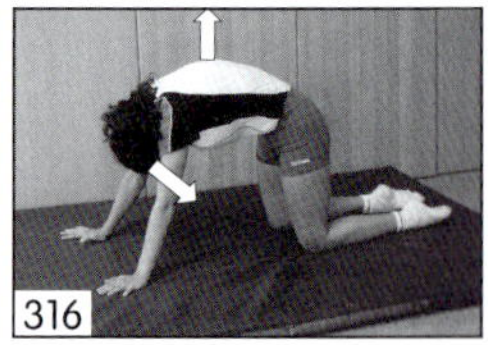
316

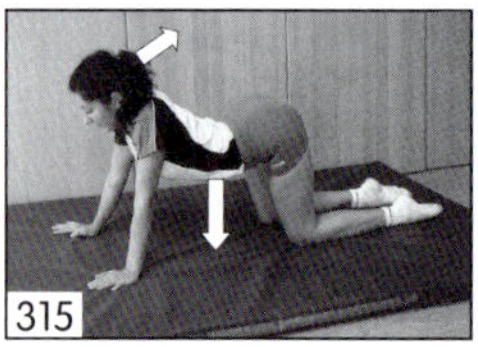
315

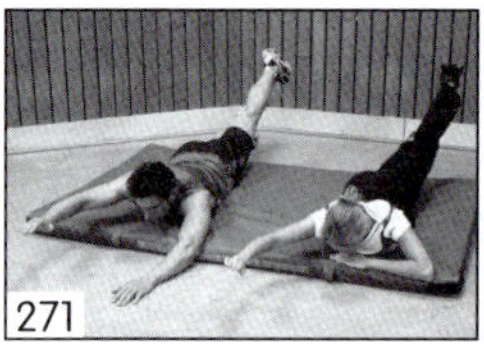
271

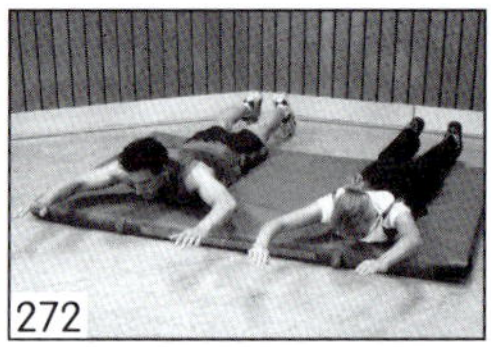
272

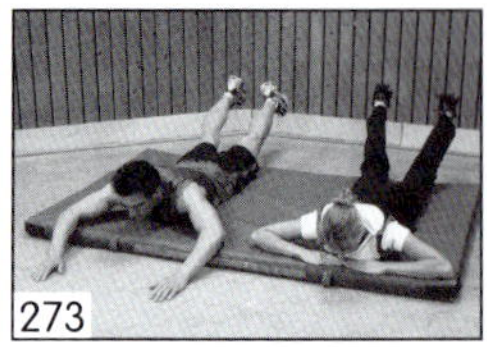
273

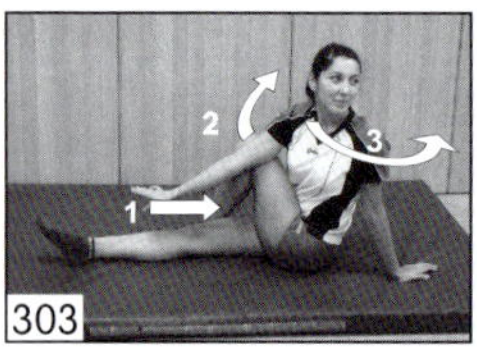

303

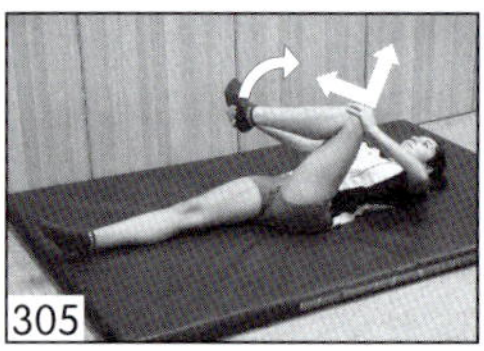
305

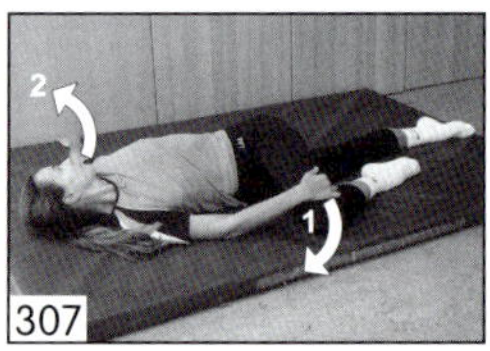

307

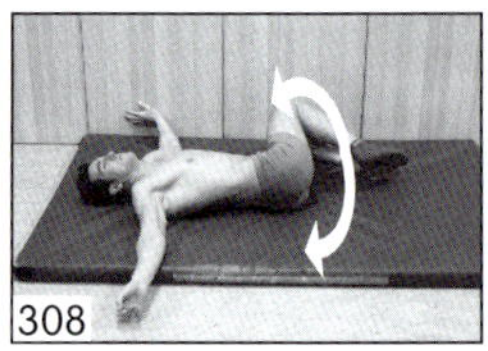
308

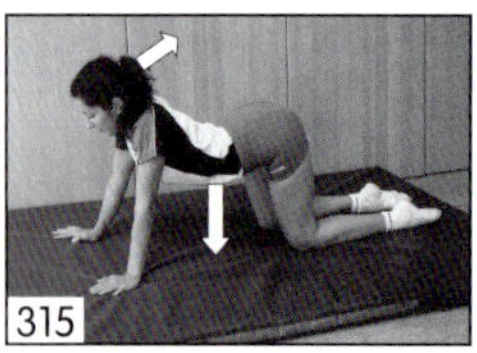
315

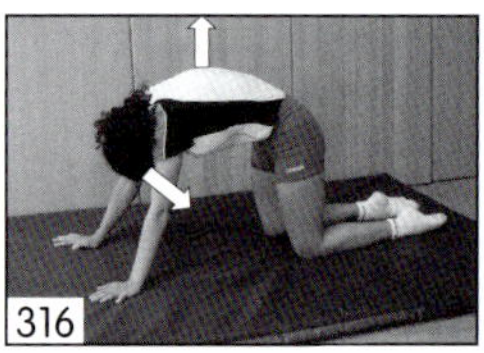
316

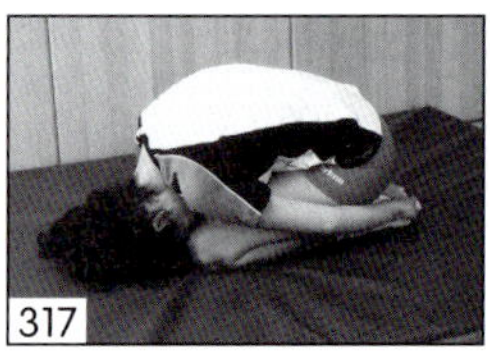
317

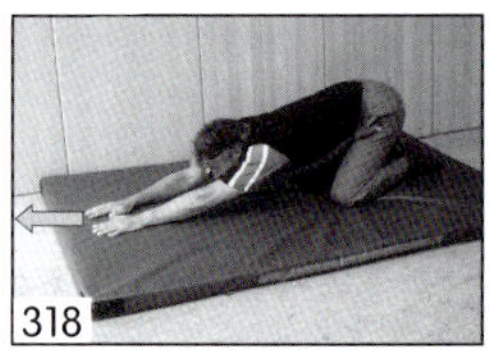
318

84: Ball mit Füßen zurollen

Trainierte Muskeln: Gerader Bauchmuskel (M. rectus abdominis), unterer Anteil; Hüftbeuger (Lendendarmbeinmuskel (M. iliopsoas), gerader Schenkelmuskel (M. rectus femoris))

Benötigte Geräte: 2 Turnmatten, 1 Gymnastikball

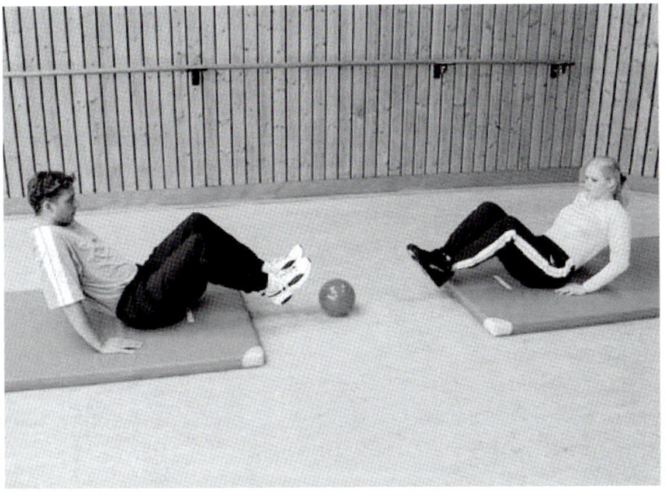

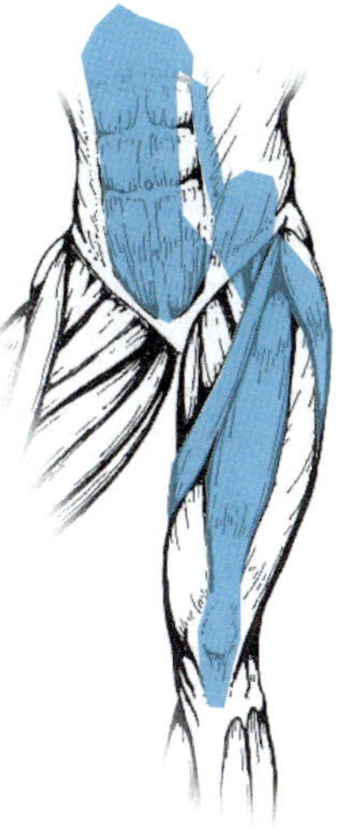

Bewegungsbeschreibung:

Die Matten werden im Abstand von 2 m hingelegt.

Hände neben den Hüften aufsetzen, Beine im Kniegelenk **gebeugt** anheben.

Den Ball mit den Füßen zum Partner rollen.

Oberkörper aufrecht halten, nicht nach hinten lehnen.

Fehler: Die Beine sollten nicht gestreckt werden.

Nach der Übung sollte man für 20 Sekunden in die Brücke gehen:

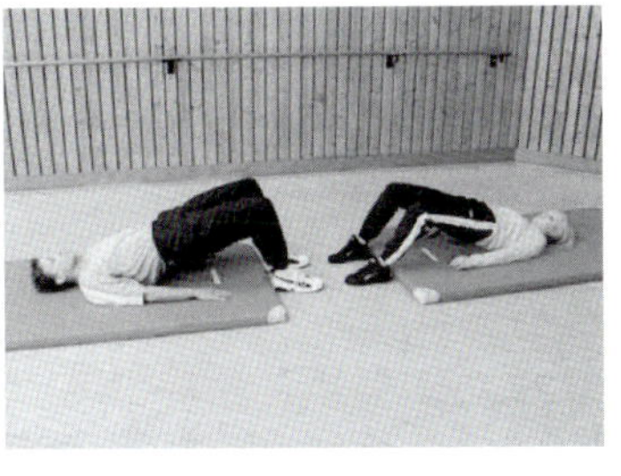

Abb. 26: 1. Beispiel eines Stationsblattes: Ball mit Füßen zurollen

110, A: Rückenstrecken

Trainierte Muskeln: Rückenstrecker (M. erector spinae), Hüftstrecker (Gesäßmuskeln und hintere Oberschenkelmuskeln)

Benötigte Geräte: 2 große Kästen, 1 kleiner Kasten, 2 Turnmatten

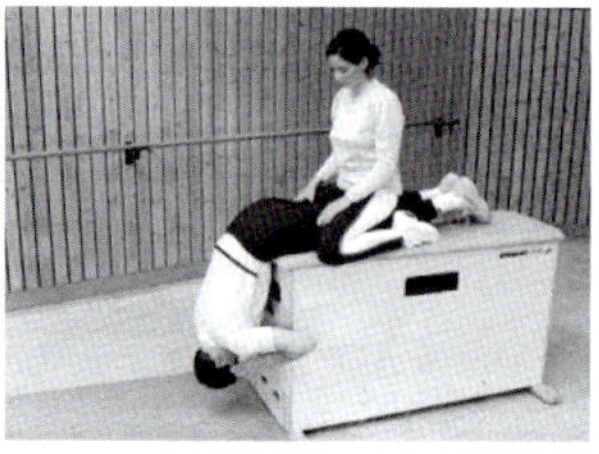

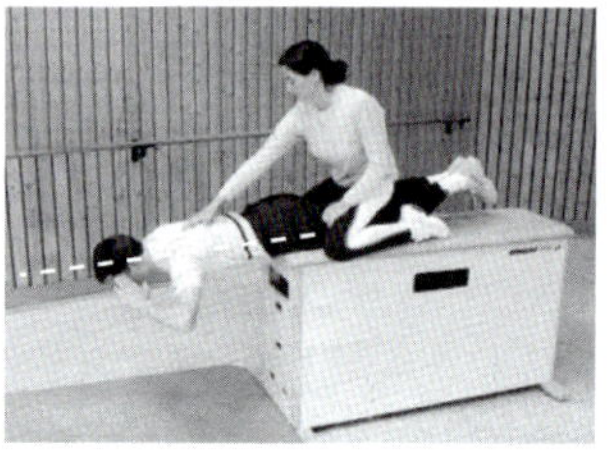

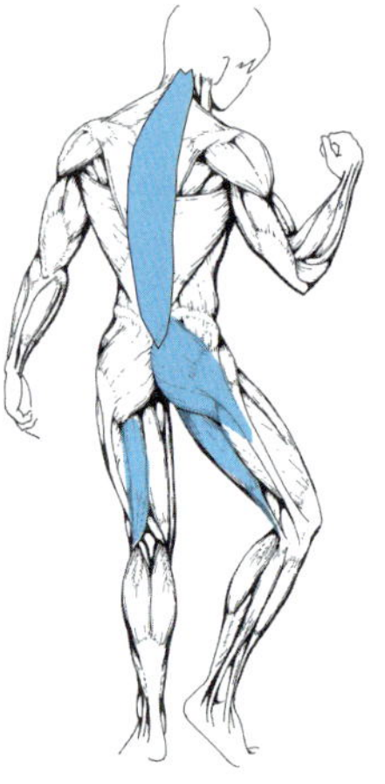

Bewegungsbeschreibung:

Das Becken liegt auf dem Kasten.

Maximal einrollen (1.).

Wirbel für Wirbel aufrollen bis zur **Horizontalen** (2.).
Partner B kontrolliert, dass Partner A nicht zu hoch kommt.

Bewegungstempo: Langsam, kontrolliert; ohne Schwung.

Fehler: Zu weit vorne! (Nicht Becken, sondern Oberschenkel liegen auf)

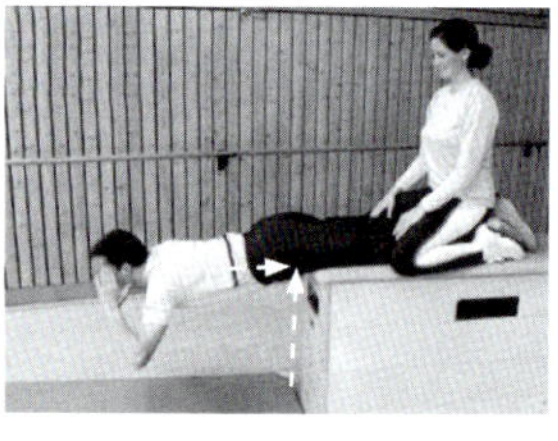

Fehler: Zu hoch! Hohlkreuz!

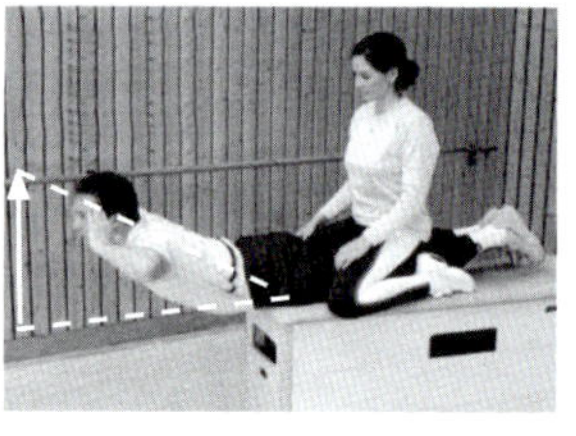

Nach der Übung sollte man für 20 Sekunden einen Katzenbuckel machen

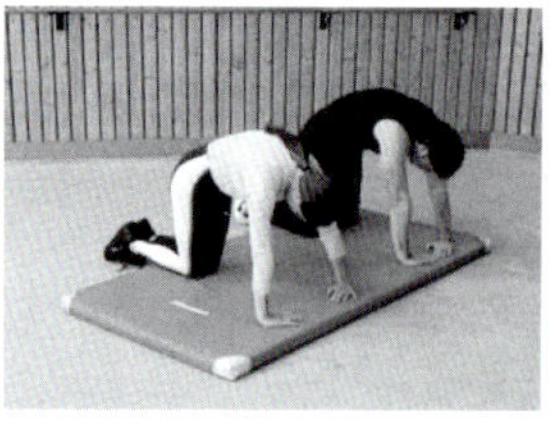

Der Aufbau der Station

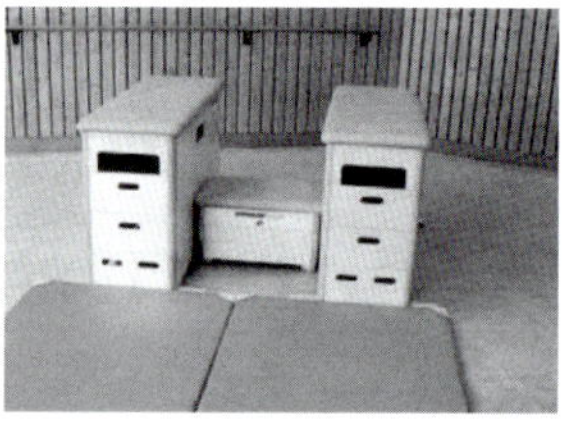

Abb. 27: 2. Beispiel eines Stationsblattes: Rückenstrecken

89: Bauchpressen links mit Ball am Kasten

Trainierte Muskeln: Äußerer schräger Bauchmuskel (M. obliquus externus abdominis), linke Seite

Benötigte Geräte: 2 Turnmatten, 2 kleine Kästen, 1 Gymnastikball

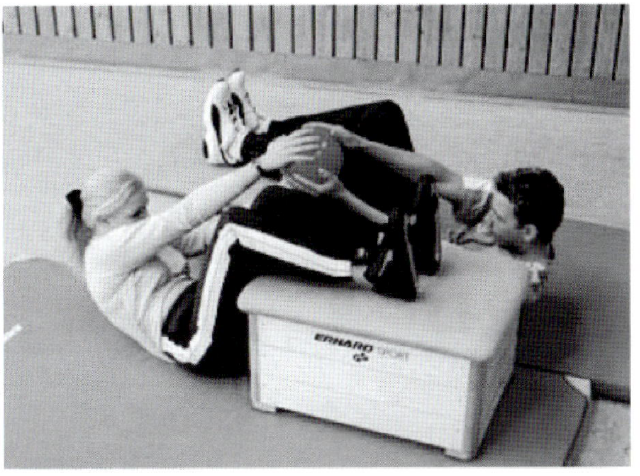

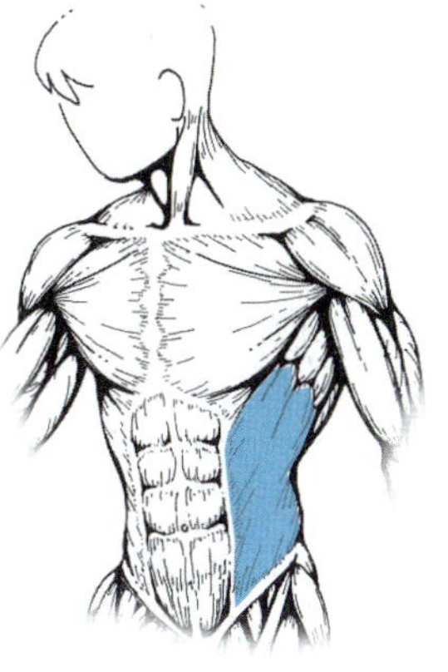

Bewegungsbeschreibung:

So hinlegen, dass die linken Körperseiten einander zugewandt sind.

Der Kopf wird auf die Brust genommen, die Schultern und der obere Rücken werden eingerollt.

Der untere Rücken bleibt liegen.

Der Ball wird mit gestreckten Armen übergeben.

Den Ball einmal hinter dem Kopf auf die Matte tippen, dann wieder einrollen und den Ball übergeben.

Der Partner ohne Ball verbleibt in der Position der Ballübergabe und wartet.

Bewegungstempo: Langsam, kontrolliert; ohne Schwung.

Alternative: Der Partner ohne Ball imitiert diese Bewegung.

Ein **Fehler** ist, wenn man sich zu weit aufrichtet, der untere Rücken soll liegen bleiben.

Wenn die Übung mit zu viel Schwung ausgeführt wird, werden Unterschenkel angehoben (**Fehler**).
Die Unterschenkel sollen liegen bleiben.

Abb. 28: 3. Beispiel eines Stationsblattes: Bauchpressen links mit Ball am Kasten

140, A: Kniebeugen an Sprossenwand

Trainierte Muskeln: Beinstrecker (M. quadrizeps), Hüftstrecker (Gesäßmuskeln, hintere Oberschenkelmuskeln)

Benötigte Geräte: Sprossenwände

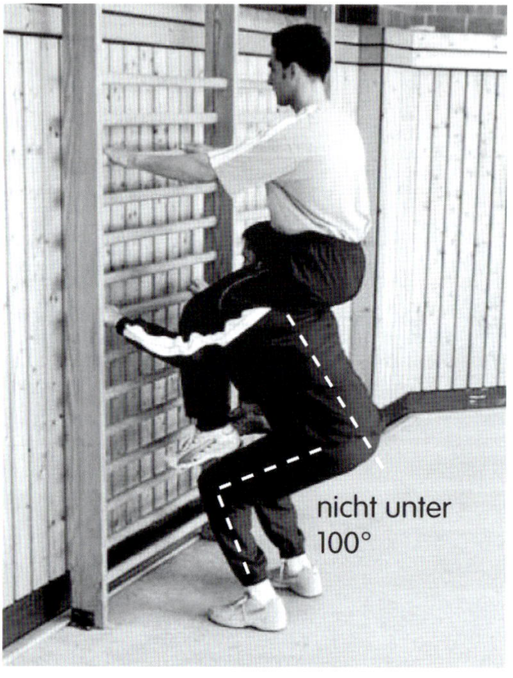

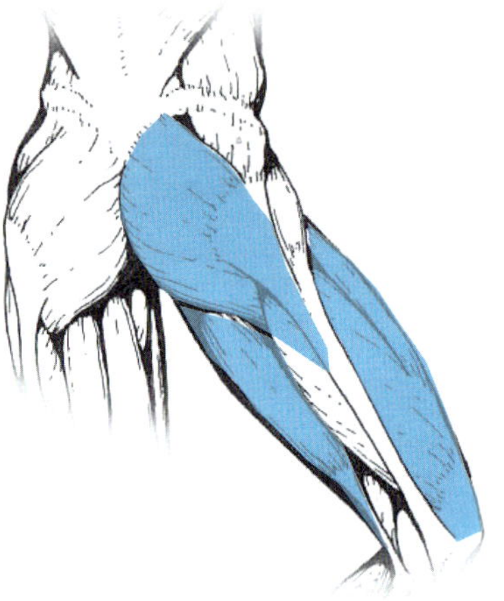

Gerader Rücken,
Oberschenkel nicht
unter Horizontale

Bewegungsbeschreibung:

Partner B klettert auf die Sprossenwand, Partner A geht an die Sprossenwand und stellt sich zwischen die Beine von B und nimmt ihn auf die Schultern.

Partner A stellt sich mit hüftbreiten Füßen so hin, dass die Füße leicht gewinkelt nach außen zeigen (10°).

Beide Partner halten sich mit den Händen an der Sprossenwand fest (A: 8. Sprosse, B: 12. Sprosse).

Partner A beugt mit geradem senkrechtem Rücken die Beine bis zu einem Winkel von 100°, da unter diesem Winkel die Belastung für die Kniegelenke zu hoch wird.

Bewegungstempo: Langsam, kontrolliert; ohne Schwung.

Dabei sollten die Fersen nach Möglichkeit auf dem Boden stehen bleiben.

Abb. 29: 4. Beispiel eines Stationsblattes: Kniebeugen an Sprossenwand

181: Auf dem Sitzball sitzen

Trainingsziel: Gleichgewichtsübung

Benötigte Geräte: Sitzbälle

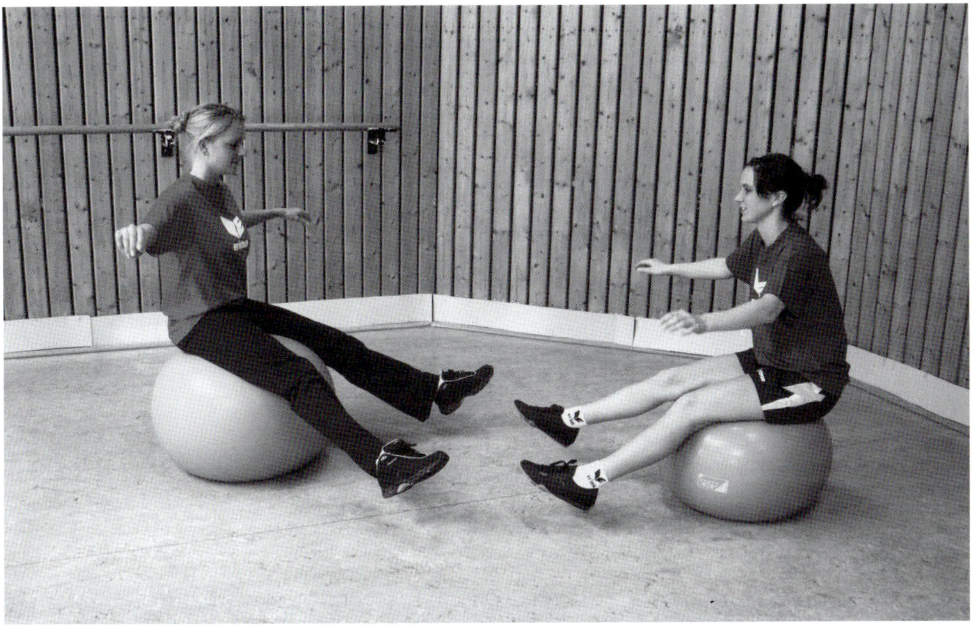

Bewegungsbeschreibung:

Man versucht auf dem Sitzball zu balancieren (Beine hoch).

Abb. 30: 5. Beispiel eines Stationsblattes: Sitzen auf dem Sitzball (Beine hoch)

30: Nackendrücken im Sitzen

Trainierte Muskeln: Schultermuskeln (M. deltoideus), Trizeps

Benötigte Geräte: Kurzhanteln

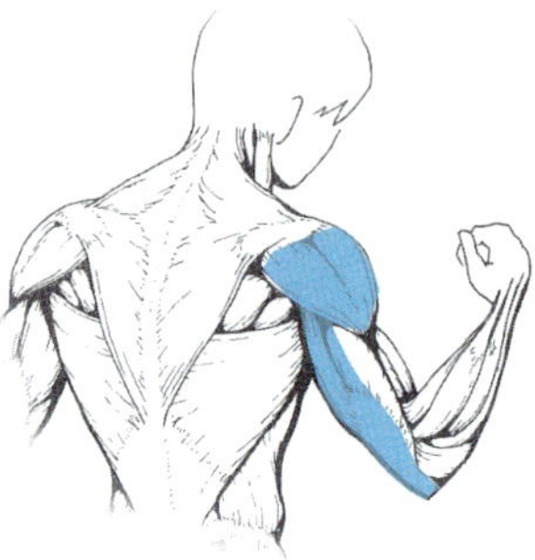

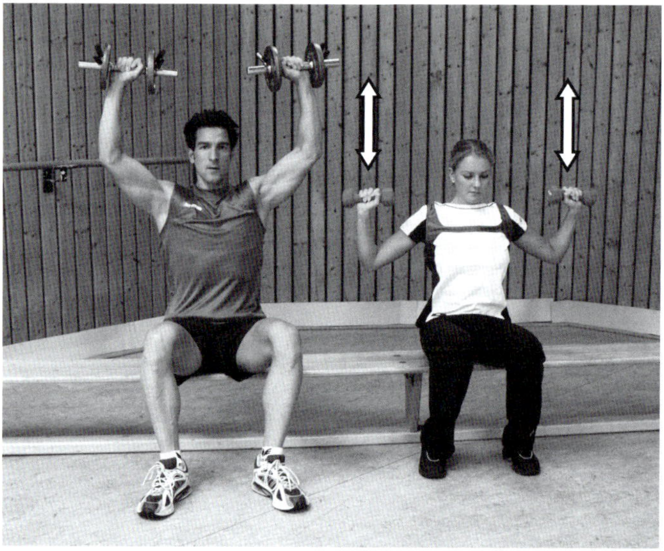

Bewegungsbeschreibung:

Gerade hinsetzen, nicht ins Hohlkreuz gehen.

Die Kurzhanteln werden so neben den Ohren gehalten, dass die Unterarme in der Ausgangsposition senkrecht stehen (Daumen zeigen nach innen).

Die Arme werden gestreckt und wieder gebeugt (jeweils 2 Sekunden, Zählen: „21, 22").

Bewegungstempo: Langsam, kontrolliert; ohne Schwung.

Abb. 31: 6. Beispiel eines Stationsblattes: Nackendrücken im Sitzen

Das Training der Bauchmuskeln (1)

Zum Krafttraining werden solche Übungen absolviert, bei denen eine der Funktion des Muskels entsprechende Bewegung gegen einen äußeren Widerstand durchgeführt wird. Die Funktion eines Muskels ergibt sich aus seinen Anheftungsstellen (Ursprung und Ansatz) am Skelett.
Die Bauchmuskeln bedecken die vordere Seite des menschlichen Körpers (Abb. 1, 2). Sie setzen sich zusammen aus den schrägen Bauchmuskeln und dem geraden Bauchmuskel.

Ursprung: Brustkorb (Rippen)
Ansatz: Becken (Abb. 3)
Funktion: Beugen des Rumpfes (Annähern von Brustkorb und Becken)

Bauchmuskelübungen müssen demnach ein Beugen des Rumpfes enthalten (Abb. 4). Viele vermeintliche Bauchmuskelübungen (z. B. „Klappmesser") enthalten vor allem ein Annähern des Rumpfes an die Beine, bzw. der Beine an den Rumpf (Hüftbeugungen, Abb. 5). Diese Übungen sind **unfunktionell**, sie weisen drei Nachteile auf:

1. Die Bauchmuskeln werden nicht effektiv trainiert.
2. Es kommt während dieser Übungen zu starken Belastungen für die Wirbelsäule.
3. Bei diesen Übungen werden vor allem die Hüftbeuger trainiert, die – wenn sie zu kräftig sind – ein Hohlkreuz verursachen, das wiederum zu Rückenschmerzen führt.

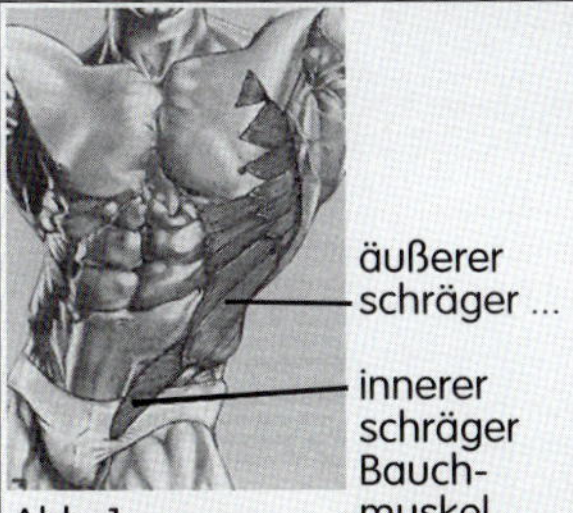

Abb. 1

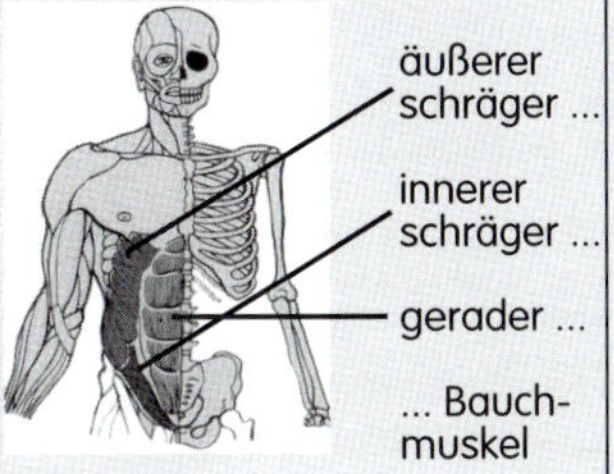

Abb. 2

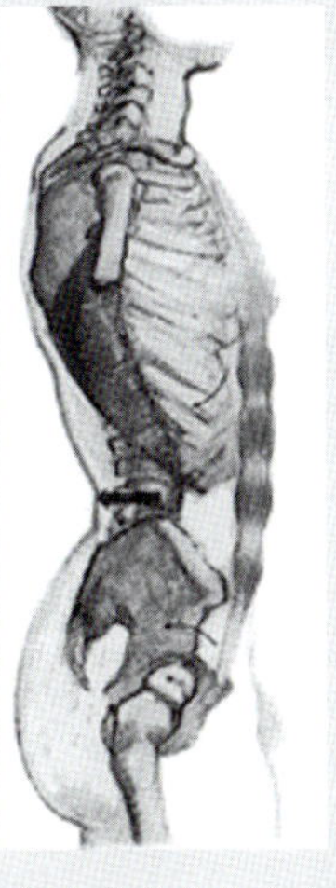
Abb. 3

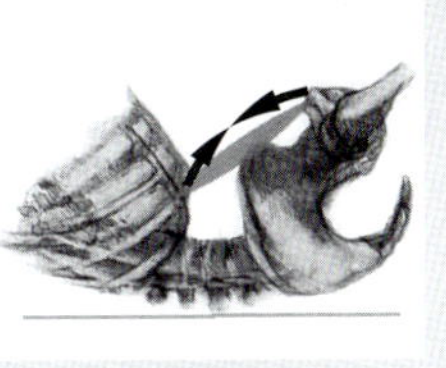
Abb. 4: Funktion der Bauchmuskeln: Rumpfbeugung

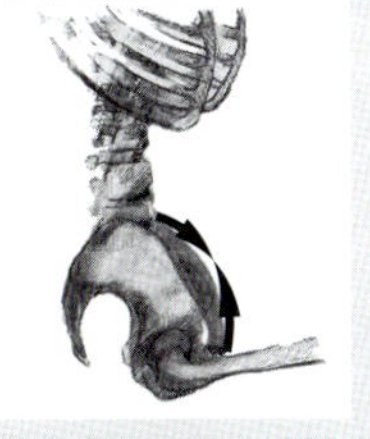
Abb. 5: Funktion der Hüftbeuger: Hüftbeugung

Abb. 32: Bauchmuskeln (1), Arbeitsblatt 1

Das Training der Bauchmuskeln (2)

Beobachtungen der Trainingspraxis in Vereinen oder Fitness-Centern und Nachfragen bei Schülern zeigen, dass insbesondere die folgenden Bauchmuskelübungen durchgeführt werden, bzw. bekannt sind:

1. Klappmesser,
2. Sit-ups mit fixierten Beinen und Aufbäumen bis in den Sitz,
3. Anheben der Beine im Strecksitz,
4. Klappmesser mit Verwringung (Rechter Ellenbogen => linkes Knie und umgekehrt),
5. Beinheben an der Sprossenwand.

Bei der Durchführung der Übungen zeigt sich, dass diese zum Teil in den Bauchmuskeln gespürt werden, aber auch im unteren Rücken Schmerzempfindungen auslösen. Ursache ist, dass diese Übungen vor allem Hüftbeugungen beinhalten, die nicht die Bauchmuskeln trainieren, sondern die Hüftbeugemuskeln, die an der Wirbelsäule ansetzen und diese stark belasten (vgl. „Das Training der Bauchmuskeln (1)").

Beispiele unfunktioneller Bauchmuskelübungen, die nicht mehr ausgeführt werden sollten
(„Krankmacherübungen")

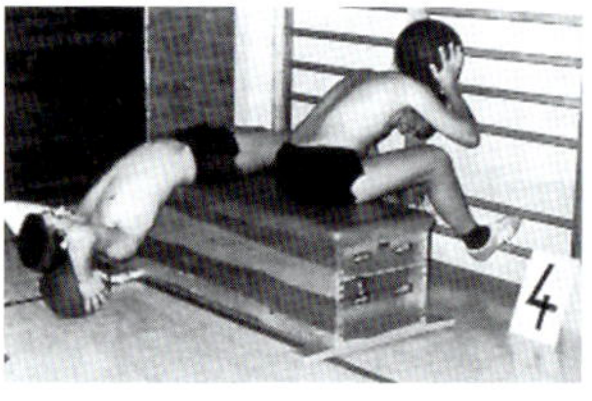

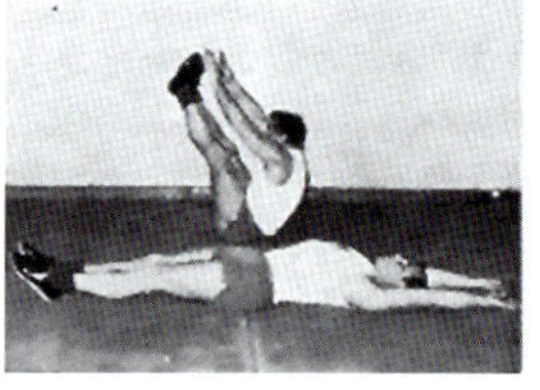

Führt man hingegen die Übung „Bauchpressen" durch, die ausschließlich eine der Funktion der Bauchmuskeln entsprechende Bewegung aufweist (ein Beugen, bzw. Einrollen des Rumpfes), so spürt man diese in den Bauchmuskeln intensiver.

Beispiel einer funktionellen (gesund und effektiv) Bauchmuskelübung:
Bauchpressen (engl. „crunches")

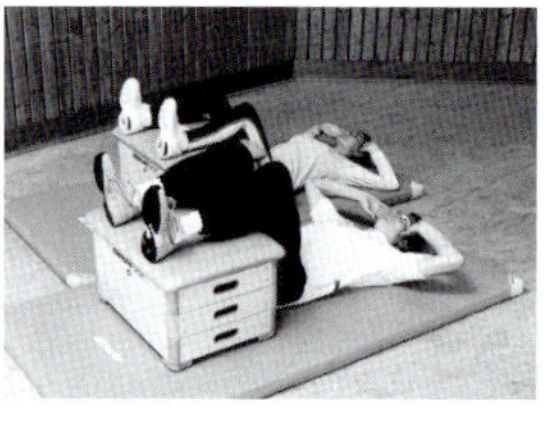

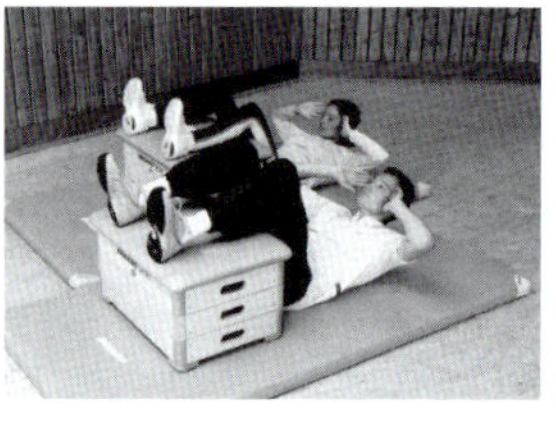

1. Beine im Hüftgelenk anbeugen bis die Oberschenkel senkrecht stehen.
2. Hände an den Schläfen oder an den Hüften (nicht im Nacken) halten.
3. Aus dieser Ausgangsposition wird der Kopf auf die Brust genommen, der Schultergürtel von der Unterlage angehoben und der Oberkörper eingerollt.
4. Die Lendenwirbelsäule bleibt auf der Unterlage und wird nicht angehoben.
5. Das Einrollen und Ablegen sollte langsam ausgeführt werden (jeweils 1,5 Sek.).

Abb. 33: Bauchmuskeln (2), Arbeitsblatt 2

Das Training der Rückenstrecker

An der Wirbelsäule lassen sich die Wirbelkörper mit den Dornfortsätzen ertasten. Die Rückenstrecker bedecken den Bereich rechts und links der Wirbelsäule.

Ursprung: Becken,Wirbelsäule
Ansatz: Wirbelsäule
Funktion: Strecken der Wirbelsäule

Wenn man im Sitzen die Arme neben den Hüften herabbaumeln lässt und die Rückenmuskeln völlig entspannt, sinkt der Kopf auf die Brust und der Oberkörper in sich zusammen: die Wirbelsäule wird gebeugt. Spannt man nun die Rückenmuskeln an, wird die Wirbelsäule Wirbel für Wirbel aufgerollt: der Kopf wird angehoben und der Oberkörper streckt sich. Übungen für die Rückenstrecker müssen demnach genau diese Bewegung enthalten. Viele Rückenstreckerübungen enthalten vor allem ein schwunghaftes Anheben/ Aufbäumen des gestreckten Oberkörpers bis in eine Hohlkreuzposition. Diese Übungen sind unfunktionell, sie weisen zwei Nachteile auf:

1. Bei diesen Übungen werden vor allem die Hüftgelenksstrecker und nicht die Rückenstrecker trainiert.
2. Es kommt während dieser Übungen aufgrund der Hohlkreuzposition zu starken Belastungen für die Wirbelsäule.

Beispiele unfunktioneller Rückenmuskeübungen, die nicht mehr ausgeführt werden sollten **(„Krankmacherübungen")**

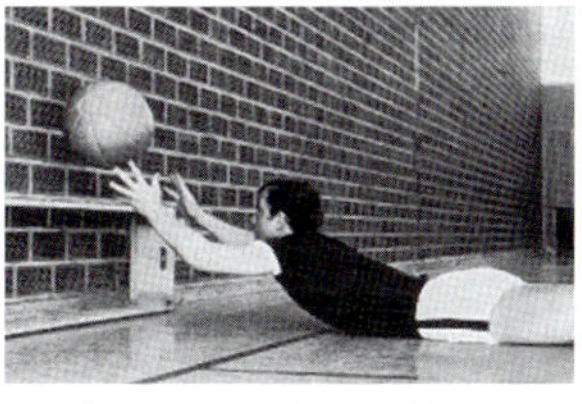

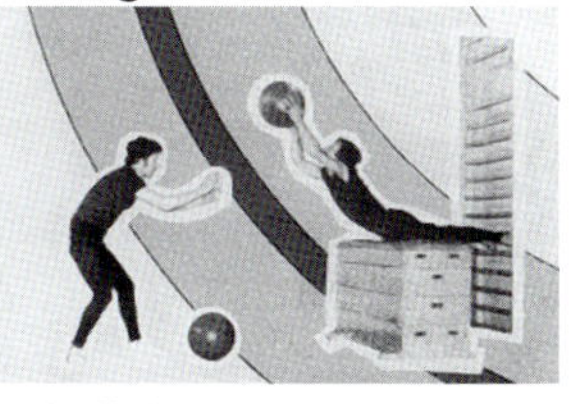

Beispiel einer funktionellen (gesund und effektiv) Rückenmuskelübung:
Rückenstrecken (lat. „Hyperextensionen")

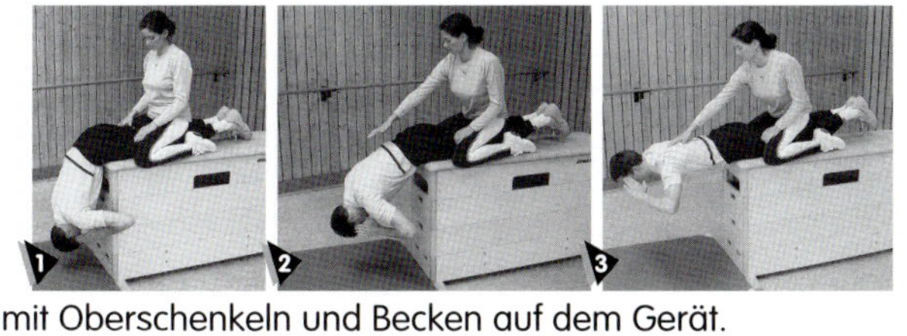

1. Man liegt mit Oberschenkeln und Becken auf dem Gerät.
2. Aus einer maximal eingerollten Ausgangsposition wird die Wirbelsäule durch ein Anspannen der Rückenmuskeln Wirbel für Wirbel aufgerollt: der Kopf wird angehoben und der Oberkörper streckt sich.
3. Die Bewegung endet, wenn der Oberkörper die Waagerechte erreicht, der Partner kontrolliert, dass man nicht zu hoch kommt.
4. Das Beugen und Strecken sollte langsam ausgeführt werden (jeweils 1,5 Sek.).

Abb. 34: Rückenmuskeln, Arbeitsblatt 3

Die Bedeutung des Muskeltrainings für die Körperhaltung

Die Kraft, die für die aufrechte Haltung aufgewendet wird, ist zwar gering, aber ohne Muskelkraft könnten wir nicht aufrecht stehen. Um sich dies zu vergegenwärtigen, kann man ja einmal versuchen, einen Ohnmächtigen, Schlafenden oder auch Betrunkenen in einer aufrechten Haltung zu postieren.

So sind z. B. die Rücken- und/oder Bauchmuskeln ständig ein wenig angespannt, damit die Wirbelsäule nicht nach vorn oder hinten gebeugt wird. Man kann dies leicht überprüfen, in dem man den Oberkörper nach hinten neigt und dabei die Anspannung der Bauchmuskeln ertastet. Diese werden mit zunehmender Rückneigung immer härter, d. h. immer stärker angespannt.

Sind die Muskeln zu schwach, so können sie diese **Haltungsfunktion** nicht genügend erfüllen: Haltungsschwächen und Rückenschmerzen sind die Folge. Vor allem 2 Haltungsschwächen sind zu vermeiden.

1. Bei einer Körperhaltung mit vorgeschobenem Becken, das sich deutlich vor den Füßen und den Schultern befindet, wird die Wirbelsäule im unteren Bereich stark geknickt (Abb. 3). Hinweis: Gerade hinstellen (Becken senkrecht unter dem Schultergürtel), allgemeines Krafttraining.
2. Häufig sind die Krümmungen der Wirbelsäule zu stark ausgeprägt. Verursacht wird dies unter anderem dadurch, dass das Becken zu stark vorgekippt ist (zu weit nach vorne gedreht). Um hier Abhilfe zu schaffen, muss man die Muskeln, die das Becken aufrichten, kräftigen (Abb. 1, 2).

Bauchmuskeln → kräftigen
Hüftstrecker (Gesäß- u. hintere Oberschenkelmuskeln) → kräftigen

Aufgrund ihrer Stützfunktion für die Wirbelsäule sollten die Rückenstrecker zusätzlich gekräftigt werden.

Rückenstrecker → kräftigen

Aus Gründen einer kurzfristigen Befindlichkeitsverbesserung (Gefühl der Entspannung) können für die Hüftbeuger, die hinteren Oberschenkelmuskeln und die Rückenstrecker dosiert Dehnungsübungen durchgeführt werden.

BNW: Beckenneigungswinkel

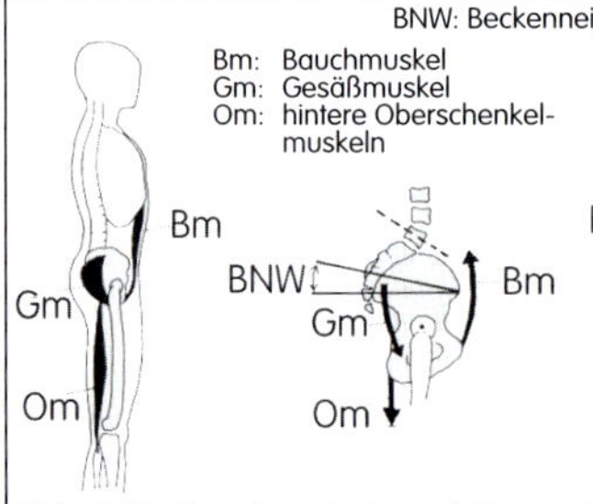

Abb. 1: Die Bauchmuskeln und die Hüftstrecker richten das Becken auf (drehen es nach hinten)

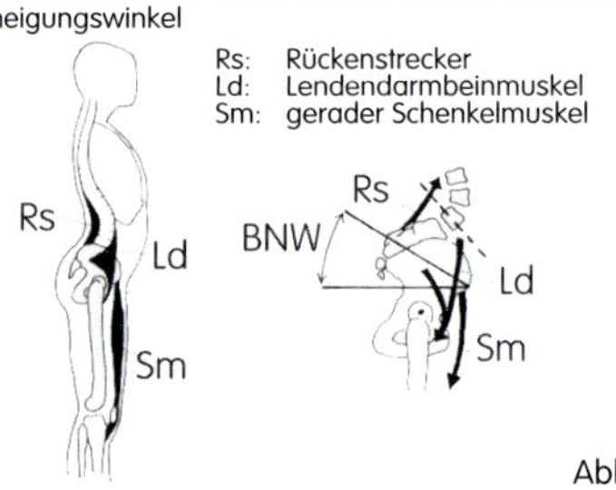

Abb. 2: Die Hüftbeuger und die unteren Rückenstrecker kippen das Becken vor (drehen es nach vorn, Hohlkreuz)

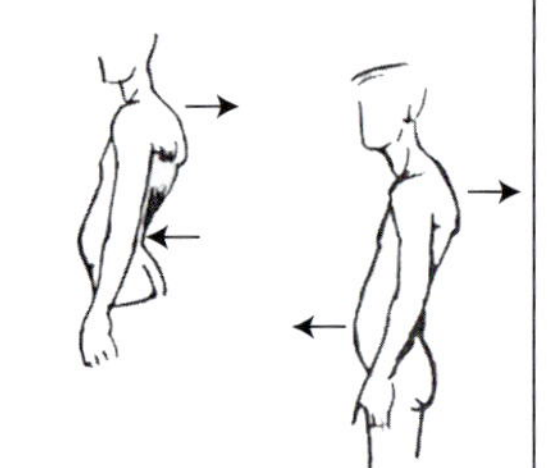

Abb. 3: Sowohl Hohlkreuz (Abb. 2) als auch eine Körperhaltung mit weit vorgeschobenem Becken sollten vermieden werden, da sonst Rückenschmerzen drohen.

Abb. 35: Körperhaltung, Arbeitsblatt 4

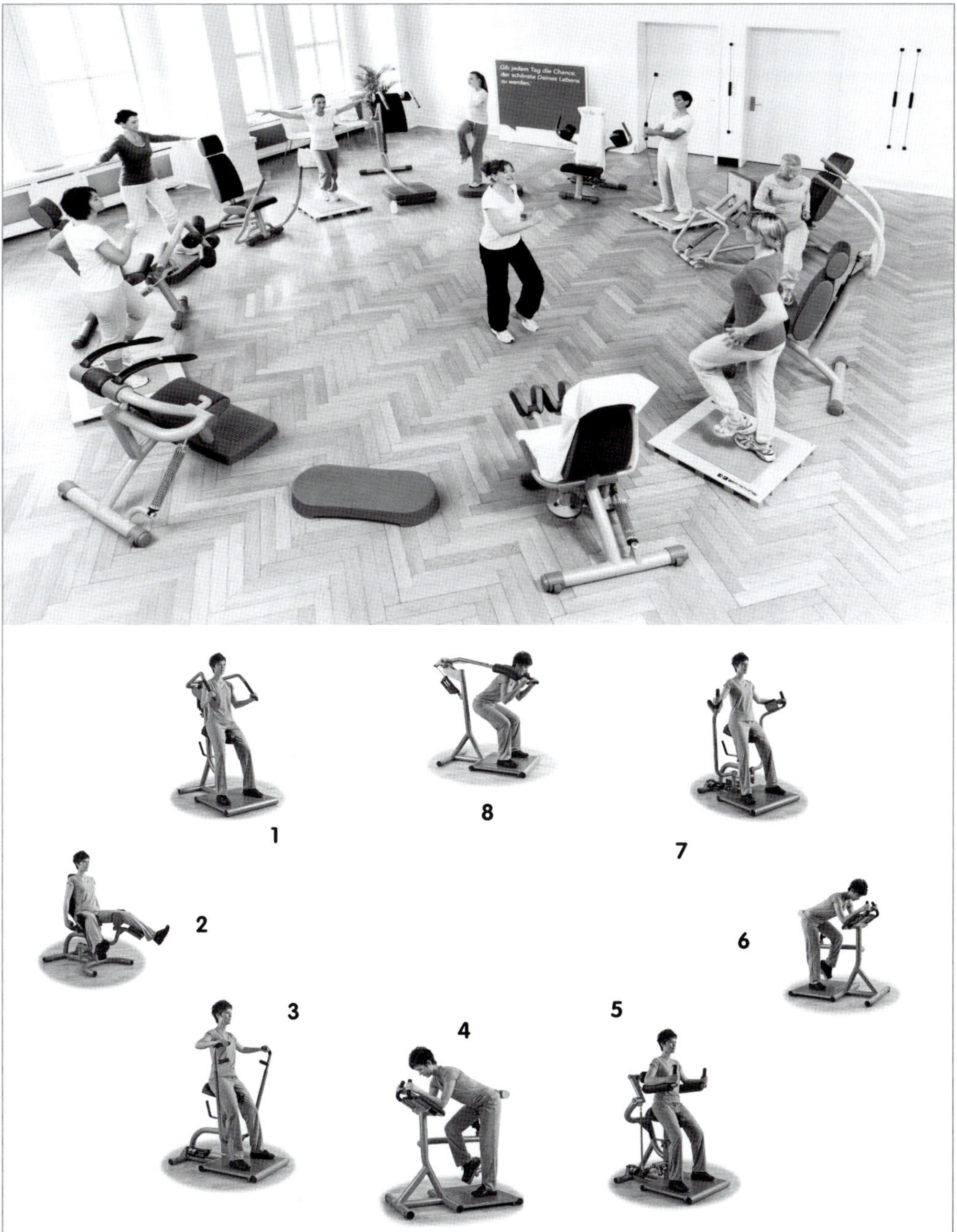

Abb. 36: Zwei Generationen des Mrs.Sporty Zirkeltrainings. Der aktuelle Zirkel (der Proxowell Gerätezirkel, unten) besteht aus acht Fitnessgeräten und acht Zwischenstationen

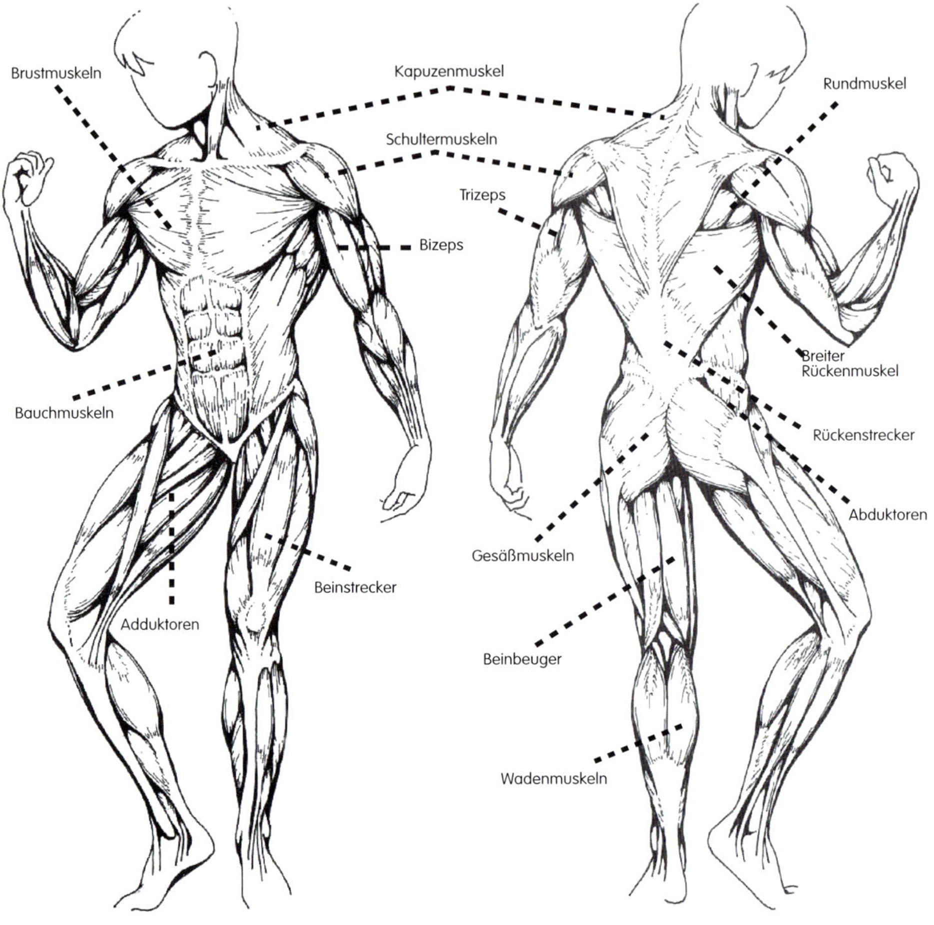

Deutsche Bezeichnung	Lateinische Bezeichnung	Funktion
Abduktoren	Mm. abductores	Abspreizen des Beines zur Seite
Adduktoren	Mm. adductores	Heranziehen des abgespreizten Beines
Bauchmuskeln	M. rectus abdominis	Beugen des Rumpfes
Beinstrecker	M. quadriceps femoris	Strecken des Kniegelenkes
Beinbeuger	Mm. ischiocrurales	Beugen des Beines, Strecken der Hüfte
Bizeps	M. biceps brachii	Beugen des Ellenbogengelenkes
Breiter Rückenmuskel	M. latissimus dorsi	Ziehen des erhobenen Armes nach unten
Brustmuskeln	M. pectoralis major	Drücken des Armes vor die Brust
Gesäßmuskeln	M. glutaeus maximus	Strecken des Hüftgelenkes
Kapuzenmuskel	M. trapezius	Ziehen der Schultern nach oben
Rundmuskel	M. teres major	Ziehen des Armes nach hinten
Rückenstrecker	M. erector spinae	Strecken des Rumpfes und des Halses
Schultermuskeln	M. deltoideus	Heben des Armes zur Seite
Trizeps	M. triceps brachii	Strecken des Ellenbogengelenkes
Wadenmuskeln	M. triceps surae	Strecken des Fußgelenkes, Beugen des Beines

Abb. 37: Muskelgruppen, die beim Mrs.Sporty Zirkeltraining trainiert werden (Wiemann)

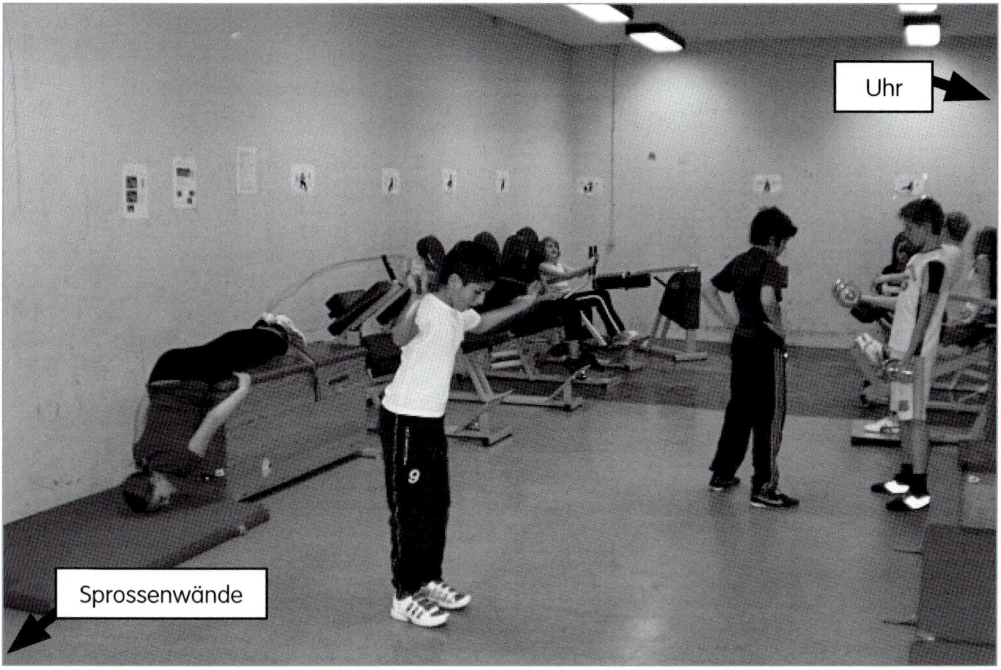

Abb. 38: Der Kraftraum an der Erich-Fried-Gesamtschule in Wuppertal, vorne rechts sind die Geräte für die Bauchübungen (zwei Matten und zwei kleine Kästen)

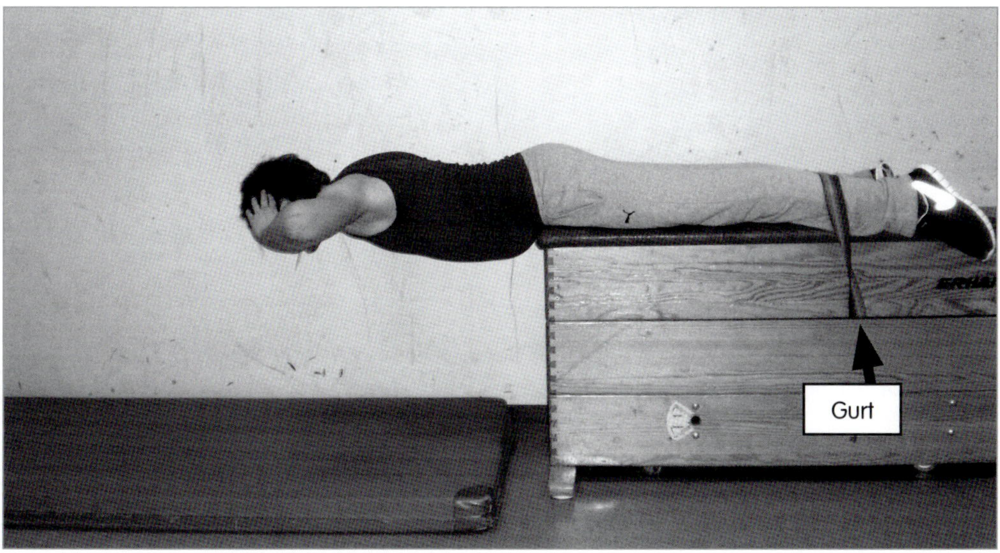

Abb. 39: Die Übung Rückenstrecken kann durch einen Gurt auch ohne Partner absolviert werden

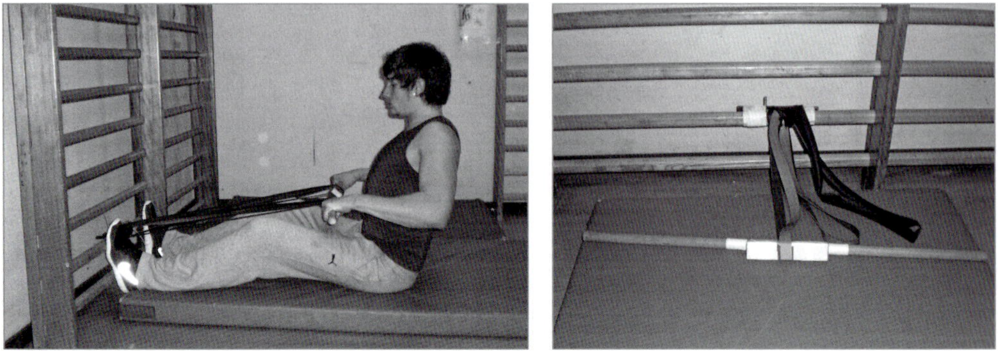

Abb. 40: Die Übung Rudern (links) und die Anordnung der Deuserbänder und des Fahrradschlauches bei den Übungen Rudern und Nackenziehen (rechts). Das Deuserband wird um die Sprosse geschlungen und durch einen Klotz eingeklemmt.

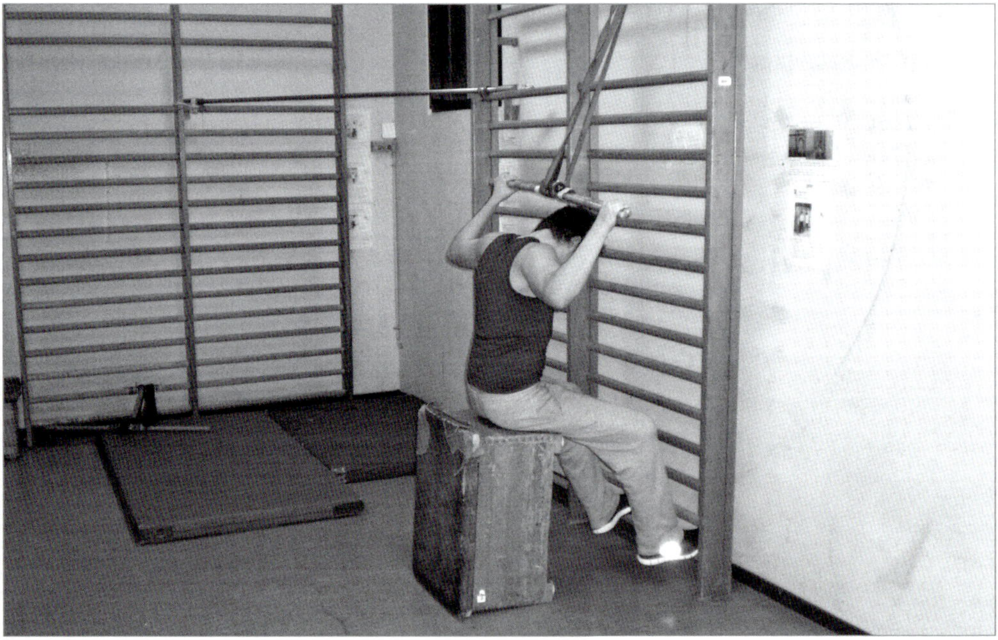

Abb. 41: Die Übung Nackenziehen

Anhang

Verzeichnis der Abkürzungen

Abbildungs- und Tabellenverzeichnis

Literaturverzeichnis

Teil 1: Zitierte Quellen

Teil 2: Weiterführende Literatur

Teil 3: CT im Internet, downloads

12 Verzeichnis der Abkürzungen

CT Circuit-Training
CTs (des) Circuit-Trainings
Ct Circuit
Cts (die, des) Circuits

13 Abbildungs- und Tabellenverzeichnis

14 Literaturverzeichnis

Teil 1: Zitierte Quellen

14.1 Monographien zum Circuit-Training

Bönström, V. & Trunz-Carlisi, E. (2008). *Das Mrs.Sporty-Konzept mit Stefanie Graf.* Reinbek: Rowohlt.

Dassel, H. & Haag, H. (1973). *Circuit-Training in der Schule* (3., verbesserte u. erweiterte Aufl.). Schorndorf: Hofmann.

Dassel, H. & Haag, H. (1978). *Circuit-Training. Bildtafeln für Schule und Verein. Teil 1: Sportmotorische Eigenschaften* (5. Aufl.). Schorndorf: Hofmann.

Dassel, H. & Haag, H. (1978). *Circuit-Training. Bildtafeln für Schule und Verein. Teil 2: Balltechnische Fertigkeiten* (5. Aufl.). Schorndorf: Hofmann.

Heldt, U. (1998). *Tips für Zirkeltraining* (2., unveränderte Aufl.). Aachen: Meyer & Meyer.

Jonath, U. (1977). *Circuittraining. Konditionstraining für Schule und Verein, Bundeswehr und Polizei.* (7. Aufl.) Berlin: Bartels & Wernitz.

Morgan, R. E. & Adamson, G. T. (1962). *Circuit-Training.* London: Bells.

Rühl, N. (1996). *Multi-Zirkel.* Sinsheim-Dühren: Sportverlag Norbert Rühl.

Stemper, T. & Wastl, P. (1994). *Circuittraining. Funktionelle Übungen und Fitnessprogramme.* Niedernhausen: Falken.

Scholich, M. (1972). *Kreistraining.* Berlin: Sportverlag.

Scholich, M. (1991). *Circle-Training.* Berlin: Sportverlag.

14.2 Aufsätze zum Circuit-Training, Sonstiges

Balz, E. (1991). Wohlbefinden im Circuit. *Sportpädagogik, 15* (5), 48–51.

Bandi, W. (1977). *Die retropatellaren Kniegelenkschäden. Pathomechanik und pathologische Anatomie, Klinik und Therapie. Aktuelle Probleme der Chirurgie und Orthopädie.* Bern: Verlag Hans Huber.

Bauer, M. (1997). Ein kindgemäßes Circuittraining. *Sportpraxis, 38* (6), 47–48.

Baumann, S. & Zieschang, K. (1979). *Praxis des Sports.* München: BLV Verlagsgesellschaft.

Beigel, K., Gruner, S. & Gehrke, T. (1993), *Gymnastik falsch und richtig.* Hamburg: Rowohlt.

Brehm, W. (1991). Fitneßförderung und Fitneßerziehung. Absichten und Methoden. *sportunterricht, 40* (3), 85–95.

Brockmann, H. (1998). Könige stark machen. Ein Stabilisierungs-Zirkel. Teil 2. *Leichtathletiktraining, 9* (9/10), 66 –71.

Brodtmann, D. (1991). Gesundheitserziehung im Schulsport. *Sportpädagogik, 15* (5), 16–23.

Dammer, M. (2007). Schön der Reihe nach! Fitnesszirkel – was ist dran an dem neuen Trend? *Body LIFE, 12,* 12–17.

Gerisch, G. (1990). Circuittraining in der Halle. *Fußballtraining, 8* (12), 3–7.
Günzel, W. (1989). Circuit-Training und Körpererfahrung. In W. Günzel (Hrsg.), *Körper und Bewegung: Improvisieren – Gestalten – Darstellen* (S. 46-76). Baltmannsweiler: Schneider.
Haberlandt, W. (1999). Stabiler Rücken – Teil 1. *Sport Praxis, 40* (5), 34.
Hecht, St. (1986). Etwas für die Gesundheit tun. *Sportpädagogik, 10* (6), 35–39.
Heil, M. (1994). Neue Ideen für das Circuittraining. *Betrifft Sport, 9* (4), 5–14.
Knebel, K. -P. (1985). *Funktionsgymnastik.* Hamburg: Rowohlt.
Konrad, P., Schmitz, K. & Denner, A. (2001). Neuromuscular Evaluation of Trunk-Training Exercises. *Journal of Athletic Training, 36* (2), 109–118.
Langhoff, K. (1996). Die Sporthalle als Fitness-Studio. *Handballtraining, 18* (4/5), 25–27.
Lechmann, A. (1991). Stationen- und Circuit-Training auf der Oberstufe. *Sporterziehung i. d. Schule, 14* (7), 19–21.
Preusse, U. & Horn, H.-J. (1999). Fitness-Boxen: Konditions-Zirkel für Anfänger. Teil 2. *Leichtathletiktraining, 10* (4), 27–29.
Schmidt, G. (1994). Die „Abenteuer-Turnstunde". Ein „Circuit-alternativ" mit abwechslungsreichen Spielstationen. In Th. Uhlig (Hrsg.), *Gesundheitssport im Verein* (S. 232–253). Bd. 1: Praxisbeiträge. Schorndorf: Hofmann.
Schneider, B. (1993). Möglichkeiten der Verbesserung und Schulung koordinativer Fähigkeiten. *Tennis-Sport, 47* (3), 19–23.
Starke, M. & Kühnel, I. (1992). Circuit-Training funktionell. *Betrifft Sport, 7* (4), 1–16.
Tidow, G. (1997). Flexibilitätsübungen für den Hürdensprinter. *Leichtathletiktraining.* Teil 1, (10), 3–15; Teil 2, (11), 9–15.
Ungerer-Röhrich, U., Singer, R., Hartmann, H. & Kreitner, C. (1990). *Praxis sozialen Lernens im Sportunterricht.* Dortmund: Verlag Modernes Lernen.
Verband für Turnen und Freizeit - Landesorganisation Hamburg - (Hrsg.) (1993). *Hitliste der Krankmacherübungen.* Hamburg.
Weineck, J. (1994). *Optimales Training* (8. überarb. u. erweit. Aufl.). Erlangen, perimed.
Wilser, C. (2007). Kraftzirkel. *Body LIFE, 4,* 58–76.
Wirhed, R. (1984). *Sport – Anatomie und Bewegungslehre.* Stuttgart: Schattauer.
Wydra, G. (2000). Zur Funktionalität der Funktionsgymnastik. Überlegungen zum Umdenken in der Funktionsgymnastik. *Gesundheitssport und Sporttherapie, 16* (4), 128–133.

14.3 Dehnungstraining, muskuläre Balance

Anderson, Bob (1980). *Stretching.* Bolinas, CA: Shelter.
Goldspink, G. (1994). Zelluläre und molekulare Aspekte der Trainingsadaptation des Skelettmuskels. In P. V. Komi (Hrsg.), *Kraft und Schnellkraft im Sport* (S. 213–231). Köln: Deutscher Ärzte-Verlag.
Herring, S. W., Grimm, A. F. & Grimm, B. R. (1984). Regulation of sarcomere number in skeletal muscle: a comparison of hypotheses. *Muscle & Nerve, 7,* 161–173.
Hoster, M. (1987). Zur Bedeutung verschiedener Dehnungsarten bzw. Dehnungstechniken in der Sportpraxis. *Die Lehre der Leichtathletik, 26* (31), 1523–1526.

Hoster, M. (1994). Stretching – zwischen Ritual und therapeutischer Notwendigkeit. In M. Hoster & H. -U. Nepper (Hrsg.), *Dehnen und Mobilisieren* (S. 102–109). Waldenburg: Sport Consult.

Klee, A. (1995). Muskuläre Balance, Die Überprüfung einer Theorie. *sportunterricht, 44* (1), 12–23.

Klee, A. (2003). *Methoden und Wirkungen des Dehnungstrainings.* Habilitationsschrift. Schorndorf: Hofmann.

Klee, A. (2006a). Zur Wirkung des Dehnungstrainings als Verletzungsprophylaxe – eine Analyse der empirischen Untersuchungen unter besonderer Berücksichtigung der Verletzungsarten. In *Sportwissenschaft, 1,* 23–38.

Klee, A. (2006b). Beweglichkeitstraining im Freizeitsport – biologische Grundlagen und praktische Empfehlungen. In A. Ferrauti & H. Remmert (Hrsg.), *Trainingswissenschaft im Freizeitsport. Symposium der dvs-Sektion Trainingswissenschaft, Bochum* (Bd. 157) (S. 145–159). Czwalina, Hamburg: Feldhaus Verlag.

Klee, A. (2007). Zur Wirkung des Dehnungstrainings als Verletzungsprophylaxe. In J. Freiwald, T. Jöllenbeck & N. Olivier (Hrsg.), *Prävention und Rehabilitation. 7. Gemeinsames Symposium der dvs-Sektionen Biomechanik, Sportmotorik und Trainingswissenschaft* (S. 337–346). Köln: Strauß.

Klee, A. & Wiemann, K. (2002). Stretch and Contraction Specific Changes in Passive Torque in Human M. Rectus Femoris. *European Journal of Sport Science, 2* (6), 1-10.

Klee, A. & Wiemann, K. (2005). *Beweglichkeit und Dehnfähigkeit.* Schriftenreihe Praxisideen. Schorndorf: Hofmann.

Klinge, K., Magnusson, S. P., Simonson, E. B., Aargaard, P., Klausen, K. & Kjaer, M. (1997). The Effect of Strength and Flexibility Training on Skeletal Muscle Electromyographic Activity, Stiffness, and Viscoelastic Stress Relaxation Response. *Am. J. Sports Med., 25,* 710–716.

Magnusson, S. P., Simonsen, E. B., Aargaard, P. & Kjaer, M. (1996a). Biomechanical Responses to Repeated Stretches in Human Hamstring Muscle In Vivo. *The Am. J. Sports Med., 24,* 622–628.

Magnusson, S.P., Simonsen, E.B., Sorenson, H. & Kjaer, M. (1996b). A mechanism for altered flexibility in human skeletal muscle. *J. Physiol.,* 497, 291–298.

Marschall, F. (1999). Wie beeinflussen unterschiedliche Dehnintensitäten kurzfristig die Veränderung der Bewegungsreichweite? *Dtsch. Z. Sportmed., 50* (1), 5–9.

Ramsey, R. W. & Street, S. F. (1940). The isometric length-tension diagramm of isolated skeletal muscle fibres of the frog. *J. Cell. and Comp. Physiol., 15* (1), 11–34.

Sölveborn, S. A. (1983). *Das Buch vom Stretching.* Beweglichkeitstraining durch Dehnen und Strecken. München: Mosaik.

Wiemann, K. (1991), Beeinflussung muskulärer Parameter durch ein zehnwöchiges Dehnungstraining. *Sportwissenschaft, 21* (3), 295–306.

Wiemann, K. (1994). Beeinflussung muskulärer Parameter durch unterschiedliche Dehnverfahren. In M. Hoster & H. -U. Nepper (Hrsg.), *Dehnen und Mobilisieren* (S. 40–71). Waldenburg: Sport Consult.

Wiemann, K. (1995). Die ischiocrurale Muskulatur. In K. Carl, H. Mechling, K. Quade & P. Stehle (Hrsg.), *Krafttraining in der sportwissenschaftlichen Forschung* (S. 85–124). Köln: Sport und Buch Strauß.

Wiemann, K. & Klee, A. (1999), Dehnen und Stretching – Effekte, Methoden, Hinweise für die Praxis. *Sport Praxis, 40,* Teil 1: (3), 8-12; Teil 2 (4), 37-41.

Wiemann, K., Klee, A. & Stratmann, M. (1998). Filamentäre Quellen der Muskel- Ruhespannung und die Behandlung muskulärer Dysbalancen. *Dtsch. Z. Sportmed., 44* (4), 111–118.

Wydra, G. (1997). Stretching – ein Überblick über den aktuellen Stand der Forschung. *Sportwissenschaft, 27* (4), 409–427. Literaturverzeichnis

14.4 Krafttraining

Boeckh-Behrens, W.-U. & Buskies, W. (2001). *Fitness-Krafttraining, Die besten Übungen und Methoden für Sport und Gesundheit.* Reinbek: Rowohlt Taschenbuch Verlag.

Buskies, W. (2001): Zur Bedeutung des sanften Krafttrainings nach dem subjektiven Belastungsempfinden. *Sportwissenschaft, 31* (1), 45–60.

Buskies, W., Boeckh-Behrens, W.-U. & Zieschang, K. (1996). Möglichkeiten der Intensitätssteuerung im gesundheitsorientierten Krafttraining. *Sportwissenschaft, 26* (2), 170–183.

Güllich, A. & Schmidtbleicher, D. (1999). Struktur der Kraftfähigkeiten und ihrer Trainingsmethoden. *Dtsch. Z. Sportmed., 50* (7+8), 223–234.

Klee, A. (1999), Das Training im Kraftraum – die Exkursion ins Fitness-Studio. In: M. Reuter & E. Sahre (Hrsg.), *Fertig ausgearbeitete Unterrichtssbausteine für das Fach Sport: eine Ideenbörse für alle Pflicht- und Wahlthemen in den Sekundarstufen I und II.* Kissing: WEKA.

Letzelter, H. & Letzelter, M. (1986). *Krafttraining.* Hamburg: Rowohlt.

Philipp, M. (1999). Einsatz-Training versus Mehrsatz-Training. *Leistungssport, 29* (4), 27–34.

14.5 Zur Wirkung des Circuit-Trainings

Graunke, H. & Koch, K. (1973). *Didaktisch-methodische Modelle für die Schulpraxis. Modellbeispiel II, Circuittraining im obligatorischen Unterricht einer Koedukationsklasse.* Schorndorf: Hofmann.

Herlinghaus, K. (1970). Circuit-Training und Pulsmessungen im Schulsport. *Leibeserziehung, 19* (4), 41–43.

Klimt, F., Massmann, A. & Jähn, M. (1982). Die Beeinflussung biologischer Messgrössen durch unterschiedlich zusammengestellte Circuit-Programme im Schulsport. *Dtsch. Z. Sportmed., 33* (12), 395–402.

Koske, N. & Klimt, F. (1978). Die körperliche Beanspruchung bzw. Belastung von Kindern im 1. Schuljahr durch ein Circuit-Training. *Dtsch. Z. Sportmed., 29* (8), 223–229, 244–248.

Schöner, I., Seiffert, R., Pohontsch, W. & Liesen, H. (1984). Das Verhalten des Blutlakatspiegels und der Herzfrequenz während eines Circuit-Programms nach der extensiven und nach der intensiven Intervallmethoden. In D. Jeschke, *Stellenwert der Sportmedizin in Medizin und Sportwissenschaft* (S. 57–65). Berlin: Springer.

Steinmann, W. & Haupt, St. (1995). Effekte eines Kreistrainings auf konditionelle Parameter – eine empirische Studie. In D. Böhmer & N. Müller (Hrsg.), *Leben in Bewegung* (S. 195–205). Niedernhausen: Schors.

Urhausen, A., Schwarz, M., Stefan, S., Schwarz, L., Gabriel, H. H. W. & Kindermann, W. (2000). Kardiovaskuläre und metabolische Beanspruchung durch einen Kraftausdauer-Zirkel in der ambulanten Herztherapie. *Dtsch. Z. Sportmed., 51* (4), 130–136.

Wasmund, U. & Schuchardt, M. (1973). Zur Effektivität des Circuit-Trainings. Untersuchungen über den Kraftzuwachs. *Prax. d. Leibesüb., 14* (3), 43–45.

14.6 Circuit weight-training, Belastung der Wirbelsäule

Brenke, H., Dietrich, L. & Berthold, F. (1985). Trainingsmethodische Hinweise zur Vermeidung von Schäden am Stütz- und Bewegungsapparat. *Medizin und Sport, 25* (2), 57–62.

Garbutt, G. & Cable, N. T. (1998). Circuit weight-training. *Sports Exerc. & Injury, 4* (2/3), 46–49.

Garbutt, G., Boocock, M. G., Reilly, T. & Troup, J. D. G. (1994). Physiological and spinal responses to circuit weight-training. *Ergonomics, 37* (1), 117–125.

Krämer, J. (1973). *Biomechanische Veränderungen im lumbalen Bewegungssegment.* Stuttgart: Hippokrates.

Leatt, P., Reilly, T. & Troup, J. D. G. (1985). Unloading the spine. In D. J. Oborne (Ed.), *Con temporary Ergonomics* (S. 227–232). London: Taylor & Francis.

Leatt, P., Reilly, T. & Troup, J. G. D. (1986). Spinal loading during circuit weight-training and running. *Brit. J. of Sports Med., 20* (3), 119–124.

Nachemson, A. & Elfström, G. (1970). Intravital dynamic measurements in lumbar discs. A study of common movements, maneuvers and exercises. *Scand. J. Rehab. Med., 2* suppl. 1: 1–40.

Schmidt, H. (1985). *Orthopädische Grundlagen für sportliches Üben und Trainieren.* Leipzig: Johann Ambrosius Barth.

Wilby, J., Linge, K., Reilly, G. & Troup, J. D. G. (1987). Spinal shrinkage in females: circadian variation and the effects of circuit weight-training. *Ergonomics, 30* (1), 47–54.

Teil 2: Weiterführende Literatur

14.7 Weiterführende Literatur

Auste, N. (1989). Konditionstraining in der Halle. *Fußballtraining, 7* (1), 23–29.

Gettman, L. R., Culter, L. A. & Strathman, T. A. (1980). Physiologic changes after 20 weeks of isotonic vs isokinetic circuit training. *J. Sports Med. phys. Fitness, 20* (3), 265–274.

Gettman, L. R.; Ward, P. & Hagan, R. D. (1982). A comparison of combined running and weight training with circuit weight training. *Med. Sci. Sports Exercise, 14* (3), 229–234.

Haltom, R. W., Kraemer, R. R., Sloan, R. A., Hebert, E. P., Frank, K. & Tryniecki, J. L. (1999). Circuit weight training and its effects on excess postexercise oxygen consumption. *Med. & Sci. in Sports & Exerc., 31* (11), 1613-1618.

Härdrich, A. (1981). Wie bleibe ich fit?. *Sportpädagogik, 5* (5), 29–32.

Himstedt, I. (1979). Sonderturnen – Schwerpunkt Hohlrücken. In J. Recla & H. Recla (Hrsg.), *Sportunterricht im Aufriss* (S. 84–88). Bad Homburg: Limpert.

Juerimaee, T., Karelson, K., Smirnova, T. & Viru, A. (1990). The effect of a single-circuit weight-training session on the blood biochemistry of untrained university students. *Europ. J. of appl. Physiol., 61* (5/6), 344–348.

Kesselmann, G. & Bolz, U. (1982). Verbesserung koordinativer Fähigkeiten durch Circuits zu dritt. *Motorik, 5* (2), 35–46.

Kesselmann, G. (1978). „Dreiercircuit" als Möglichkeit soziomotorischen Trainings. *Motorik, 1* (4), 135–137.

Klaeren, H. & Musahl, H. -P. (1975). Sprungkraftverbesserung durch Circuit-Training. Ein Beitrag zur Anwendung empirischer Methoden zur Kontrolle des Trainingseffekts im Sportunterricht. *sportunterricht, 24* (9), 308–312.

Klee, A. (1998), Das Circuit-Training. In: M. Reuter & E. Sahre (Hrsg.), *Fertig ausgearbeitete Unterrichtsbausteine für das Fach Sport: eine Ideenbörse für alle Pflicht- und Wahlthemen in den Sekundarstufen I und II.* Kissing: WEKA.

Knebel, K. -P. (1994). Zirkeltraining mit Funktionsgymnastik. In Th. Uhlig (Hrsg.), *Gesundheitssport im Verein* (S. 335–345). Bd. 1: Praxisbeiträge. Schorndorf: Hofmann.

Macke, K. (1981). Circuit-Training im Basketball. *Sporterzieh. i.d. Schule, 4* (5/6), 26–28.

Melle, B. (1979). Kraftraumtraining. *Sportpädagogik, 3* (5), 39–41.

Messier, S. P. & Dill, M. E. (1985). Alterations in strength and maximal oxygen uptake consequent to Nautilus circuit weight training. *Res. quart. for Exerc. Sport, 56* (4), 345–351.

Moen, S. A. (1996). Circuit Training. Through the Muscular System. *J. of. phys. Educ. Recrat. & Dance, 67* (2), 18–23.

Mosher, P. E. & Underwood, S. A. (1992). Circuit training: exercise that counts. *Strategies, 5* (8), 5–8.

Mosher, P. E., Underwood, S. A., Ferguson, M. A. & Arnold, R.O. (1994). Effects of 12 weeks of aerobic circuit training on aerobic capacity, muscular strength, and body composition in college-age women. *J. of Strength & Condit. Res., 8* (3), 144–148.

Müller, H. J. (1981). Grundsätze und Beispiele zum Circuit-Training. *Lehre u. Prax. d. Handballspiels, 3* (5), 9–12.

Pfister, G. (1983). Circuittraining auch für Mädchen. *Pädag. Welt, 27* (6), 342–353.

Rösch, H. -E. (1971). Circuit für Grundschüler. *Prax. d. Leibesüb., 12* (4), 65–66.

Sachse, K. (1976). Konditionsübungen mit Gewichten. *Lehrhilfen f. d. Sportunterricht, 25* (6), 61–64.

Seelig, P. (1983). Zirkeltraining als Konditionsschulung. *Sportprax. i. Schule u. Verein, 24* (11), 211–213.

Silberstein, G (1979). Schüler machen Kreistraining. *Sportpädagogik, 3* (5), 38.
Spring, P. & Fischer, R. (1981). Circuittraining im Sportunterricht. *Sporterzieh. i. d. Schule, 4* (3/4), 7–13.
Spring, P. (1984). Circuittraining auf der Mittelstufe. *Sporterzieh. i.d. Schule, 7* (5/6), 13.
Weimann, R. (1987). Der Trimmparcours – eine Muskelschulung unter motivationalem Aspekt. *Haltung u. Bewegung,* (3), 16-21.
Wieser, R. (1994). Die Sporthalle als Fitness-Studio Teil 1. *Leichtathletiktraining, 5* (12), 40–41.
Wilmore, J. H., Parr, R. B., Girandola, R. N., Ward, P., Vodack, P. A., Barstow, T. J, Pipes, T. V., Romero, G. T. & Leslie, P. (1978). Physiological alterations consequent to circuit weight training. *Med. Sci. Sports, 10* (2), 79–84.
Wydra, G. (1996). *Gesundheitsförderung durch sportliches Handeln.* Schorndorf: Hofmann.

Teil 3: CT im Internet, downloads

http://www.biowiss-sport.de/kl-publi.htm
http://de.wikipedia.org/wiki/Zirkeltraining
http://www.sportunterricht.de/lksport/circuitkraft.html

Literaturrecherche im Internet:
Datenbank pubmed:
http://www.ncbi.nlm.nih.gov/sites/entrez?db=pubmed
Suchbegriffe: circuit-training, circuit weight training
Datenbank SPOWIS:
http://www.iat.uni-leipzig.de/service/datenbanken/spowis
Datenbank bisp-datenbanken:
http://www.bisp-datenbanken.de
Suchbegriffe: Circuit-Training, Zirkeltraining

Es gibt auch einige Videos im Internet mit Informationen, z. B. bei:
http://www.youtube.com
Suchbegriffe: Circuit-Training, Zirkeltraining
Z.B.: „Zirkeltraining des Hochschulsports der TU Kaiserslautern im SWR“
http://www.youtube.com/watch?v=spOLPo9tN08
TWP Zirkeltraining SSV Jahn Trainieren-wie-profis.de
http://www.youtube.com/watch?v=USdBPzJSsGg